全国高职高专规划教材

U0252039

室内环境污染控制

（第二版）

主　编　姚运先

副主编　贺小凤　徐家颖

主　审　张　颖

中国环境出版集团·北京

图书在版编目（CIP）数据

室内环境污染控制 / 姚运先主编 . —2 版 . —北京：中国环境
出版集团，2014.8（2022.1 重印）
全国高职高专规划教材
ISBN 978–7–5111–2050–2

Ⅰ．①室… Ⅱ．①姚… Ⅲ．①居住环境—环境污染—污染
控制—高等职业教育—教材 Ⅳ.R126.8②X506

中国版本图书馆 CIP 数据核字（2014）第 176513 号

出 版 人 武德凯
责任编辑 黄晓燕 任海燕 李兰兰
责任校对 任 丽
封面设计 宋 瑞

出版发行 中国环境出版集团
（100062 北京市东城区广渠门内大街 16 号）
网 址：http://www.cesp.com.cn
电子邮箱：bjgl@cesp.com.cn
联系电话：010-67112765（总编室）
010-67112735（第一分社）
发行热线：010-67125803，010-67113405（传真）
印 刷 北京市联华印刷厂
经 销 各地新华书店
版 次 2007 年 6 月第 1 版 2014 年 8 月第 2 版
印 次 2022 年 1 月第 3 次印刷
开 本 787×960 1/16
印 张 14.25
字 数 260 千字
定 价 30.00 元

前言

随着我国国民经济的迅速发展，人民的生活水平不断提高，建筑、装饰装修、家具造成的室内环境污染已成为影响人类健康的一大杀手。人们在经历了煤烟型污染和光化学烟雾型污染的危害之后，目前正在遭受着以室内空气污染为主的第三污染时期。随着人们室内环境意识的不断增强，人们对如何治理室内环境污染与消除室内各种污染物格外关注。

本书力求反映当前国内外室内污染的控制与治理新技术；根据高职高专室内检测与控制技术专业人才培养目标，突出专业素质和能力的培养；主要介绍了室内空气污染的来源与危害、室内污染控制技术、主要的室内空气净化设备与作业场所空气污染治理技术。

全书共分六章，其中由贺小凤（深圳信息职业技术学院）编写第一章和第二章，徐家颖（广东省环境保护职业技术学校）编写第六章，姚运先（长沙环境保护职业技术学院）编写第三章、第四章和第五章，并负责全书的统稿工作。本书由中国环境监测总站张颖主审。

由于作者的水平所限，书中难免存在错误和不妥之处，敬请各位读者给予批评指正。

编　者
2007 年 1 月于长沙

目录

第一章 绪 论

【知识目标】

　　本章要求熟悉室内环境污染的特点和危害；了解我国室内环境污染的现状；理解和掌握室内空气质量标准、室内污染控制规范和 10 种室内装饰装修材料有害物质限量；了解我国室内环境净化、治理行业发展状况；了解健康住宅和绿色建筑的理念。

第一节　室内环境污染

　　近年来，随着我国经济建设的飞速发展和人民生活水平的提高，百姓居住条件不断改善，从 20 世纪 90 年代后期开始，由建筑、室内装饰装修和家具造成的室内环境污染成为备受人们关注的问题之一。据统计，我国每年由室内空气污染引起的死亡人数达 11.1 万，门诊数 22 万人次，急诊数 430 万人次。我国因室内环境污染而导致的儿童哮喘患病率为 2%～5%，其中 1～5 岁儿童患病率高达 85%。同时，医学研究证明，环境污染已经成为诱发白血病的主要原因。有关研究机构提醒人们：在经历了工业革命带来的"煤烟型污染"和"光化学烟雾型污染"后，现代人正进入以"室内空气污染"为标志的第三污染时期。

　　20 世纪中叶以来，人类第一次意识到，大规模工业化生产能给自身带来灾难，如伦敦烟雾事件和洛杉矶光化学烟雾事件。由于人口的急剧增长，产生的污染对生物圈造成了无法修复的破坏。70 年代以后，环境问题已经从一个无足轻重的小问题变成了全球政治议程中的一个中心议题。此时，人们关注的焦点主要集中在室外污染的问题上，如酸雨、温室效应、臭氧层破坏和大气光化学烟雾等，并且主要考虑如何将这些外部污染隔绝在自己所处的环境之外。于是，人们在对于建筑物的功能方面，不仅以保持一定的温度和湿度为目的，而且也使室内场所与室外的隔离越来越严重。

　　当世界各国的领袖和民众终于意识到控制环境污染的重要性时，污染问题已经从室外转入室内。所谓的室内环境，是相对于室外环境而言的。这里所说的室内不单单是指家居住宅，还包括了人们工作、学习、娱乐、购物等场所，如办公室、学校教室、医院、大型百货商店、写字楼和交通工具等各种相对封闭的场所。在装修过程中各种建筑材料和装饰装修材料所释放出来的污染物和一些杀虫剂、除臭剂、芳香剂等有机溶剂的大量使用，以及吸烟和烹饪等过程中产生的大量污染物无法完全排出室外，导致了室内的污染物在通常情况下反而大大高于室外相同污染物的浓度，有时要高出几倍甚至几十倍。这些污染物可致人产生头晕、胸闷、发烧、皮肤炎症、肺炎和肺气肿等多种疾病，于是就形成了室内环境污染。

室内环境污染问题已引起国际社会的高度重视。20世纪70年代后期，西方国家提出了室内空气质量（Indoor Air Quality，IAQ）的概念。室内空气质量是指居室空间的空气质量，包括空气的温度、湿度、洁净度、新鲜度，其中洁净度尤为重要。由于现代建筑密封性的加强和化学品的广泛使用，室内污染日益严重，室内洁净度急剧降低，成为IAQ研究的主要课题。

在过去的十多年里，由于各种各样的原因，增加了人们暴露在污染的居室空气中的机会。这些原因包括：密封良好的建筑物、合成建材和家具的使用、出于节能的目的减少通风量以及个人护理用品、杀虫剂、家用清洁剂等化学品的使用，许多人因此出现了头疼、呼吸道感染、恶心、过敏、皮炎等症状。这些症状并非同时发生，而且它们的致病机理并未完全搞清，但它们与室内空气质量的恶化是高度相关的。世界卫生组织（WHO）将上述症候群统称为"病态建筑物综合征"（Sick Building Syndrome，SBS）。

此外，还有一种病症叫"建筑物关联症"（Building Related Illness，BRI），是可以经临床诊断确定到底是由于哪种因素导致的疾病。正因为这种疾病能找到病因，它的治疗手段相应地比较明确，军团病就属于这类疾病，由于空调冷却塔和热水供应系统极易滋生出一种叫革兰氏阴性杆菌的水载细菌，散发在空气介质中成为气溶胶，被人呼吸并感染后，会导致疾病或死亡。类似的病症还很多，近年来暴发的频率也越来越高。

随着现代化家庭住房的不断提高，大量的化学品也随之进入室内，容易引起"化学物质过敏症"（Multiple Chemical Sensitivity，MCS）。例如家中使用的煤气、地毯清洗剂、室内油漆、墙纸粘贴剂、沙发清洗剂、厨房设备清洗剂、复印机、打印机，以及形形色色的家用品、日用品，都有可能留下它们的痕迹，有些挥发性有机物趁机进入室内，之后则挥之不去，造成室内污染，降低室内IAQ。

我国20世纪80年代以前，室内污染物主要是由燃煤所产生的一氧化碳、二氧化碳、二氧化硫、氮氧化物等。90年代初期，由于室内吸烟、燃煤、烹调等149种有害物质对室内的污染，引发了室内空气换气机的销售热潮，但是，由于室外空气污染的日益严重，这种对室内空气污染的初级治理很快就退潮了。90年代末期，随着我国经济建设的飞速发展，特别是住房制度改革和人民生活水平的提高，由此带来了室内装饰装修行业的高速发展。由建筑、装饰装修和家具所造成的污染成了室内环境污染的主要来源。同时，近年来，我国中央空调和家庭空调普遍使用，为了达到节能的目的，要求建筑结构有良好的密闭性能，而现行设计的空调系统多数新风量不足，在这种情况下，更加剧了室内空气质量的恶化。

发生在我国 2003 年春夏的"非典"，给予了我们强烈的警示，让人们对室内环境污染有了新的认识。"非典"事件告诫我们，关注室内空气质量，特别是高密集人群场所的室内空气污染问题已经刻不容缓。随着我国政府对"非典"的重视，室内环境中的另一种污染物质——生物污染，又引起了人们的关注。

室内环境包括居住、办公学习、医疗、娱乐、交通工具等人们生活、工作、社交和活动的密闭场所。室内环境污染可以定义为：由于室内引入能释放有害物质的污染源或室内环境通风不畅，而导致室内空气中有害物质增多，并引起人的一系列不适症状的现象。

一、室内环境污染的特点

由于室内环境污染物来源广泛、种类繁多，各种污染物对人体的危害程度不同，并且在现代的建筑设计中越来越考虑能源的有效利用，使室内与外界的通风换气非常少，在这种情况下室内和室外就变成两个相对不同的环境，因此室内环境污染有其自身的特点，主要表现在以下几个方面。

1. 长期性

用做室内装修材料的人造板所使用的胶黏剂是以甲醛为主要成分的脲醛树脂，而板材中残留的与未参加反应的甲醛会逐渐从材料的孔隙中释放出来。据日本横滨大学的研究表明，室内板材中甲醛的释放期为 3～15 年。因此，对于从装修材料中排放出来的污染物如甲醛，尽管在通风充足的条件下，它还是能不断地从材料孔隙中释放出来。

有的室内环境污染物在短期内就可对人体产生极大的危害，而有的则潜伏期很长。比如放射性污染，有的潜伏期可达到几十年之久。

2. 累积性

室内环境是人们生活、工作的主要场所。成年男子每天在居室及室内工作场所的时间可达 12 小时以上，而家庭妇女、婴幼儿、老弱病残者在室内的时间则更久。人的一生中至少有一半的时间在室内度过，这样长时间暴露在有污染的室内环境中，污染物对人体的累积危害就更为严重。

3. 多样性

室内污染物来源有建筑物自身的污染，室内装饰装修材料及家具材料的污染，家电、办公设备的污染，厨房、厕所、浴室的污染，同时，人本身也是一个大污染源。室内污染物种类繁多，有物理污染、化学污染、生物污染、放射性污染等。特别是化学污染，其中不仅有无机物污染如氮氧化物、硫氧化物、碳氧化物等，还有更为复杂的有机物污染，其种类可达上千种。

二、室内环境污染的危害

室内环境质量的恶化主要可以产生两方面的后果：对人体健康造成危害，人们感觉不适等；影响工作效率，使整个社会经济受到损失。

1. 室内环境污染危害人体健康

现已查明，受污染的室内空气中除了一些我们所熟知的有毒有害物质外，还存在着 30 余种致癌物质，其中主要有多环芳烃及其衍生物、重金属（铅、砷、铍、镍、铬）、石棉和放射性氡等。

世界卫生组织（WHO）下属的国际癌症研究机构（IARC）于 2004 年 6 月 15 日宣布甲醛对人类具有潜在致癌性。研究人员声称有足够的证据表明甲醛能导致鼻咽癌并可引发白血病，甲醛的致癌性已从 2A 类（可能的人类致癌物质）提升至 1 类（已知的人类致癌物质）。

众所周知，苯可以导致血液异常，具有致癌作用，并引起白血病、再生障碍性贫血、骨髓瘤及免疫抑制等。中美两国的研究人员发表报告称：长期接触"安全"含量的苯也会损害免疫系统的细胞，并可能导致癌症或其他疾病。

氡超标能够引发癌症，已经成为世界各地研究机构认可的结论。由氡污染引发的肺癌数量现在仅次于吸烟所导致的数量。据不完全统计，中国每年因氡致肺癌约在 5 万人以上，根据美国环保局（EPA）提供的数据，由于氡污染每年致死 2 100 人，超过了艾滋病每年的致死人数。

室内环境监测中心和健康医疗中心根据多年来进行室内环境检测和治理的实践，归纳和总结出了室内环境污染造成危害的 12 种主要表现：

（1）每天清晨起床时，感到憋闷、恶心甚至头晕目眩；

（2）家里人经常容易患感冒；

（3）虽然不吸烟，也很少接触吸烟环境，但是经常感到嗓子不舒服，有异物感，呼吸不畅；

（4）家里小孩常咳嗽、打喷嚏、免疫力下降；

（5）家人常有皮肤过敏等病症，而且是群发性的；

（6）家人共有一种疾病，而且离开这个环境后，症状就明显好转；

（7）新婚夫妇长时间不怀孕，查不出原因；

（8）孕妇在正常怀孕情况下发现胎儿畸形；

（9）新搬家或者新装修后，室内植物不易成活；

（10）新搬家后，家养的宠物猫、狗或者热带鱼莫名其妙地死掉，而且邻居家也是这样；

（11）一上班就感觉喉疼，呼吸道发干，时间长了头晕，容易疲劳，下班以后就没有问题了，而且同楼其他工作人员也有这种感觉；

（12）新装修的家庭和写字楼的房间或者新买的家具有刺眼、刺鼻等刺激性异味，而且超过一年气味仍然不散。

2. 室内环境污染影响工作效率

室内空气质量与劳动效率和出勤率有着密切的关系。室内环境污染可以造成缺勤和医疗费用的巨大损失。例如，虽然"病态建筑综合征"不会直接危害生命或对机体产生永久性伤害，但是它会导致公司员工的工作效率降低、病假率上升，出勤率下降，增加员工的流失，使公司蒙受巨大的经济损失。

据美国职业安全及健康管理局估计，因室内环境质量恶化而导致每个员工每天损失 14～15 min 的工作时间。除了个别商业因损失生产力使成本上升外，恶化的室内环境质量也导致医疗费用的增多。根据美国的另一项调查显示，由于恶劣的室内环境质量而导致总经济成本的损失每年高达 47 亿～54 亿美元。

香港环保署的首份室内空气质量调查报告表明，办公室和公共场所的室内空气质量不佳，造成医疗费、生产力和机电费的损失每年高达 176 亿元。

三、我国室内环境污染现状

在我国，近年来室内空气污染状况惊人，室内空气污染对人体健康造成的威胁触目惊心，污染净化与治理已刻不容缓。某专门机构对室内空气研究发现，许多民用和商用建筑的室内空气污染程度是室外空气污染的 4～10 倍，有的甚至超过 100 倍。北京市儿童医院从 2004 年开始，对白血病患儿进行了家庭居住环境调查，发现 9/10 的小患者家中半年之内曾经装修过，而且大多是豪华装修。全世界每年有 30 万人因为室内空气污染而死于哮喘病，其中 35% 为儿童。我国肺癌发病率以每年 26.9% 的速度递增。因装修污染引起的上呼吸道感染而导致重大疾病的儿童约有 210 万名。

2002 年 8 月初，中国消费者协会公布了一项调查结果：北京对 30 户装修后的室内环境污染物进行检测，发现甲醛浓度超标达 73%；杭州对 53 户装修后的室内环境污染物进行检测，发现甲醛浓度超标达 79%，最高的超标 30 倍以上。

近几年来，随着我国城镇居民生活水平的日益提高，人们对自身居住环境的要求也越来越高，不断改善着住房条件，从单一的扩增居住面积到对住房的豪华装修。目前，我国城镇居民每年有 1 500 亿元花费在居室装修上，据不完全统计，上海市，仅家庭装修市场每年产值可达 200 亿～250 亿元，而且以每年 10%～15% 的速度递增。据报道，中国室内装饰工程的市场需求量到 2005 年已超过 6 000 亿元，它所带动的装饰材料和家电等将超过 4 000 亿元。由室内装饰装修材料引起的室内环境污染也日益严重。另据统计，我国每年由于室内空气污染造成的损失，如果按支付意愿价值估计，约为 106 亿美元。在工业、经济、开发高度发展的同时，我们的室内环境也日益被严重地污染。

为了控制室内空气质量，保证人民的身心健康，近年来我国有关部门制定了一些与室内空气质量相关的标准，1995 年制定了《居室空气中甲醛的卫生标准》（GB/T 16127—1995）；2001 年由国家质量技术监督检验总局发布了《民用建筑工程室内环境污染控制规范》（GB 50325—2001）；2002 年 12 月，根据国务院领导指示，国家质量监督检验检疫总局、卫生部和国家环保总局制定了《室内空气质量标准》（GB/T 18883—2002），并发布实施；2001 年 12 月发布，2002 年 1 月开始实施了《室内装饰装修材料有害物质限量》（GB 18585—2001）等 10 项国家标准，自 2002 年 7 月 1 日起，市场上停止销售不符合该 10 项国家标准的室内装饰装修材料。

在我国，室内环境问题从来没有像今天这样牵动着千家万户的心，也牵动着国家领导人的心。国务院两位副总理连续 3 次批示，指出室内环境问题关系居民身体健康。因此，在我国室内环境污染已经成为国家、政府、企业和消费者关注的热点。据中国消费者协会的统计数据显示，近年来家庭装修投诉列前五位，而且室内环境污染投诉在家庭装修投诉中名列首位。2004 年年初，经民政部批准成立了中国室内装饰协会室内环境监测工作委员会，它是目前我国室内环境监测和治理行业唯一的社团组织，它的成立标志着我国的室内环境污染的管理进入了新的阶段。

第二节　室内环境污染的控制对策

一、室内空气质量标准

我国第一部《室内空气质量标准》（GB/T 18883—2002）于 2003 年 3 月 1 日正式实施。宣传和贯彻《室内空气质量标准》，对于不断提高人们的室内环境意识，促进与室内环境有关的行业和企业从室内环境方面规范自己的行为，保障人民的身体健康，具有十分重要的意义。

1. 制定标准的目的和意义

室内空气污染不仅破坏人们的工作和生活环境，而且直接威胁着人们的身体健康。这主要是由于人们每天大约有 80% 的时间是在室内度过的，所呼吸的空气主要来自于室内，与室内污染物接触的机会和时间均多于室外；室内污染物的来源和种类日趋增多，造成室内空气污染程度在室外空气污染的基础上更加重了一层；为了节约能源，现代建筑物密闭化程度增加，由于中央空调换气设施不完善，致使室内污染物不能及时排出室外，造成室内空气质量的恶化。这一系列问题已经引起了党中央、国务院和有关部门的高度重视。

近几年，国家有关部门分别制定了一些室内环境质量标准，如 1996 年 7 月实施的《住房内氡浓度控制标准》（GB/T 16146—1995）和《居室空气中甲醛的卫生标准》（GB/T 16217—1995），1998 年 12 月实施的《室内空气中二氧化硫卫生标准》（GB/T 17094—1997）、《室内空气中二氧化碳卫生标准》（GB/T 17097—1997）等 26 个涉及室内空气质量的单项标准。但是，我国对于住宅和办公建筑物室内空气质量缺乏系统的标准，为了控制室内空气污染，切实提高我国的室内空气质量，在借鉴国外相关指标、标准的基础上，结合我国的实际情况，参考国内现有的标准制定了《室内空气质量标准》。

2.《室内空气质量标准》的特点

（1）国际性。标准中引入了室内空气质量这个概念，是在借鉴国外相关标准的基础上建立的。

（2）综合性。室内环境污染的控制指标更宽了，标准中规定的控制项目不仅有化学性污染，还有物理性、生物性和放射性污染。化学性污染物质中不仅有人们熟悉的甲醛、苯、氨、氡、TVOCs 等污染物质，还有可吸入颗粒物、二氧化碳、二氧化硫等 13 项化学性污染物质。

（3）针对性。标准在紧密结合我国的实际情况，即考虑到发达地区和城市建筑中的新风量、温度、湿度以及甲醛、苯等污染物质的同时，也制定出了一些不发达地区使用原煤取暖和烹饪造成的室内一氧化碳、二氧化碳和二氧化氮的污染。

（4）前瞻性。标准中加入了"室内空气应无毒、无害、无异味"的要求，使标准的适用性更强。

（5）权威性。标准的发布和实施，为广大消费者解决自己的污染难题提供了有力的武器。

（6）完整性。《室内空气质量标准》《民用建筑室内环境污染控制规范》和 10 项《室内装饰装修材料有害物质限量》等标准共同构成了比较完整的室内环境污染控制和评价体系，对于保护消费者的健康，改善室内环境具有重要的意义。

3.《室内空气质量标准》的主要控制指标

《室内空气质量标准》（GB/T 18883—2002）由国家质量监督检验检疫总局、卫生部、国家环境保护总局联合发布，是国家推荐性标准。它规定了住宅和办公建筑物室内空气质量参数及检验方法。室内空气质量标准的主要控制指标见表 1-1。

表 1-1　室内空气质量标准依据

污染物名称	标准值	检测时间	依　　据
二氧化硫（SO_2）	0.50 mg/m³	1 h	GB 3095—1996《环境空气质量标准》
二氧化氮（NO_2）	0.24 mg/m³	1 h	GB 3095—1996《环境空气质量标准》
一氧化碳（CO）	10 mg/m³	1 h	GB 3095—1996《环境空气质量标准》
二氧化碳（CO_2）	室外浓度以上 1 260 mg/m³	8 h	ASHREA 62—1999
氨（NH_3）	0.20 mg/m³	1 h	前苏联工业企业设计卫生标准（CH 245—71）
臭氧（O_3）	0.16 mg/m³	1 h	GB 3095—1996《环境空气质量标准》
甲醛（HCHO）	0.10 mg/m³	1 h	香港地区办公室及公共场所室内空气质量管理指南—2000
苯（C_6H_6）	0.11 mg/m³	1 h	香港地区办公室及公共场所室内空气质量管理指南—2000
甲苯	0.20 mg/m³	1 h	结合我国具体情况，等效采用前苏联工业企业设计卫生标准（CH 245—71）中二甲苯的标准
二甲苯	0.20 mg/m³	1 h	前苏联工业企业设计卫生标准（CH 245—71）
苯并[a]芘（B[a]P）	1 ng/m³	24 h	WS/T 182—1999《室内空气中苯并[a]芘卫生标准》
可吸入颗粒物（PM_{10}）	0.15 mg/m³	24 h	GB/T 17095—1997《室内空气中可吸入颗粒物卫生标准》；GB 3095—1996《环境空气质量标准》
总挥发性有机物（TVOCs）	0.60 mg/m³	8 h	香港地区办公室及公共场所室内空气质量管理指南—2000
细菌	2 500 cfu/m³	依据仪器定	参照前苏联、我国公共场所卫生标准、我国人防工事空气中细菌卫生标准制定

二、室内污染控制规范

　　《民用建筑工程室内环境污染控制规范》（GB 50325—2001）是由国家质量监督检验检疫总局、建设部联合发布，自 2002 年 1 月 1 日起实施的，是国家强制性标准。它规定了建筑材料和装修材料用于民用建筑工程时，为控制由其产生的室内环境污染，对工程勘察设计、工程施工、工程检测及工程竣工验收等阶段的规范性要求。控制规范规定了民用建筑工程所使用的无机非金属材料的放射性指标限量；室内用人造板必须测甲醛；新建、扩建前必须对建筑场地的土壤进行氡的测定；阻燃剂、混凝土外加剂的氨的释放限量等。

　　为了进一步控制室内环境污染，提高民用建筑工程的室内环境质量，建设部又对 2002 年起实施的《民用建筑工程室内环境污染控制规范》进行了修订，并于 2006 年 8 月 1 日正式实施。

　　新规范最大的变化首先是加强对混凝土外加剂的甲醛污染控制。新规范第一次提出了在控制混凝土外加剂中的氨气污染的同时，必须控制混凝土外加剂中的甲醛污染，因为在检测中发现，许多混凝土外加剂（减水剂）的主要成分是芳香族磺酸盐与甲醛的缩合物。如果在生产时合成工艺控制不当，产品很容易带有大量的游离甲醛，从而造成毛坯房室内空气中甲醛超标。

其次，加强对建筑装饰装修材料污染的控制。新规范要求对室内装饰用瓷质砖的放射性同花岗岩材料一样进行放射性检测和控制，Ⅰ类民用建筑工程室内装修采用的无机非金属装修材料必须符合国家A类标准。同时强调，民用建筑工程室内装修时，不应采用107等聚乙烯醇缩甲醛胶黏剂。室内装修中所使用的木地板及其他木质材料，严禁采用沥青、煤焦油类防腐、防潮处理剂。

再次，加强民用建筑工程的土壤氡控制。新规范要求新建、扩建的民用建筑工程设计前，应进行建筑工程所在城市区域土壤中氡浓度或土壤表面氡析出率调查，并对土壤表面氡析出率测定和城市区域性土壤氡水平调查方法提出了原则性意见。

最后，新规范要求随着房间面积的增加，测量点数也应适当增加，但不是成比例的增加，提高了可操作性。同时注意到检测现场的家具污染问题，在对甲醛、氨、苯、TVOCs取样检测时，要求装饰装修工程中完成的固定式家具，应保持正常使用状态。新规范加强了民用建筑工程室内环境污染检测治理验收，要求工程竣工验收时，如发现污染物超标情况，应采取措施进行处理，并可对不合格项目进行再次检测。

三、10项室内装饰装修材料有害物质限量

考虑到室内装饰装修材料含有的有害物质超过限量会对人体健康和人身安全造成严重影响，而且目前这类污染伤害的案件屡见不鲜，为保护消费者的人身健康，加强对室内装饰装修材料污染的控制，国家质量监督检验检疫总局和国家标准化管理委员会组织有关部门制定并发布了人造板及其制品、溶剂型木器涂料、内墙涂料、胶黏剂、木家具、壁纸、聚氯乙烯卷材地板、地毯、地毯衬垫及地毯胶黏剂、混凝土外加剂、建筑材料10项《室内装饰装修材料有害物质限量》标准，这些标准自2002年1月1日起施行。这10项标准为强制性国家标准，施行后，市场上停止销售不符合该国家标准的产品。

在此之前我国室内装饰装修材料中没有有害物质限量标准，如壁纸、木家具、聚氯乙烯卷材地板、混凝土外加剂等；有的有标准但是没有严格的限量，如人造板及其制品、内墙涂料、溶剂型木器涂料、胶黏剂等；还有的标准以前的控制指标不准确，如建筑材料放射性核元素等。此次颁发的标准完全参照了国际最先进的相关标准，针对室内装饰装修材料所使用的原料和辅料、加工工艺、使用过程等各个环节中可能对人体健康造成危害的各种有害物质，标准中对室内装饰装修材料中甲醛、挥发性有机化合物（VOCs）、苯、甲苯和二甲苯、氨、游离甲苯二异氰酸酯（TDI）、氯乙烯单体、苯乙烯单体和可溶性的铅、镉、铬、汞、砷等有害元素以及建筑材料放射性核素的限量值都作了明确的规定。例如人造板及其制品中的甲醛限量与欧洲"刨花板"等有关标准的指标相一致；溶剂型木器涂料中苯的限量值与"欧共体生态

标志产品——色漆和清漆生态指令"相同；地毯、地毯衬垫及地毯用胶黏剂产品分为 A、B 两级，其中 A 级环保型的限量值与美国地毯协会标准规定的挥发性有机化合物、甲醛等指标相同；建筑材料放射性把材料适用条件分为民用建筑和工业建筑，民用建筑又分为一类和二类民用建筑，然后按照 A、B、C 分类。

四、我国室内环境净化治理行业发展状况

近年来，由于国家对室内环境污染的重视和消费者的室内环境意识不断提高，特别是国家有关室内环境标准的发布实施，由室内环境污染检测带动了一个室内环境污染净化治理市场，国内外一大批先进的净化技术和材料进入了市场，并且很快形成了一个新兴的行业。我国室内环境净化治理行业已经形成年销售额 100 亿元规模的新兴行业。

据调查，2003 年国内室内环境净化治理产品生产和代理行业的总市场规模约为80 亿元人民币。2003 年的平均利润率为 28%，盈利水平远高于社会平均利润水平。2004 年 10 月，国务院国资委研究中心学术委员会、中国室内装饰协会室内环境监测工作委员会发布了《中国（大陆）室内环境净化治理行业发展研究报告》，报告指出未来几年内室内环境净化治理行业仍处于快速成长期，预计将保持每年 28%的复合增长率。在全国的室内环境净化治理产品生产和代理企业中，约 90%的企业位于东部沿海地区，其中广东拥有的企业数量占有绝对优势。

国际上室内环境净化治理产品发展迅速，据日本有关机构测算，2005 年日本国内的光触媒及相关制品的市场规模达到 120 亿美元，未来的市场潜力将达到 1 000亿美元。虽然我国的室内环境净化治理行业发展较晚，但是，随着我国经济建设的快速发展和人民生活水平的提高，国家对室内环境污染净化治理逐渐重视，消费者的室内环保意识不断增强和社会各界的关心和关注，我国的室内环境保护行业一定会得到飞速发展。

第三节　健康住宅与绿色建筑

一、健康住宅

根据世界卫生组织的定义，"健康住宅"是指能够使居者在身体上、精神上、社会上完全处于良好状态的住宅。建筑室内生态化是使室内微环境符合生态的要求，在建筑的整个生命周期内节约材料和能源，淘汰有毒材料，使其对人体健康无害、对环境无污染，从而形成平衡、开放的生态系统。室内环境虽是人为的，但可认为是人工生态系统，并是可持续环境整体的一部分，室内空气环境质量的改善，必须

遵循生态化原则，建立一个有益于健康、有益于生态的建筑环境。

1. 和谐自然的原则

坚持自然化的环境就是在体现人性化的基础上尊重自然。人与自然的结合表现为：通过室内与室外的视觉流通，使人能眺望自然景物，室内设置绿化，选用自然的装饰材料，达到视觉的自然化；通过自然通风使室内保持空气的清新，使人嗅觉自然化；通过自然采光接受沐浴，感觉自然光的变幻，达到光效应自然化，通过视、嗅、感觉最终达到感情的自然化。室内的自然化就是将人与自然融合，保持人与自然直接与间接的联系，达到"天人合一"的境界。

2. 节能高效的原则

节能高效的原则即选用耐久、隔热的建筑材料，以低能耗维持室内环境的舒适性；采用被动式方法为建筑提供制冷、供热、通风和照明；采用高效的材料与采光设施，运用建筑的自身循环与生态效应达到高效节能。高效节能的目的是减少对资源的需求，减小环境的负荷。

3. 资源再生的原则

优先利用可再生资源的建筑材料，将不可再生资源的利用降到最低，体现可持续发展的原则。大量的建筑材料主要源于再生材料，这是对废弃材料的最佳处置，如装饰板材、再生塑料等是再生的资源。另外，建筑材料具有重复利用的价值，许多建筑在改建中拆卸的部件具有利用的价值，如地面砖、门窗等。

4. 健康无毒的原则

现代室内的装修材料许多是化学产品，能引起有毒物质的扩散。建立无害室内环境的途径是利用无害材料，在室内与室外清除有害物质，不用具有污染的材料，避免铅、汞、石棉和挥发性气体、二氧化碳等的影响。正确施工和合理利用材料以减小有害物质的散发，减小对人体和环境的影响，保证室内空气质量。

二、绿色建筑

1. 绿色建筑基本理念

绿色建筑是指为人们提供健康、舒适、安全的居住、工作和活动的空间，同时实现高效率地利用资源（节能、节地、节水、节材），最低限度地影响环境的建筑物。

绿色建筑亦称生态建筑、可持续发展建筑。在建筑经济学领域，绿色建筑措施带来了社会效益、环保效益和经济效益，并降低建筑项目的风险。在规划领域，绿色建筑首先强调辨识场地的生态特征和开发定位，以充分利用场地的资源和能源，减少不合理的建筑活动对环境的影响，使建筑与环境持续和谐相处。在设计领域，绿色建筑采用建筑集成设计方法并遵守环境设计准则，将建筑物作为一个完整的系统，综合考虑建筑的间距、朝向、形状、结构体系、围护结构等因素。在施工领域，绿色建筑的目标是减少对环境造成严重影响。通过采用具有环保意识的绿色施工方法，绿色建筑的建造过程能够显著减少对周边环境的干扰，减少填埋废弃物的数量以及建造过程中消耗的自然资源数量，并将建筑物建成后对室内空气质量的不利影响降到最低。在运行维护领域，绿色建筑的技术和方法可以保证建筑规划设计目标的实现，通过合理的环境目标设定和智能化的系统控制，采用科学、适用的消费模式，保证建筑设备系统的安全和清洁运行，降低系统能耗，保障室内空气质量和热、声、光环境，减少运行过程中污染物的产生，提高建筑整体的运行效率。

2．绿色建筑国际发展进程

20 世纪 60 年代，出现了"生态建筑"新理念。70 年代，石油危机的爆发，使人们意识到，以牺牲生态环境为代价的高速文明发展史难以为继。耗用自然资源最多的建筑产业必须走可持续发展之路。80 年代，节能建筑体系逐渐完善，并在英、法、德、加拿大等发达国家广为应用。同时，由于建筑物密闭性提高后，室内环境问题逐渐突出，以健康为中心的建筑环境研究成为发达国家建筑研究的热点。

绿色建筑，最早是在 1992 年巴西的里约热内卢联合国环境与发展大会上明确提出来的。当时全球的科学家和社会各界认识到，日益快速发展的经济给我们的环境带来了巨大的压力，怎样利用我们有限的资源，尽可能减少对环境的影响，取得更大的发展，是整个人类社会关心的问题。对建筑来讲，就是希望居住得更加健康、更加舒适、更加安全，同时能够高效节约资源、能源、土地、水、材料，最大限度地降低对环境的影响。如果一个建筑能够做到这一点，通常称为绿色建筑。绿色建筑使可持续发展这一重要思想在世界范围达成共识。绿色建筑渐成体系，并在不少国家实践推广，成为世界建筑发展的方向。

绿色建筑技术集成体系是反映绿色建筑发展的综合性指标，目前许多欧美发达国家已在绿色建筑设计、自然通风、建筑节能与可再生能源利用、绿色环保建材、室内环境控制改善技术、资源回用技术、绿化配置技术等单项生态关键技术研究方面取得大量成果，并在此基础上，发展了较完整的适合当地特点的绿色建筑集成技术体系。发达国家在近十年的时间里还开发了相应的绿色建筑评价体系，通过具体的评估技术可以定量、客观地描述绿色建筑中节能效果、节水率、减少 CO_2 等温室气体对环境的影响、"3R"材料的生态环境性能评价以及绿色建筑的经济性能等指标，从而可以指导设计，为决策者和规划者提供依据和参考标准。

3．我国绿色建筑发展展望

20 世纪 90 年代后期，绿色建筑概念引入我国。1994 年我国发表了《中国 21 世纪议程》，同时启动"国家重大科技产业工程——2000 年小康型城乡住宅科技产业工程"。1996 年又发表了《中华人民共和国人类住宅发展报告》，对进一步改善和提高居住环境质量提出了更高的要求和保障措施。

与国外相比，我国目前在单项生态关键技术研发方面还需进一步深化。在制定相关的绿色建筑评价体系方面，2001 年，建设部住宅产业化促进中心制定了《绿色生态住宅小区建设要点与技术导则》《国家康居示范工程建设技术要点》（试行稿），同时，《中国生态住宅技术评估手册》《商品住宅性能评定方法和指标体系》以及《上海市生态住宅小区技术实施细则》也陆续推出。

近几年，尤其是自 2005 年 3 月首届国际智能与绿色建筑研讨会后，建设部、科技部等部委以智能和绿色建筑技术研究开发和推广应用为重点开展了大量工作，组织国内科技界、企业界以及大专院校的专家学者，对我国绿色建筑领域的关键技术、设备和产品进行了联合攻关，已经取得了一些阶段性成果。建设部、科技部组织编制印发了《绿色建筑技术导则》，还商定"十一五"期间联合开展"绿色建筑科技行动"；建设部还设立了"全国绿色建筑创新奖"，并在首届会议上颁发了"首届全国绿色建筑创新奖"获奖证书，2006 年又颁布了《绿色建筑评价标准》。

发展绿色建筑的当务之急是要加大投入，在学习、借鉴国外成功做法的基础上，结合国情加强宣传，让社会对推行绿色建筑必要性和紧迫性有充分认识；通过技术创新和系统集成，制定颁布绿色建筑标准和评估规范，研究开发、应用推广绿色新技术、新材料和成熟适宜的绿色建筑技术体系；努力实践建筑生态化各项具体措施，建立健全绿色建筑立项、设计、施工、运营各环节管理机制和技术政策法规；搭建国内外绿色建筑合作交流平台，推动绿色建筑成为我国未来建筑主流，实现建筑业可持续发展。

复习与思考题

1. 填空：

（1）室内环境包括_____、_____、_____、_____、_____、社交和活动的密闭场所。

（2）与室内环境污染有关的病症有_____、建筑物关联症、_____。

2. 简述室内环境污染的定义。

3. 说明室内环境污染的特点和危害。

4. 为了有效地控制室内环境污染，我国颁布了哪些相关的国家标准？

室内空气污染物

【知识目标】

本章要求学生理解污染物在空气中存在的状态，掌握室内空气污染物的种类，熟悉几种重要的化学性污染物的性质和危害，掌握室内主要污染物的来源，了解室内环境质量的影响因素和汽车内的污染。

第一节　室内污染物在空气中存在的状态

室内污染物在空气中的存在状态，是由它本身的理化性质及其形成过程决定的。室内空气污染物大致可分为气态污染物和颗粒状污染物两大类。

一、气态污染物

气态是指某些污染物在常温下以气体形式分散在空气中。气态污染物包括燃烧废气与各种有机化学气体。燃烧废气来自炉具、吸烟、汽车尾气等，成分包含一氧化碳、二氧化氮等气体污染物。有机化学气体主要有以下几个来源：① 建筑材料及装饰材料含有甲醛、苯、氯仿等易挥发的有机溶剂以及放射性气体氡，这些物质大都具有一定的致癌性，能够抑制人体造血功能，诱发白血病。② 人为活动产生的香烟烟雾、呼出废气及致病微生物等污染物。香烟烟雾中的主要成分为焦油和尼古丁，其中焦油中含有大量的致癌性物质；人在呼吸时肺部可排出多种有毒物质；室内活动时会增加室内湿度，湿度达到一定程度，细菌、病毒等微生物就会大量繁殖。③ 现代化的办公设备和家用电器使用过程中也不可避免地产生有害气体。例如，复印机、打印机放电时，激发空气中的氧转变为臭氧，对人体产生危害。④ 室外大气的恶化加重室内空气的污染，如汽车排放的尾气、居民区的垃圾异味等，都会扩散进入室内，降低室内空气的质量。

气态污染物可刺激人的眼睛、呼吸道，引起过敏，造成呼吸、肝、免疫、心脑血管、生殖、神经等系统的不适，还有可能致癌。

二、气溶胶

室内颗粒状污染物不是狭义的固态颗粒，应是既包含固态微粒也包含液态微粒的气溶胶。气溶胶是指固体或液体微粒稳定地悬浮于气体介质中形成的分散体系。小于 1 μm 的气溶胶粒子能够通过呼吸道直接进入肺部，从而引起各种肺部疾病，而小于 10 μm 的气溶胶粒子含量增加，则能够引起人类多种呼吸道疾病。

室内环境中的气溶胶大致可分为：① 燃烧型气溶胶，主要包括各类燃料燃烧产生的烟雾和烟草烟雾等。② 矿物型气溶胶，包括粉尘、飞灰、石棉及其他天然纤维尘等。这类气溶胶多是来自室外污染源，经居室门窗和通风、空调等设施进入室内。除此之外，一些家居装潢材料的使用也引入了很多矿物型气溶胶，成为室内污染源。③ 生物型气溶胶，人及宠物的活动所产生的尘埃、液滴、皮屑、分泌物以及植物产生的花粉和孢子等，一旦进入空气中，便和空气中颗粒物、气态污染物、水蒸气等混合在一起，从而形成了生物气溶胶。生物气溶胶对人体的危害首先表现在对呼吸系统的危害。因其粒径普遍小于 5 μm，可吸入性好，易在支气管和肺泡沉积，可能会引发过敏性鼻炎、肺炎和支气管炎及哮喘、咳嗽等。据美国的调查资料显示，有 3%～5%的人群患有过敏性支气管炎和哮喘，其主凶就是室内生物气溶胶。生物气溶胶还是传染呼吸道疾病的最好媒介，同时还会加重患者症状，引发二次感染。

第二节　室内空气污染物的种类

室内环境污染物主要包括化学性污染物、生物性污染物和物理性污染物等几大类。常见的苯、甲醛、一氧化碳、总挥发性有机化合物和可吸入颗粒物等属化学性污染物；细菌、霉菌、病毒和螨虫等属于生物性污染物；各种看不见、摸不到的场，如声场、电磁场（包括光线）和电离辐射场（放射性物质）等属于物理性污染。

一、化学性污染物

室内环境中的化学性污染物主要有甲醛、苯及苯系物（甲苯、二甲苯）、氨气、总挥发性有机物（TVOCs）、臭氧、苯并[a]芘、一氧化碳、二氧化碳、氮氧化物、二氧化硫、可吸入颗粒物等。

（一）甲醛

1. 甲醛的性质

甲醛（HCHO）是一种无色、具有刺激性且易溶于水的气体。甲醛可经呼吸道吸收。甲醛沸点在 19℃左右，常温下易溶于水、醇和醚，易挥发。它有凝固蛋白质的作用。含 35%～40%甲醛的水溶液通常称为福尔马林，常作为浸渍标本的溶液。福尔马林可经消化道吸收。甲醛通常用于制作农药和消毒剂。

甲醛是病态建筑物综合征（SBS）明确的危险因素之一，与其他室内有机污染物相比，其健康影响在非工业性室内环境中最为突出。

2. 甲醛的来源

室内环境中的甲醛从其来源来看大致可分为室外空气的污染和室内本身的污染两大类。

来自室外空气的污染包括工业废气、汽车尾气、光化学烟雾等，它们在一定程度上均可排放或产生一定量的甲醛，但是这一部分含量很少。据有关报道显示，城市空气中甲醛的年平均浓度为 0.005～0.01 mg/m^3，一般不超过 0.03 mg/m^3，这部分气体在有些时候可进入室内，是构成室内甲醛污染的一个来源。

来自室内本身的污染包括：① 用做室内装饰的胶合板、细木工板、中密度纤维板和刨花板等人造板材，由于目前生产装饰板使用的胶黏剂以脲醛树脂为主，板材中残留的和未参与反应的甲醛会逐渐向周围环境释放，是形成室内空气中甲醛污染的主体；② 醛类消毒防腐剂的水溶性涂料；③ 用人造板制造的家具；④ 含有甲醛成分并有可能向外界散发的其他各类装饰材料，比如贴墙布、贴墙纸、化纤地毯、泡沫塑料、油漆和涂料等；⑤ 不完全燃烧后会散发甲醛的某些材料，比如香烟及一些有机材料。

室内空气中甲醛浓度的大小与以下四个因素有关：① 室内温度；② 室内相对湿度；③ 室内材料的装载度（即每立方米室内空间的甲醛散发材料表面积）；④ 室内换气数（即室内空气流通量）。在高温、高湿、负压和高负载条件下会加剧散发的力度。

在一般情况下，房屋的使用时间越长，室内环境中甲醛的残留量越少；温度越高，湿度越大，越有利于甲醛的释放；通风条件越好，建筑、装修材料中甲醛的释放也相应地越快。实测数据表明，在一定条件下，居室小环境内空气中甲醛浓度可聚集到标准允许水平以上，而且释放期比较长。

3. 甲醛的危害

现代科学研究表明，当室内甲醛含量达到 0.1 mg/m^3 时就有异味和不适感；达到 0.5 mg/m^3 可刺激眼睛引起流泪；达到 0.6 mg/m^3 时引起咽喉不适或疼痛；浓度再高可引起恶心、呕吐、咳嗽、胸闷、气喘甚至肺气肿；达到 30 mg/m^3 时可当即导致死亡。长期接触低剂量甲醛可以引起慢性呼吸道疾病、女性月经紊乱、妊娠综合征，引起新生儿体质降低、染色体异常，甚至引起鼻咽癌。高浓度的甲醛对神经系统、免疫系统、肝脏等都有毒害。它还可刺激眼结膜、呼吸道黏膜而产生流泪、流涕，引起结膜炎、咽喉炎、哮喘、支气管炎和变态反应性疾病。甲醛还有致畸、致癌作用。据流行病学调查，长期接触甲醛的人，可引起鼻腔、口腔、鼻咽、咽喉、皮肤和消化道的癌症。

1998年，陈颖先生花巨资在北京昌平区八仙别墅购房一套，经装修公司装修后，因甲醛污染造成陈先生咳嗽不止，经医院诊断为癌症先兆之一"喉乳头状瘤"。经检测，其室内甲醛浓度平均超标25倍，忍无可忍的陈先生向北京昌平小汤山法院起诉，并一审胜诉。装修公司赔偿 8.9 万元。中央电视台等大型媒体对此案作了详细报道和分析。为此中央电视台《今日说法》栏目专门开通"陈颖室内环境污染帮助热线"。

（二）苯及苯系物

1．苯及苯系物的性质

苯是一种无色、具有芳香气味的液体，毒性很大，所以专家们把它称为"芳香杀手"。苯具有易挥发、易燃、蒸气有爆炸性的特点，沸点为 80℃，常温下是液态。

甲苯、二甲苯属于苯的同系物，工业上常把苯、甲苯、二甲苯统称为"三苯"，在这三种物质当中以苯的毒性最大。目前室内装饰材料中多用甲苯、二甲苯代替纯苯做各种胶、油漆、涂料和防水材料的溶剂或稀释剂。

2．苯及苯系物的来源

室内环境中苯的来源主要是燃烧烟草的烟雾、溶剂、油漆、染色剂、图文传真机、电脑终端机和打印机、黏合剂、墙纸、地毯、合成纤维和清洁剂等。加入了苯系物溶剂的油漆会散发出一种芳香的气味，让你失去警觉的同时悄悄地中毒。

甲苯主要来源于一些溶剂、香水、洗涤剂、墙纸、黏合剂、油漆等，在室内环境中吸烟产生的甲苯量也是十分可观的。据美国环保局（EPA）统计数据显示，无过滤嘴的香烟，主流烟中甲苯含量是 100～200 μg，侧流烟与主流烟中甲苯浓度比值为 1.3。

二甲苯来源于溶剂、杀虫剂、聚酯纤维、胶带、黏合剂、墙纸、油漆、湿处理影印机、压板制成品和地毯等。

3．苯及苯系物的危害

国际卫生组织已经把苯确定为强烈致癌物质。苯可以引起白血病和再生障碍性贫血已被医学界公认。慢性苯中毒会对皮肤、眼睛和上呼吸道有刺激作用，长期吸入苯能导致再生障碍性贫血，若造血功能完全破坏，可发生致命的颗粒性白细胞消失症，并引起白血病。苯对女性的危害比对男性更多些，育龄妇女长期吸入苯会导致月经失调，孕期的妇女接触苯时，妊娠并发症的发病率会显著增高，甚至会导致胎儿先天缺陷。如果在散发着苯的气味的密封房间里，人可在短时间内出现头晕、胸闷、恶心、呕吐等症状，若不及时脱离现场，便会导致死亡。人在短时间内吸入高浓度的甲苯或二甲苯，会出现中枢神经麻醉的症状，轻者头晕、恶心、胸闷、乏力，严重的会出现昏迷甚至因呼吸循环衰竭而死亡。

（三）氨

1．氨的性质

氨是一种无色气体，具有强烈的刺激性气味，对人体有一定的毒性。并能以任何比例与水相互溶解，沸点为－33.5℃，水溶液呈弱碱性，在室内极易挥发。

2．氨的来源

我国很多地区，在住宅楼、写字楼、宾馆、饭店等的建筑施工中，常人为地在混凝土里添加高碱混凝土膨胀剂和含尿素的混凝土防冻剂等外加剂，以防止混凝土在冬季施工时被冻裂，大大提高了施工进度。这些含有大量氨类物质的外加剂在墙体中随着湿度、温度等环境因素的变化而还原成氨气，从墙体中缓慢释放出来，造成室内空气中氨浓度的大量增加。

同时室内空气中的氨也可来自室内装饰材料，比如家具涂饰时使用的添加剂和增白剂大部分都用氨水。烫发过程中氨水作为一种中和剂而被洗发店和美容院大量使用。

3．氨的危害

长期接触过量的氨气，可能出现皮肤色素沉积或手指溃疡症状；短期内吸入大量氨气，可出现流泪、咽痛、咳嗽、胸闷，并伴有头晕、恶心、乏力等，严重者可发生肺水肿，同时可能发生呼吸道刺激症状。

室内空气中氨的污染也越来越受到人们的重视，例如北京现代城"氨气污染案件"终于有了结果。1999年业主孙某、张某购买了位于朝阳区现代城公寓2号楼房屋，入住后，两位业主感觉房间内气味难闻，具有强烈刺激性。经检测室内空气中氨浓度超标。法院于2004年2月判决被告一次性补偿原告孙某、张某各5万元。

（四）总挥发性有机物（TVOCs）

1．总挥发性有机物的性质

挥发性有机化合物（VOCs）是指在常压下沸点在50～260℃的有机化合物，按其化学结构可以分为芳香烃（苯、甲苯、二甲苯）、酮类、醛类、胺类、卤代类、不饱和烃类等。常用TVOCs表示室内空气中挥发性有机化合物总的质量浓度。

2．总挥发性有机物的来源

总挥发性有机物存在于各种溶剂型涂料、溶剂型胶黏剂、汽车尾气、家具、壁纸、化纤地毯、玩具、杀虫喷雾剂、清洁剂、香水、化妆品、香烟、厨房油烟等中。

1984年世界卫生组织在《就对室内空气污染物的关注所达成的共识》的报告中列出了室内常见的TVOCs，见表2-1。

3．总挥发性有机物的危害

总挥发性有机物对人体健康危害很大，若长期处于含有TVOCs的环境中，在感官方面会造成人体视觉、听觉、嗅觉受损，在感情方面会造成应激性、神经质、冷淡症或忧郁症，在认识方面会造成长期或短期记忆混淆，在运动功能方面会造成体力变弱或不协调。可以引起机体免疫系统水平失调，影响中枢神经系统功能，出现头晕、头痛、嗜睡、无力、胸闷等自觉症状，还可影响消化系统，出现食欲不振、恶心等，严重时甚至可损伤肝脏和造血系统，出现变态反应等。

表 2-1　室内常见的 TVOCs

污染物	来源
甲醛	杀虫剂、压板制成品、尿素－甲醛泡沫绝缘材料（UFFI）、硬木夹板、黏合剂、粒子板、层压制品、油漆、塑料、地毯、软塑家具套、石膏板、接合化合物、天花瓦及壁板、非乳胶嵌缝化合物、酸固化木涂层、木制壁板、塑料/三聚氰烯酰胺壁板、乙烯基（塑料）地砖、镶木地板
苯	室内燃烧烟草的烟雾、溶剂、油漆、染色剂、清漆、图文传真机、电脑终端机及打印机、接合化合物、乳胶嵌缝剂、水基黏合剂、木制壁板、地毯、地砖黏合剂、污点/纺织品清洗剂、聚苯乙烯泡沫塑料、合成纤维
四氯化碳	溶剂、制冷剂、喷雾剂、灭火器、油脂溶剂
三氯乙烯	溶剂、经干洗布料、软塑家具套、油墨、油漆、亮漆、清漆、黏合剂、图文传真机、电脑终端机及打印机、打字机、改错液、油漆清除剂、污点清除剂
四氯乙烯	经干洗布料、软塑家具套、污点/纺织品清洗剂、图文传真机、电脑终端机及打印机
氯仿	溶剂、染料、除害剂、图文传真机、电脑终端机及打印机、软塑家具垫子、氯仿水
1,2-二氯苯	干洗附加剂、去油污剂、杀虫剂、地毯
1,3-二氯苯	杀虫剂
1,4-二氯苯	除臭剂、防霉剂、空气清新剂/除臭剂、抽水马桶及废物箱除臭剂、除虫丸及除虫片
乙苯	与苯乙烯相关的制成品、合成聚合物、溶剂、图文传真机、电脑终端机及打印机、聚氨酯、家具抛光剂、接合化合物、乳胶及非乳胶嵌缝化合物、地砖黏合剂、地毯黏合剂、亮漆硬木镶木地板
甲苯	溶剂、香水、洗涤剂、染料、水基黏合剂、封边剂、模塑胶带、墙纸、接合化合物、硅酸盐薄板、乙烯基（塑料）涂层墙纸、嵌缝化合物、油漆、地毯、压木装饰、乙烯基（塑料）地砖、油漆（乳胶及溶剂基）、地毯黏合剂、油脂溶剂
二甲苯	溶剂、染料、杀虫剂、聚酯纤维、黏合剂、接合化合物、墙纸、嵌缝化合物、清漆、树脂及陶瓷漆、地毯、湿处理影印机、压板制成品、石膏板、水基黏合剂、油脂溶剂、油漆、地毯黏合剂、乙烯基（塑料）地砖、聚氨酯涂层

（五）臭氧

1. 臭氧的性质

臭氧（O_3）是氧气（O_2）的同素异形体，臭氧是一种具有刺激性气味的不稳定气体。在常温下，臭氧为蓝色气体，但蓝色并不明显。臭氧的化学性质极不稳定，在空气和水中都会慢慢分解成氧气。臭氧的氧化能力极强，是常用氧化剂中氧化能力最强的。同时，臭氧反应后的生成物是氧气，所以臭氧是高效的无二次污染的氧化剂。臭氧在大气污染中有着重要的意义，在紫外线的作用下，臭氧与烃类和氮氧化物发生光化学反应，形成具有强烈刺激作用的有机化合物——光化学烟雾。臭氧在水中的溶解度比较高，是一种广谱高效消毒剂，可作为生活饮用水的消毒剂使用。

2. 室内空气中臭氧的来源

主要有天然源和人为源。大多数室内臭氧来自室外的光化学烟雾，是由于交通工具在行驶中产生的污染物在特定的气候条件下相互作用产生的。人为臭氧源主要是室内的复印机、激光打字机、其他放电的家用电器设备、紫外灯及一些消毒设备。计算机终端是产生臭氧和挥发性有机化合物的主要来源：喷墨打印机可产生碳氢化合物和臭氧；干法照相复制机可产生碳氢化合物、可吸入悬浮粒子和臭氧；传真机可产生臭氧和挥发性有机化合物；激光打印机可产生碳氢化合物、臭氧和可吸入颗粒物等。

3. 臭氧的危害

臭氧具有强烈的刺激性，对人体有一定的危害。它主要是刺激和损害深部呼吸道，并可损害中枢神经系统，对眼睛有轻度的刺激作用。当空气中臭氧浓度为 0.1 mg/m^3 时，可刺激鼻和喉头黏膜；臭氧浓度在 $0.1 \sim 0.2 \text{ mg/m}^3$ 时，引起哮喘发作，导致上呼吸道疾病恶化，同时刺激眼睛，使视觉敏感度和视力降低；臭氧浓度在 2 mg/m^3 以上时可引起头痛、胸痛、思维能力下降，严重时可导致肺气肿和肺水肿。此外，臭氧还能阻碍血液输氧功能，造成组织缺氧；使甲状腺功能受损、骨骼钙化；引起潜在性的全身影响，如诱发淋巴细胞染色体畸变、损害某些酶的活性和产生溶血反应。

（六）苯并[a]芘

1. 苯并[a]芘的性质

苯并[a]芘（$C_{20}H_{12}$）是多环芳烃类化合物，又名 3,4-苯并芘（B[a]P），分子量为 252.32，熔点为 179℃，沸点为 475℃。纯品为无色至淡黄色针状晶体，不溶于水，微溶于乙醇、甲醇，溶于苯、甲苯、二甲苯、氯仿、乙醚、丙酮等。苯并[a]芘在工业上无生产和使用价值，一般只作为生产过程中形成的副产物随废气排放。

2. 苯并[a]芘的来源

自然环境下 B[a]P 主要来源于森林火灾和火山爆发，而煤矿、木柴、烟叶以及汽油、柴油、重油等各种石油馏分燃烧以及废弃物等均可造成环境中 B[a]P 的污染。此外，在食品的加工过程中，特别在烟熏、火烤或烘焦过程中滴在灰上的油脂也能热聚产生 B[a]P。B[a]P 还存在于香烟烟雾、汽车尾气中，以及焦化、炼油、沥青、塑料等工业污水中。地面水中的 B[a]P 除了工业排污外，主要来自洗刷大气的雨水。

室内苯并[a]芘主要来源于不完全燃烧的产物，燃烧过程中产生各种碳氢游离基经环化聚合而成。煤气（天然气）燃烧、厨房烹饪和烟草烟气是室内空气中多环芳烃的主要来源。此外，其他日用品如卫生球、各种杀虫剂、塑料制品等，都可能释放出多环芳烃。

3. 苯并[a]芘的危害

多环芳烃是大气环境中分布最广泛、危害性最大的有机化合物之一，这类物质对生物及人类的毒害主要是参与人体的新陈代谢，具有"致畸、致癌、致突变"的特征。其中苯并[a]芘是第一个被发现的环境化学致癌物，是多环芳烃中毒性最大的一种强烈致癌物，对眼睛、皮肤有刺激作用。

烧烤中产生的苯并[a]芘对健康有害。街头烧烤食品中苯并[a]芘等有害物质的含量高于其他食品，检查中发现炭火烤的肉中苯并[a]芘含量高者可达 11.2 μg/kg，远远高于我国食品中苯并[a]芘限量卫生标准。苯并[a]芘在体内蓄积可诱发胃癌、肠癌等。

（七）一氧化碳

1. 一氧化碳的性质

一氧化碳（CO）为无色、无味气体，相对分子量为 28.0，相对密度为 0.967。在标准状况下，1 L 气体质量为 1.25 g，100 ml 水中可溶解 0.024 9 mg（20℃）CO。一氧化碳燃烧时为淡蓝色火焰。

2. 一氧化碳的来源

一氧化碳主要是燃料的不完全燃烧产生的。室内环境中的一氧化碳主要来源于人群吸烟、取暖设备及厨房。一支香烟通常可产生大约 13 mg 一氧化碳，对于透气度高的卷烟纸，可以促使卷烟的完全燃烧，产生的一氧化碳量会相对的较少。若没有室内燃烧污染源，室内 CO 浓度与室外是相同的。室内使用燃气灶或小型煤油加热器，其释放 CO 的量是 NO_2 的 10 倍。厨房使用燃气灶 10～30 min，CO 水平在 12.5～50.0 mg/m³。由于一氧化碳在空气中很稳定，如果室内通风较差，CO 就会长时间滞留在室内。

3. 一氧化碳的危害

一氧化碳是有害气体，对人体有强烈的毒害作用。一氧化碳中毒时，红血球的血红蛋白不能与氧结合，从而妨碍了机体各组织的输氧功能，造成缺氧症。当一氧化碳浓度为 12.5 mg/m³ 时，无自觉症状，达到 50.0 mg/m³ 时会出现头痛、疲倦、恶心、头晕等感觉，达到 700 mg/m³ 时发生心悸亢进，并伴有虚脱危险，达到 1 250 mg/m³ 时出现昏睡，并进一步痉挛而死亡。有时根据碳氧血红蛋白（COHb）来评价室内一氧化碳的暴露水平对人体的影响，3～11 岁儿童 COHb 平均饱和度为 1.01%；12～74 岁不吸烟人群为 1.25%。但成年不吸烟人群中 4%的人 COHb 超过 2%～5%。室内污染所致 COHb 饱和度只有超过 2%才会影响心肺病人的活动能力，加重心血管的缺血症状。

（八）二氧化碳

1. 二氧化碳的性质

二氧化碳（CO_2）为无色、无味气体，相对分子质量为44.01，相对密度为1.977（0℃时）。在标准状况下，1 L 气体质量为1.977 g。二氧化碳能被液化，其再度汽化为气体时，蒸发极快；未蒸发的液体凝结而成的雪状固体，称为干冰。卫生学家将CO_2作为评定室内空气污染的指标。

2. 二氧化碳的来源

室内二氧化碳主要来自人的呼出气、燃料燃烧和生物发酵。室内 CO_2 水平受人均占有体积、吸烟和燃料燃烧等因素影响。在我国北方，冬天燃烧烹饪及分散式取暖，加上通风不足，室内二氧化碳浓度可达 2.0%（4 000 mg/m³）以上。在南方，由于室内通风条件良好，如果人均占有体积大于 3 m³，室内二氧化碳浓度均在0.1%以下。

3. 二氧化碳的危害

长时间吸入二氧化碳浓度达到 4.0%（8 000 mg/m³）时，会出现头痛等神经症状。CO_2 含量增高时，伴有气温、气湿升高，空气中氧含量和离子数减少，尘粒、细菌数增加，体臭增强。当人群密集、通风不良时，会产生恶心、头痛等不适的反应。二氧化碳浓度达到 8.0%（160 000 mg/m³）以上可引起死亡。

（九）氮氧化物

1. 氮氧化物的性质

氮氧化物是常见的空气污染物，通常指一氧化氮（NO）和二氧化氮（NO_2）。一氧化氮是一种无色无味的气体，微溶于水，在空气中能迅速变为二氧化氮。二氧化氮有刺激性，在室温下为红棕色，具有较强的腐蚀性和氧化性，易溶于水，在阳光作用下能生成 NO 及 O_3。

2. 氮氧化物的来源

室内环境中氮氧化物主要产生于烹饪和取暖过程中燃料的燃烧。我国城市家用燃料主要是煤炭，包括原煤和型煤，占燃料总量的 50%～80%，其次是煤气和液化气，占 20%～50%。农村大部分地区以煤和生物性燃料为主。此外吸烟也可产生氮氧化物。在一些经常使用复印机的地方，氮氧化物的浓度较高，这主要是由于复印室内有大量强氧化性的臭氧，空气中的氮气被氧化生成了氮氧化物。

3. 氮氧化物的危害

氮氧化物对人的呼吸道具有很强的刺激作用，主要症状是咽喉干燥、咳嗽、头晕、视力减退等，严重者可以导致中毒性水肿和神经方面的病变。在氮氧化物高污染区（空气中氮氧化物浓度约为 0.20 mg/m³ 时），儿童肺功能和呼吸系统疾病发病率均相对较高。国外调查表明，使用煤气家庭患有呼吸系统症状和疾病的儿童比例增加，且儿童肺功能明显降低。

高浓度的一氧化氮能引起中枢神经的瘫痪和痉挛，且它很容易被氧化成剧毒的二氧化氮。氮氧化物对人体的危害以二氧化氮为毒性最大。二氧化氮主要是对呼吸器官有刺激性作用。由于二氧化氮难溶于水，因此它能侵入呼吸道深部，如细支气管和肺泡，并缓慢地溶于肺泡表面的水分中，形成亚硝酸、硝酸，对肺组织产生强烈的刺激和腐蚀作用，引起肺水肿。亚硝酸盐进入血液后，与血红蛋白结合生成高铁血红蛋白，引起组织缺氧。

（十）二氧化硫

1. 二氧化硫的性质

二氧化硫是具有强烈辛辣刺激气味的无色有毒气体，密度比空气大，气态相对密度是空气的 2.92 倍，易液化（沸点是－10℃），易溶于水（常温常压下 1 体积水能溶解 40 体积的二氧化硫），易溶于甲醇、乙醇，可溶于硫酸、醋酸、氯仿和乙醚。

2. 二氧化硫的来源

空气中的二氧化硫主要来自于化石燃料（如煤与石油）的燃烧。室内二氧化硫主要来自人们在烹饪及取暖过程中燃料的燃烧产物。我国农村多数农民以烧煤饼、煤球及蜂窝煤为主，由于炉灶结构的不合理，煤不能完全燃烧，排放出大量的污染物，其中以二氧化硫为主，吸烟过程中也会产生二氧化硫。曾经有研究表明燃煤户室内空气中二氧化硫的含量比燃气户高得多，冬季厨房二氧化硫的含量可达 $0.86\,mg/m^3$，卧室中二氧化硫的含量可达 $0.50\,mg/m^3$。因此，一般来讲，厨房的二氧化硫浓度高于卧室、冬季的二氧化硫浓度高于夏季。

3. 二氧化硫的危害

因为二氧化硫易溶于水，因此它危害的器官主要是上呼吸道。它与水分结合形成亚硫酸、硫酸，刺激眼睛和鼻黏膜，并具有腐蚀性。当用鼻平静呼吸时，实际上不会进入肺内。只有用口呼吸或用鼻进行深呼吸或二氧化硫吸附于尘粒表面时，肺部才能接触到二氧化硫。当其浓度达到 $0.5\,mg/m^3$ 时，会出现气管炎、支气管炎。

（十一）可吸入颗粒物

1. 可吸入颗粒物的性质

可吸入颗粒物是指可以通过口鼻呼吸，进入呼吸道的颗粒物，平均空气动力学直径≤10 μm，包括各种颗粒物、细菌、病毒附着的悬浮颗粒、悬浮灰尘、香烟烟雾等。这类颗粒物可通过呼吸进入人体的上、下呼吸道，尤其是直径＜2.5 μm 的细颗粒物，到达肺部沉积，甚至通过肺泡进入人体血液。此外，细颗粒物容易富集重金属、酸性氧化物、有机污染物（如多环芳烃等），是细菌、病毒和真菌的常见载体，因而引起世界各国的广泛关注。

2. 可吸入颗粒物的来源

室外颗粒物质主要通过门窗等维护结构缝隙的渗透、机械通风的新风以及人员带入室内。室内颗粒物的来源主要是在燃烧过程中由于燃烧不完全产生大量的颗粒物。吸烟主要产生 1.1 μm 以下的细小颗粒，是室内可吸入颗粒物的另一来源。此外，用于有害物控制的驱蚊剂、清洁剂以及室内污染物的化学反应等，也可产生可吸入颗粒物。

3. 可吸入颗粒物的危害

粗颗粒物一般沉积在支气管部位，并可能进入血液循环，导致与心肺功能障碍有关的疾病。细颗粒物沉积到肺叶的可能性更大，与沉积在呼吸道的颗粒物相比，沉积到肺叶的细颗粒物更难被清除。长期暴露在颗粒物质中，对人体呼吸道、眼睛和皮肤等危害大，并可诱发心肺功能障碍，导致死亡率和发病率有所增加，尤其对于具有慢性肺部疾病和心血管疾病的人而言，影响更大。

二、生物性污染物

室内生物性污染物主要可分为生物性过敏源，细菌、病毒等传染性病原微生物，以及真菌毒素三类。对人体危害较大、研究较多的是前两种。

1. 生物性过敏源

生物性过敏源指能引起人体发生过敏性变态反应的一类物质，其中主要是尘螨、真菌、细菌和花粉等室内空气微生物，诱发人体出现过敏性变态反应，产生过敏性肺炎、过敏性鼻炎等呼吸道过敏症和哮喘、加湿器热等疾病。

螨虫是至今世界上已知的最强烈的过敏源，是引发过敏性哮喘、鼻炎、湿疹等病态反应的主要因素。螨虫常寄生在室内的床垫、地毯、枕垫、坐垫、毛绒玩具以及装饰品等物品上，依靠人体皮肤的脱落表皮为生。

2. 传染性病原微生物

室内传染性病原微生物主要指各种细菌、病毒、衣原体、支原体等。这类物质引起的疾病在人群中有一定的传染性。传染源一般包括病人、病原携带者和受感染的动物。传染病病人，常常是最重要的传染源。因为病人体内存在大量病原体，而且具有某些症状（如咳嗽、气喘、腹泻等），更有利于其向外扩散。同时，室内环境空间有限、空气的流通不畅、室内空调的不合理配置和使用，均可能使病原体的室内浓度增加，使人群在室内被感染的机会明显大于室外。不同用途的建筑物室内和不同人口密度的室内，空气中细菌的数量相差很大。如 2003 年在北京出现的非典型肺炎的传染，主要传染源就是病人。因此，对病人、可疑病人和密切接触者进行果断的隔离控制，对于控制疫情的发展非常重要。另外，室内种植的一些观赏性植物会产生植物纤维、花粉及孢子等，可引起过敏人员发生哮喘、皮疹等。室内饲养的一些宠物的皮屑以及一些细菌、病毒、真菌、芽孢、霉菌等微生物散布在空气中，均可成为传播疾病的媒介。

目前与室内传染性病原微生物的污染关系密切的疾病主要是军团菌病及支原体肺炎等。1976 年 7 月，在美国费城的宾州地区举行的退伍军团代表年会上，到会的 4 400 人中有 149 人在会后 10 天内陆续发病，并有 29 人死亡，病死率近 20%。从此，该细菌就被命名为军团菌，由此菌引起的病称为军团菌病。军团菌病近年来在我国城市的一些大厦、写字楼和居民家庭室内屡有发生，主要与室内的空调系统污染有关。因空调机内储水且温度适宜，会成为某些细菌、霉菌、病毒的繁殖滋生地。北京市空调系统军团菌的检出率达 50% 以上。因此，我国军团菌病的预防和控制是个值得引起重视的问题。而且，研究发现，空调机中的细菌和真菌可以诱发或加重呼吸系统的过敏性反应而引起哮喘。

三、物理性污染物

室内物理性污染包括噪声污染、光污染、放射性污染和电磁辐射污染。这里主要讨论室内放射性污染。

建筑装饰材料放射性超标直接影响消费者特别是儿童、老人和孕妇的身体健康，使人体免疫系统受损害，并诱发类似白血病的慢性放射病。天然石材中的放射性危害主要有两个方面，即体内辐射与体外辐射。体内辐射主要来自于放射性辐射在空气中的衰变而形成的一种放射性物质氡及其子体。氡是自然界唯一的天然放射性气体，氡在作用于人体的同时会很快衰变成人体能吸收的核素，进入人的呼吸系统造成辐射损伤，诱发肺癌。体外辐射主要是指天然石材中的放射性核素在衰变过程中发出电离辐射 α、β、γ 射线，直接照射人体后产生一种生物效果，会对人体内的造血器官、神经系统、生殖系统和消化系统造成损伤。建筑装饰材料中的放射性污染主要是氡的污染，是目前国家室内环境标准中主要控制的污染物之一。

1. 氡的性质

氡（^{222}Rn）是一种无色无味的放射性气体，化学性质稳定，溶于水，易溶于煤油、汽油，在空气中以自由原子存在，是天然石材放射性元素的产物。常温下氡气及其子体在空气中能吸附在尘埃上形成放射性气溶胶，易被呼吸系统截留，并在肺部区域不断积累而诱发肺癌。

2. 氡的危害

氡通过呼吸进入人体，衰变时产生的短寿命放射性核素会沉积在支气管、肺和肾组织中。当这些短寿命放射性核素衰变时，释放出的 α 粒子对人体内照射损伤最大，可使呼吸系统上皮细胞受到辐射。长期的体内照射可能引起局部组织损伤，甚至诱发肺癌和支气管癌等。据估算，如果在氡浓度 370 Bq/m^3 的室内环境中生活，每千人中将有 30～120 人死于肺癌。氡及其子体在衰变时还会同时放出穿透力极强的 γ 射线，对人体造成外照射。若长期生活在含氡量高的环境里，就可能对人的血液循环系统造成危害，如白细胞和血小板减少，严重的还会导致白血病。

氡对人体潜在的危害主要是导致肺癌，是仅次于吸烟而致癌的第二大病因。其诱发肺癌的潜伏期大多都在 15 年以上，世界上 20%的肺癌与氡有关。由于氡气是无色无味的惰性气体，因此，很难被发现，一旦被发现，往往已经是肺癌了。据统计，室内氡导致欧盟每年 2 万人死于肺癌，这大约是欧盟死于肺癌总人数的 9%。美国每年因氡而致肺癌死亡人数高达 3 万；英国全部肺癌的 5%是由于室内的氡造成的；我国每年因氡导致肺癌死亡的人数在 5 万以上。因此，世界卫生组织把氡列为 19 种主要的环境致癌物质之一。

第三节 室内主要污染物的来源

室内空气污染来源于室内和室外两部分。表 2-2 列出了住宅和商业建筑中常见的室内空气污染物质。

表 2-2 住宅和商业建筑中常见的室内空气污染物质

室内空气污染源	室内空气污染物质
香烟烟雾	一氧化碳、可吸入颗粒物、有机污染物
不流动的死水（通风系统中）	生物类污染物质（如各类军团菌、霉菌等）
人群活动场所产生的污染	二氧化碳、臭气（生物的排泄物）、细菌和病毒
日用品、家具和建筑材料	甲醛、挥发性有机化合物、石棉
旧的油漆物品、漆木材料	气载重金属（气载铅尘和汞）
计算机、复印机及排字设备	臭氧、有机物、颗粒物质
户外污染空气渗入	SO_x、NO_x、CO_x、O_3、VOCs、颗粒物质
车库、仓库	一氧化碳、碳氢化合物、颗粒物质
固相释放的物质	氡、石棉、挥发性有机化合物
厨房燃烧器、取暖器等	CO、NO_x、有机物、颗粒物质
溶剂、油漆、胶水、杀虫剂、化妆品	挥发性有机化合物

室内来源主要有：① 建筑、装饰材料，家具和家用化学品释放的甲醛和总挥发性有机化合物、氡及其子体等；② 日用化学品如化妆品、洗涤剂、杀虫剂的污染；③ 各种燃料燃烧、烹调油烟及吸烟产生的 CO、NO_2、SO_2、可吸入颗粒物、甲醛、多环芳烃（苯并[a]芘）等；④ 家用电器和某些办公用具导致的电磁辐射等物理污染和臭氧等化学污染；⑤ 通过人体呼出气、汗液、大小便等排出的 CO_2、氨类化合物、硫化氢等内源性化学污染物，呼出气中排出的苯、甲苯、苯乙烯、氯仿等外源性污染物，通过咳嗽、打喷嚏等喷出的流感病毒、结核杆菌、链球菌等生物性污染物；⑥ 室内用具产生的生物性污染，如在床褥、地毯中滋生的尘螨等。

室外来源主要有：① 室外空气中的各种污染物，包括工业废气和汽车尾气通过门窗、孔隙等进入室内；② 人为带入室内的污染物，如干洗后带回家的衣服可释放出残留的干洗剂四氯乙烯和三氯乙烯，带回家的工作服，可使工作环境中的苯进入室内等；③ 各种天然源。

一、建筑与装修材料的污染

随着国民经济的快速发展和人民生活水平的不断提高，在居住环境不断改善的同时，如果采用不适当的建筑材料和室内装饰物，就有可能造成室内污染。

（一）建筑材料的污染

建筑材料主要指建筑物的基础材料、承重材料。建筑材料的有些原料是废渣或再生材料及现代化工产品，且在加工和生产过程中加入了各种辅助剂，其中有很多具有挥发性，有的还有放射性，对人体健康具有很大的威胁。

目前，由建筑物本身产生的污染主要有混凝土外加剂中氨的污染、建筑材料中氡的污染和建筑材料中甲醛的污染。

1. 混凝土外加剂中氨的污染

写字楼和家庭室内空气中的氨，主要来自北方冬季建筑施工中使用的混凝土外加剂，在混凝土墙体中加入的防冻剂中含有氨类物质。这些含有氨类物质的外加剂在墙体中随着温度、湿度等环境因素的变化而还原成氨气，从墙体中缓慢释放出来，造成室内空气中氨的浓度不断增高。

因此，虽然混凝土外加剂的使用有利于提高混凝土的强度和施工速度，但是却会留下氨污染隐患。例如，1998 年 10 月，天津市民李某在新房装修入住后即发现室内空气异常，全家人先后出现不适症状。经检测，室内氨气超过国标达 10 倍以上，原因为建筑商使用了混凝土防冻剂所致。

2. 建筑材料中氡的污染

氡主要来源于土壤和建筑施工时使用的建筑材料，如花岗岩、大理石、矿渣砖、炉渣砖、陶瓷建材和水泥中都含有镭。氡是镭衰变产生的自然界唯一的天然放射性惰性气体，无色无味，氡及其子体对人体的危害主要是引起肺癌，潜伏期约为 15～40 年。据检测，美国几乎有 1/15 的家庭氡含量较高。

3. 建筑材料中甲醛的污染

为了进一步控制室内环境污染，提高民用建筑工程的室内环境质量，国家建设部对自 2002 年起实施的《民用建筑工程室内环境污染控制规范》进行了修订，并于 2006 年 8 月起实施。新规范与过去的相比，最大的变化首先是加强对混凝土外加剂的甲醛污染控制。新规范第一次提出了在控制混凝土外加剂里氨气污染的同时，必须控制混凝土外加剂里的甲醛污染，因为在检测中发现，许多混凝土外加剂（减水剂）的主要成分是芳香族磺酸盐与甲醛的缩合物，如果在生产时合成工艺控制不当，产品很容易带有大量的游离甲醛，从而造成毛坯房室内空气中甲醛超标。

（二）装修材料的污染

装修材料主要指用于基本建筑材料表面的材料，起保护、防护、美化等作用。随着经济的发展，中国百姓更加重视室内环境和空气质量，但是，根据检测，目前我国新装修的房屋室内环境有害物质浓度普遍超标。表 2-3 列出了装修材料散发气体污染物的种类及发生量[$\mu g/(m^2 \cdot h)$]。

以甲醛污染为例，我国各地新装修家庭室内污染情况如图 2-1 所示。

表 2-3　装修材料散发气体污染物种类及发生量　　　　单位：$\mu g/(m^2 \cdot h)$

污染物	黏合剂	胶水	油毡	地毯	涂料	油漆	稀释剂
癸烷	6 800						
甲醛			44	150			
甲苯	250	750	110	160	150		310
苯乙烯	20						
三甲烷	7 300	120					
十一烷						280	
二甲苯	28						310
烷烃	1 200						
丁醇	7 300						760

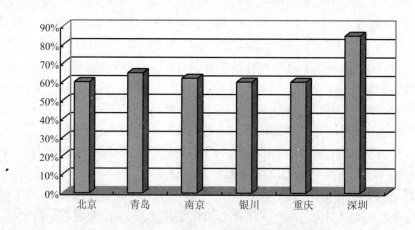

图 2-1　我国各地新装修家庭室内甲醛超标比例

目前我国城乡居民家庭中的装修污染主要来源于人造板材，石材瓷砖类，油漆、涂料、胶黏剂类。

1. 人造板材

不符合环保标准的人造装修板材，一般都内含超标的甲醛，例如大芯板（细木工板）、刨花板、纤维板、胶合板，以及用这些板材制作的复合地板、家具等。甲醛主要来自制作复合板材时所使用的脲醛树脂胶，这种胶具有胶接强度高、不易开胶的特点，是目前生产各种复合板材普遍使用的黏合剂。世界卫生组织已经确定甲醛为致癌性和致畸性物质。甲醛在我国有毒化学品优先控制名单上高居第二位。

2. 石材瓷砖类

石材类装修材料如花岗岩、大理石、瓷砖、石膏中含有有害物质氡。氡是世界卫生组织公布的 19 种环境致癌物之一。氡的危害性比其他有害装饰材料要大，因为它无色无味，不经过专门检测难以发现，而且危害时间比较长。

3. 油漆、涂料、胶黏剂类

在装修工程中使用的油漆、涂料、胶黏剂、防水材料以及各种油漆涂料的添加剂、稀释剂中，常含有有害物质苯和苯的同系物。经常接触苯，皮肤可因脱脂而变干燥、脱屑，有的出现过敏性湿疹。长期吸入苯能导致再生障碍性贫血。

（三）家具的污染

由家具造成的室内空气污染已经成为继建筑污染、装饰装修污染后的第三大污染源。消费者对有关家具污染室内空气的投诉和相关咨询越来越多，涉及的范围逐渐扩大，不仅有木制家具的甲醛污染、布艺沙发的苯污染，最近还发现了由整体厨房家具引起的厨房空气污染等。

家具产生的有害物质主要是游离甲醛，其来源于人造板的胶黏剂，长期作用于人体可产生不良反应。另外，制造家具中使用的一些胶、漆、涂料中含有大量的苯、甲苯和二甲苯。研究证明，慢性苯中毒会使骨髓造血机能发生障碍，引起再生障碍性贫血。

二、日用化学品污染

随着社会的进步和人类文明的发展，大量的化学物品进入家庭，成为人类生活中不可缺少的必需品。但是，化学物品在生产和使用过程中均存在许多卫生问题，据世界卫生组织统计，发展中国家每年约有 50 万人遭受化学物品的危害，其中大约有 500 人死亡。

日用化学物品广泛应用于每个家庭，渗透到人们生活的各个方面，其中可能释放有害化学物质的家庭用品所涉及的范围也很广泛，大体可分为：

（1）洗涤产品，如合成洗涤剂，漂白粉，柔顺剂等。

（2）清洁产品，包括厨房器具清洁剂，地毯清洁剂，皮和毛料服装的干洗剂，玻璃、陶瓷、瓷器清洁剂，贵金属和铜等清洁剂，厕所清洁剂，去污粉等。

（3）染料脱色剂。

（4）抛光产品，例如家具擦光剂、地板擦光剂、汽车擦光剂等。

（5）化妆品，包括美容修饰类，如口红、眉笔、眼影、粉饼等；护肤类，如各种雪花膏、润肤露、早晚霜等；美发类，如洗发香波、调理剂，染发、烫发产品；香水、防晒霜等有特殊功能的化妆品。

（6）皮毛和皮革保护剂，如樟脑、卫生球和防虫蛀剂等。

（7）家用气溶胶，如各种喷雾发胶、喷雾卫生杀虫剂、空气清新剂等。

（8）家用农药、化肥、除草剂、灭鼠剂等。

（9）医药品。

（10）其他，如染料、蜡烛、除臭剂、消毒剂等。

家用化学物品是室内有机物污染的主要来源之一，可释放出多种有机化合物，其中有二十多种具有致癌和致突变作用。在家中普遍使用化学物品也是引起非职业性急性中毒或损害事故的重要原因。此外，由于家用化学物品与皮肤接触的机会多，由其引起的刺激性皮炎、变态反应性皮炎等皮肤损伤，严重时可导致皮肤化学性烧伤。家庭常用化学品的组成见表2-4。

表2-4　家庭常用化学品的组成

化学品	组　成
液体清洁剂	磷酸盐、VOCs、芳香烃（甲苯、对二甲苯、二氯苯）
固体清洁剂	卤代烃、醇、酮、酯
杀虫剂	硫、氧化钙、VOCs、脂肪烃、二甲苯、芳香烃、对二氯苯
杀真菌剂	硫、磷化合物、VOCs
除臭剂	丙烯基乙二醇、乙醇

三、厨房污染

据权威部门检测，室内空气污染超标近七成来自厨房，厨房污染已成为影响人们身体健康的"重灾区"。其污染源是燃气燃烧所释放出的一氧化碳、二氧化碳、氮氧化物等有害气体；烹饪菜肴时产生的油烟；厨房装修引起的污染。

1. 燃料燃烧产生的污染

厨房污染的一个重要来源就是燃料燃烧过程中产生的烟雾，其主要成分是一氧化碳、二氧化碳、氮氧化物、氢氯酸、氨等有害气体。长期在有害气体包围的厨房里停留，会使人的健康受到损害或过早衰老，例如慢性肺部疾病，大多数是由于有害气体所引起的。

2. 烹调中油烟产生的污染

厨房污染的另一个主要来源就是厨房里的油烟。炒菜时，当锅里的油温升高到150℃以上时，油会发生复杂的化学变化生成低级醛、酮和羧酸等物质，形成油烟，其中有一种名叫丙烯醛气体具有刺鼻臭味，对人体呼吸道、消化道和眼睛都有较强的刺激作用，能引起流泪、咳嗽、头痛和厌食等症状。当油温升高到200℃以上时，并在食物中微量金属元素起着催化剂作用的情况下，油发生化学反应，生成一种使细胞衰老的有害物质。如果把油回热到浓烟滚滚，脂肪氧化物更会成倍增加，成为心血管病、脑血管病、直肠癌和肺癌等疾病的致病因子。因此，为了防止厨房的空气被污染，炒菜的油温不宜过高。经验证明，只要当肉眼观察到锅中油温升高到刚开始冒青烟时，此时的温度是炒菜最适宜的油温（约140℃）。

3. 厨房装修引起的污染

随着人们生活质量的不断提高，越来越多的消费者更注重绿色装修、环保装修。但在追求豪华装修的同时，与我们日常生活密切相关的厨房装修却往往被忽视，厨房装修污染对人们身体健康的危害日益凸显。目前厨房装修中采用整体厨房的环保问题一方面是因为板材不环保导致空气质量的污染，另一方面是油漆散发的气味引起人身体不适。

（1）板材污染。目前市场上橱柜的板材主要是密度板和刨花板。相对来说密度板更环保些，但是这也要看密度板的等级，必须要符合国家人造板检测的标准。

（2）台面污染。虽然人造石和天然大理石相比少了放射性的隐患，但是人造石也是由化学原料制成的，含有胶黏剂，而且有气味，容易影响室内的空气质量。另外，人造石中的颜料是否环保也影响着人造石的环保性。

（3）辅材污染。在安装过程中，一部分是要在现场进行裁切组装的，容易被忽略的是封边不严密，使有害物质挥发出来，所以安装时最好要求封边。

四、家用电器污染

目前家庭中常见由家用电器导致的污染包括细菌污染、辐射污染及噪声污染等。这些污染危害健康，甚至危及人的安全。一项针对2 000多个家庭住户样本的室内污染状况调查结果显示，50%以上的家庭室内存在由家用电器产生的污染。更令人担忧的是，在被调查的家庭中，绝大多数还没有意识到家中的家用电器污染问题。

（一）家用电器的细菌污染

1. 空调

空调主要滋生支孢霉菌和军团菌。处于相对密闭状态的室内空气经过空调过滤网过滤并循环制冷时，空气中的细菌、真菌等微生物容易在过滤网表面密集滋生，并随空调出风口吹出。

2. 冰箱

电冰箱门密封条上的微生物达十几种之多。冰箱的低温环境为一些细菌的生长繁殖提供了有利条件。

3. 洗衣机

某大城市疾控中心的专家对部分家庭用洗衣机进行了微生物污染状况的调查，其中细菌总的检出率达到了95.8%、大肠菌群的检出率达到了37.5%、真菌检出率达到了45.8%。

4. 吸尘器

对吸尘器要防螨虫和真菌。吸尘器的过滤绒垫和积尘袋对细小尘粒的阻留能力低，吸尘时会在吸尘管的强吸力作用下通过绒布从排气口喷到空气中。

（二）家用电器的辐射污染

目前，室内的主要家用电器电磁辐射污染源包括电视、电热毯与电褥、微波炉、电脑、手机等。部分微波炉密闭不严，会有微波泄漏出来，对人体造成伤害，且离微波炉越近，微波强度就越高，危害也越大。微波对人体的危害主要表现在神经衰弱综合征、头晕、头痛、乏力、记忆力减退。电视和电脑的荧光屏产生电磁辐射，长时间看屏幕可使视力下降、视网膜感光功能失调、眼睛干涩，引起视神经疲劳，造成头痛、失眠。此外，手机辐射产生的微波热效应破坏脑细胞，可以诱发脑瘤。

除了电视的电磁辐射会给人们带来危害外，电视开启后运转产生的高温会使内部器件原料中的有害物质在空气中挥发，给室内空气造成污染。

（三）家用电器的噪声污染

据北京"12365"投诉举报中心统计，2005年1~8月该中心共接到关于家用电器类产品的申诉950余件，其中有关产品噪声的投诉和咨询就有90件，约占总数的9%。消费者投诉最多的产品是电冰箱，占总数的28%；空调占总数的25%，多是反映室外机工作噪声大；电视机占总数的20%，多是反映有较强的电流声；洗衣机占总数的13%，反映标明是"静音"，但噪声很大。另外，还有反映抽油烟机、燃气热水器、饮水机和电磁炉噪声大的投诉。

有关专家指出，家庭中的噪声污染，主要来源于各种家用电器的使用。比如电视机、录音机、洗衣机、电风扇、空调、电脑主机等，都会产生噪声。如果同时开启几种家用电器，噪声汇集，其危害程度不亚于商业繁华区的噪声污染。长时间生活在这样的环境里，有损人们的健康，尤其对婴幼儿、老人和孕妇以及神经衰弱、心脏病、高血压、胃肠功能紊乱等疾病的患者危害更大。

除了家用电器以外，现代办公设备在给人们带来方便、快捷、高效等诸多好处时，也给人们带来了一些不容忽视的环保问题。复印机、激光打印机及工程复印机在操作过程中，由于高压静电和紫外线作用而产生高浓度的臭氧，另外定影发热使墨粉溶解也会产生大量有机废气苯并[a]芘和二甲基亚硝胺。臭氧强烈刺激人的呼吸道，造成咽喉肿痛、胸闷咳嗽、引发支气管炎和肺气肿；臭氧会造成人的神经中毒，头晕头痛、视力下降、记忆力衰退；臭氧会对人体皮肤中的维生素 E 起到破坏作用，致使人的皮肤起皱、出现黑斑；臭氧还会破坏人体的免疫机能，诱发淋巴细胞染色体病变，加速衰老，致使胎儿畸形，而墨粉发热产生的有机废气更是一种强致癌物质，它会引发各类癌症和心血管疾病。

五、室内人群活动的污染

在人类活动中，由吸烟产生的烟雾和人体的新陈代谢带来的污染，都属于室内人群活动产生的污染。

（一）吸烟

香烟是由烟草制作而成的。一支香烟点燃时大约释放 6 800 种化学物质，对人体健康有害的约有 3 800 种。除一氧化碳、氮氧化物、烷烃、烯烃、芳香烃、含氧烃、氰化物、氨外，还有亚硝胺、砷、镉、镍等，其中不少具有致癌性。烟草的烟雾中至少含有三种危险的化学物质：焦油、尼古丁和一氧化碳。

焦油是几种物质组成的混合物，在肺中会浓缩成一种黏性物质，是一种致癌物。

尼古丁是烟中最主要的成分，是一种毒性生物碱，它会引起儿茶酚胺的释放，使吸烟者的末梢血管收缩，收缩压及舒张压上升，心跳变快，心肌耗氧量上升，从而导致血糖上升。尼古丁是一种会使人成瘾的药物，由肺部吸收，主要是对神经系统发生作用。

一氧化碳是一种能降低红血球将氧输送到全身的能力的有毒气体。吸烟者吸入的一氧化碳约为不吸烟者的 5～10 倍，会使可利用的氧合血红素下降，造成慢性氧气利用不够，进而影响中枢神经系统功能。一氧化碳吸入肺中，实际上就是轻微的煤气中毒，妨碍氧气运输，使人的运动能力降低，加速衰老。吸入一氧化碳过多，受害最明显的是心脏，当心肌供氧不足时，可以诱发心绞痛或心肌梗塞。

香烟所含的其他肺部刺激物质会直接刺激支气管黏膜，破坏其功能及渗透性，造成慢性肺疾病等。吸烟是导致慢性支气管炎和肺气肿的主要原因，而慢性肺部疾病本身也增加了得肺炎及心脏病的危险，同时吸烟也会增加高血压的危险。吸烟还会伤害未出世的胎儿。吸烟的孕妇容易造成流产、死产、早产，婴儿心智障碍以及婴儿出生后体重轻。

香烟散发的气体污染物种类及发生量如表 2-5 所示。

表2-5　香烟散发的气溶胶及气体污染物种类及发生量　　　　单位：μg/支

污染物	发生量	污染物	发生量	污染物	发生量
二氧化碳	10～26	丙烷	0.05～0.3	氨	0.01～0.15
一氧化碳	1.8～17	甲苯	0.02～0.2	焦油	0.5～35
氮氧化物	0.01～0.6	苯	0.015～0.1	尼古丁	0.05～2.5
甲烷	0.2～1	甲醛	0.015～0.05	乙醛	0.01～0.05
乙烷	0.2～0.6	丙烯醛	0.02～0.15		

（二）人体代谢产物

人体代谢产物对室内空气清洁度有很大的影响。由人体呼吸排入环境的气体污染物有100多种，由皮肤排泄的近200种。其中，影响人体健康的主要有体臭、氨、霉菌、病菌、病毒等。家庭环境中的臭味来自人体胃肠道排出的气体及人体代谢产物；衣服、被褥及家具物品不洁发霉发出的味；存放的粮食、蔬菜发霉、腐烂产生的味；杀虫药等化学品保管不当散发的味；来自室内卫生间的气味。表2-6列出了人体散发气体污染物的种类及发生量。

表2-6　人体散发气体污染物的种类及发生量　　　　单位：μg/(m³·人)

污染物	发生量	污染物	发生量	污染物	发生量
乙醛	35	一氧化碳	10 000	三氯乙烯	1
丙酮	457	二氯乙烷	0.4	四氯乙烷	1.4
氨	15 600	三氯甲烷	3	甲苯	23
苯	16	硫化氢	15	氯乙烯	4
丁酮	9 700	甲烷	1 710	三氯乙烯	42
二氧化碳	32 000 000	甲醇	6	二甲苯	0.003
氯代甲基蓝	88	丙烷	1.3		

1. 二氧化碳污染

二氧化碳主要来自于人的呼吸。研究证明，人的活动量不同，所产生的二氧化碳量也不同，激烈活动时是静止时的10倍左右，特别是室内人群密集、通风不畅时，容易使人产生恶心、头痛等不适，这是二氧化碳含量增高所致。室内二氧化碳浓度一般不应超过0.15%。

2. 体表排出的臭气和微生物

室内空气中的恶臭物质主要有氨、甲基硫醇、硫化氢、甲基二硫三甲基胺、乙醛、苯乙烯等。同时细菌、病毒与空气颗粒物相伴存在，也可以随空气灰尘量的变化而变化。特别是在人员集中的公共场所内，可发现大量空气微生物和悬浮颗粒物。在室内环境中，特别是在通风不良、人员拥挤的环境中，一些致病微生物容易通过空气传播，使易感人群发生感染。一些常见的病毒、细菌引起的疾病如流感、麻疹、结核等呼吸道传染病都会借助空气在室内传播。

臭味对人的大脑皮层是种恶性刺激，恶臭可使人感到不快和烦躁不安。经常受到恶臭刺激，能使人记忆力减退，甚至出现神经系统症状，如头晕、疲劳、恶心等。有些恶臭物质如硫化氢可使人中毒。

六、公共场所中的有害污染物

公共场所是指人们公共聚集之地，包括购物、休息、娱乐、体育锻炼、求医等场所。其功能多样，服务对象不同，流动性大。各种不同功能的公共场所，存在着不同的污染因素，可以通过空气、水、用具传播疾病和污染室内环境，危害人体健康。

2006年6月13日，北京市卫生监督所公布了对62家大型商场、超市的空气质量监测结果，其中42家存在空气污染隐患。检查的指标包括空气温度、相对湿度、二氧化碳、一氧化碳、可吸入颗粒物及风速。在有空调装置的商场超市，温度应该保持在18～28℃，相对湿度在40%～80%。6月12日，山西大同市环保局向社会公布了包括学校、宾馆、商场、车站在内的72家主要公共场所的室内空气质量监测结果，在154个监测点中，数据全部达标的有53个。大同市的检查增加了苯含量的检测，超过2/3监测点的苯超标，某百货商场两个监测点的苯含量超出国家卫生标准均在20倍以上。

目前，公共场所有害污染物的主要来源为：（1）比较封闭，换气量不足，主要依靠中央空调系统的新风系统调节新鲜空气的进量，但新风系统的耗电量比较大，有些商场就尽量少开，使得室内没有新鲜空气供给。中央空调的气道是比较容易滋生细菌的地方，因为这里有适合温度和湿度。空调一旦运行，灰尘和细菌就会随风飘散到空气中。根据卫生部对全国公共场所重点监督检查的通报，2005年卫生部对全国1 004家商场（超市）进行公共场所内空气质量检测发现，二氧化碳、细菌总数、可吸入颗粒物均值合格率都达到90%以上，而军团菌检出率为15.2%。（2）室内空气的化学性污染物对室内空气质量的影响也比较大，这就包括装饰装修材料的挥发性有机物，例如甲醛和苯。这些装饰装修材料在常温下也会挥发有害气体。

七、室内其他污染

（一）宠物引起的室内污染

目前，随着人们生活水平的提高，很多人家中都养起了宠物。喂养宠物可以给主人以愉悦，但也可能给自己或他人带来麻烦或不适。

在德国，每年400多万只狗会排出约40万t粪便，污染德国的城市。粪便风干后，又化为尘埃；而据医生们猜测，贾第虫胞就是随同尘埃一起被人呼吸或吞食到体内的。还有一种寄生虫即棘球绦虫，在人与狗耳鬓厮磨的时候，动物爱好者可能就吸入或吞下了粘在狗毛皮上的这种虫卵。在人的小肠内，这种寄生虫的钩状幼虫钻出虫卵，穿过肠壁，会顺着血液流到肝脏，形成充满蠕虫和液体的囊胞。另一个污染源来源于猫。链状带绦虫、中绦虫、双殖孔绦虫、犬豆状带绦虫、曼氏双槽绦虫等是猫体内常见的寄生虫，它们在危害猫体的同时，也会将这种病原体传染给人，从而导致淋巴结肿大、发烧以及出现类似流感的症状。尤其糟糕的是，若孕妇被传染，因为病原体进入胎儿的血液循环后，可能造成孩子畸形和大脑缺陷。

鸟也能够向人们传播疾病。被人感染的病原体叫衣原体，是人类致病病原体之一，可引起砂眼、肺炎、鹦鹉热和泌尿生殖系统疾病，同时，它又是鸟类和低等哺乳动物的条件致病菌，属于人畜共患病原体。虎皮鹦鹉、金丝雀和鸽子等都会带有这种衣原体。衣原体细菌随粪便排出，鸟笼里飞扬起来的灰尘被人吸入体内后，就会使人生病。

（二）植物引起的室内污染

家居植物并非多多益善。有一些植物可以净化空气，预防疾病；有一些植物却可能给人体带来诸多不适。家里应该摆放什么植物，你必须精挑细选。

有些植物不适合在室内摆放，例如夹竹桃、黄花夹竹桃、洋金花（曼陀罗花）等，这些花草有毒，对人体健康不利。如夹竹桃被称为"低水准的迷幻药"，其叶、花、树都含成分类似洋地黄的强心苷，久闻会造成心跳加快，并会引发幻觉、晕厥等中枢神经症状；又如夜来香，其香味对人的嗅觉有较强的刺激作用，夜晚还会排出大量废气，对人体不利，高血压和心脏病患者闻后更容易感到气闷，因此需慎重选择；万年青有一定刺激性和毒性，其茎、叶含有哑棒酶和草酸钙，触及皮肤会感觉奇痒，误尝它还会引起中毒；郁金香含毒碱，连续接触两个小时以上会头晕；含羞草含有羞碱，经常接触会引起毛发脱落；接触水仙花花叶和花的汁液后可导致皮肤红肿。

八、来自室外的污染

室外大气的严重污染和生态环境的破坏加剧了室内空气的污染，尤其是地处工厂区、商业区的居室易受室外空气污染物的影响。二氧化硫是城市中普遍存在的污染物，主要影响呼吸道，加重已有的呼吸系统疾病，产生气喘、咳嗽等一系列症状。可吸入颗粒物能随呼吸深入肺部，产生毒害作用，尤其值得关注。二氧化氮可对肺组织产生强烈的刺激和腐蚀作用，从而引起肺水肿。

1. 二氧化硫

空气中的二氧化硫主要来自含硫燃料的燃烧，如火力发电及其他行业的工业生产过程，有色金属冶炼、钢铁、化工厂等的生产过程，小型取暖锅炉和民用煤炉的燃煤排放等。二氧化硫是无色气体，有刺激性，在阳光下或空气中某些金属氧化物的催化作用下，易被氧化成三氧化硫。三氧化硫有很强的吸湿性，与水汽接触后形成硫酸雾，形成酸雨，其刺激作用较二氧化硫强 10 倍。人体吸入二氧化硫，主要影响呼吸道，产生一系列的症状，如气喘、气促、咳嗽等。最易受二氧化硫影响的人包括哮喘病、心血管、慢性支气管炎及肺气肿患者以及儿童和老年人。当二氧化硫与下述的颗粒物共存时，其危害作用会加强。

2. 颗粒物

颗粒物是烟尘、粉尘的总称，有天然来源，如风沙尘土、火山爆发、森林火灾等产生的颗粒物；也有人为来源的颗粒物，如工业活动、建筑工程、垃圾焚烧以及车辆尾气等。由于颗粒物可以附着有毒金属、致癌物质和致病菌等，因此其危害更大。空气中的颗粒物又可分为降尘、总悬浮颗粒物和可吸入颗粒物等。其中可吸入颗粒物能随人体呼吸作用深入肺部，产生毒害作用。

3. 二氧化氮

二氧化氮是氮氧化物的一种，在大气中浓度较高，同二氧化硫一样，也有自然来源和人为来源。除自然来源的二氧化氮外，能导致环境污染的主要来自于燃料的燃烧，城市汽车尾气中也含有大量的二氧化氮，此外，工业生产过程也可产生一些二氧化氮。据估计，全世界人为污染源每年排出的氮氧化物大约为 5 300 万 t。吸入二氧化氮可对肺组织产生强烈的刺激作用和腐蚀作用，从而引起肺水肿。

第四节　室内环境质量的影响因素

室内环境评价指标主要包括室内空气质量、热舒适度、噪声水平和照明采光。通常而言，室内空气质量和热舒适度比其他两项对人的影响更为显著。其中，室内空气质量取决于室内空气的污染程度，《室内空气质量标准》（GB/T 18883—2002）已经对室内空气中的化学性污染、生物性污染和放射性污染的参数作了明确规定。而热舒适度是指人体对热环境的主观反应程度。《室内空气质量标准》（GB/T 18883—2002）中规定了室内环境中的物理性参数有：温度、相对湿度、空气流速、新风量，这些参数通常称为舒适度系数。尽管室内噪声通常比室内空气质量和热舒适度对人体的影响不那么显著，但其危害是多方面的，包括引起耳部不适、降低工作效率、损害心血管、引起神经系统紊乱，甚至影响视力等。

一、声环境

影响室内噪声的因素包括室内噪声源和室外环境影响。室内噪声主要来自室内电器，而室外环境对室内噪声的影响时间更长，影响程度更大，主要是交通噪声、建筑施工噪声、商业噪声、工业噪声、邻居噪声等。从近几年噪声信访内容看，主要是投诉建筑施工噪声和商业噪声，这两项噪声信访量占到总噪声信访量的73.8%。噪声信访类型构成如表2-7所示。

表 2-7　噪声信访类型

噪声类型	建筑施工噪声	商业噪声	工业噪声	其他
所占比例/%	50.1	23.7	17.5	8.7

《中华人民共和国环境噪声污染防治法》就环境噪声污染作了定义，指出环境噪声污染，是指所产生的环境噪声超过国家规定的环境噪声排放标准，并干扰他人正常生活、工作和学习的现象。《城市区域环境噪声标准》（GB 3096—93）规定了不同城市区域的昼夜噪声排放标准，并对室内噪声测量作了量化规定。住宅的卧室、起居室（厅）内的允许噪声级昼间应小于或等于 50 dB，夜间应小于或等于 40 dB。住宅的卧室、起居室（厅）宜布置在背向噪声源的一侧。电梯不应与卧室、起居室（厅）紧邻布置。凡受条件限制需要紧邻布置时，必须采取隔声、减振措施。如果人们长期在噪音超标准的环境中生活，就会产生烦躁不安、神经衰弱、心跳加快、血压升高、食欲不振、睡眠不宁等症状，给人的身心健康带来危害。

二、光环境

1. 日照

住宅日照标准是衡量居住区环境质量水平的一项重要指标。获得充足的日照，有利于居住者，尤其是行动不便的老、弱、病、残者及婴儿的身心健康，可以保证居室卫生，改善居室小气候，提高舒适度。每套住宅至少应有一个居住空间能获得日照，当一套住宅中居住空间总数超过 4 个时，其中宜有 2 个获得日照。

2. 照明

住宅照明应合理设计：起居室的活动包括会客、闲谈、娱乐等，不需要太高照度，但对阅读、书写等部位要求设局部照明，以提高照度；卧室不需要高照度，床头宜设局部照明；厨房切菜、洗涤和烹饪等视觉作业要求精细，照度要适当提高。

3. 采光

外窗的设置应充分利用天然光资源，为居住者提供一个满足生理、心理、卫生要求的居住环境。因天然光随季节、时间、气候而变化，国际上通常以采光系数来衡量采光效果。我国 2003 年版《住宅设计规范》（GB 50096—1999）规定采光系数应该为 1%，其对应的住宅居住空间的窗地面积比则为 1/7。考虑到有阳台及前排建筑物的遮挡，为了得到充分的自然采光，建筑需加大窗地比，对固定建筑而言即增加窗户面积，而普通外窗往往是维护结构热工性能最薄弱的环节，大面积的开窗会使建筑内部出现夏季过热和冬季过冷现象，从而影响室内的热舒适度。

三、热环境

室内热环境质量的指标体系包括温度、湿度、风速、壁面温度等多项指标。住宅室内温度和相对湿度关系到人体的热舒适度。

1．温度和湿度

住宅应保证室内基本的热环境质量，采取冬季保温和夏季隔热、防热以及节约采暖和空调能耗的措施。日本的有关研究认为，供暖时期居室温度宜保持在 18～22℃，非居室温度则保持在 13～20℃，地面处温度与天棚处温度的温差以不超过 3℃为宜，温差过大，下部湿气上升，容易结露和发霉，房间之间的温差宜控制在 5℃以内，温差超过 10℃时，容易引起心肌梗塞、脑中风等疾病；制冷时期居室温度宜保持在 25～28℃，与户外的温差宜控制在 5～7℃，非居室温度宜保持在 26～30℃。为此，日本住宅室内供暖制冷设计控制指标为：冬天 22℃，相对湿度 40%；夏天 26℃，相对湿度 50%。我国《室内空气质量标准》（GB/T 18883—2002）规定夏季室内温度 22～28℃，相对湿度 40%～80%；冬季温度 16～24℃，相对湿度 30%～60%。

2．通风和换气

公民有享受周围环境良好通风条件的权利。卧室、起居室（厅）应有与室外空气直接流通的自然通风。单朝向住宅应采取通风措施。采用自然通风的房间，其通风开口面积应符合下列规定：卧室、起居室（厅）、卫生间的通风开口面积不应小于该房间地板面积的 1/20；厨房的通风开口面积不应小于该房间地板面积的 1/10，至少不得小于 0.60 m^2。

换气次数是室内热环境的另外一个重要的设计指标。冬季室外的新鲜空气进入室内，一方面有利于确保室内的卫生条件，但另一方面又要消耗大量的能量，因此要确定一个合理的换气次数。住宅建筑的层高为 2.5 m 以上，按人均居住面积 20 m^{2}计算，冬季 1 小时应换气 0.5 次，人均占有新风量为 25 m^3；夏季 1 小时应换气 1 次，人均占有新风量为 50 m^3。

第五节　车内空气污染

汽车在现代社会中扮演着重要的角色，同时，车内污染也可能是现代社会中人体健康最主要的威胁之一。人们高度重视汽车尾气造成的城市空气污染和治理问题，但是对于汽车内部空气质量的问题研究得较少。

一、车内空气污染现状

随着室内空气污染越来越得到市民的关注，汽车车内空气污染对健康的影响也成为"汽车一族"关注的焦点。自 2003 年"非典"影响全国，尤其在北京、广州，人们对汽车作为一个污染源的认识更加深刻。依据 2004 年由中国工程学会联合会汽车环境专业委员会和北京交通广播电台共同主办的"中国首次汽车内环境污染情况调查活动"的调查结果显示，有 93.82%的被调查车辆存在不同程度的车内环境污染。在接受调查的 1 175 辆新汽车中，81.6%的被调查新车车内甲醛、苯含量相当高。

专家指出，汽车也应定期检测车内空气质量。调查证实，在车内存在着大量的细菌、病毒以及胺、烟碱等有害物质，这些有害物质会导致乘车人头晕、恶心、打喷嚏，甚至引起更严重的疾病。新车的污染则更加严重，除以上污染外，甲醛及其他有机气体污染较旧车严重，甲醛污染尤为突出。例如，在国内首例新车车内环境污染案中，原告卢先生于 2002 年 3 月在北京花费约 70 万元购置一辆改装进口车，后来发觉车内气味刺鼻难忍，卢先生和司机都发生头顶小片脱发的症状。经检测，车内空气甲醛含量超出正常值 26 倍多。经朝阳区人民法院判决卢先生获赔 75 万元。

世界各国对汽车内的污染开展了很多研究，澳大利亚国家健康和医药委员会在考虑室内环境对健康影响时，把室内环境定义为"一天内度过 1 小时以上的非工业的室内空间"，除了办公室、教室、购物中心、医院、家庭外，也包括汽车。研究结果表明：汽车行驶在尾气排放"隧道"的中央，车内的人受害最重，加之汽车内置材料可能释放出的有害气体，内外夹击的车内空气污染会给人体健康带来严重威胁。

二、车内空气污染物

车内污染包括可吸入颗粒物、数目繁多的有害气体和霉菌等，它们来源于仪表盘、密封胶、地毯、泡沫软垫、人造皮革等；材料老化或在加热时也会有气体释出；除臭剂、清洁剂等也可能造成污染；此外还有燃料的泄漏和来自引擎排放的气体和颗粒物。如果车厢的通风量不足以将污染物淡化，或没有对车辆的空调系统做好适当的维修保养，车厢内的空气污染物就可能会积聚而达到较高的水平。常见的汽车内空气污染物包括：一氧化碳（CO）、氮氧化物（NO_x）、甲苯、二甲苯、苯、挥发性有机化合物（VOCs）、甲醛、烟（或二手烟）、尘埃和霉菌。如果长期与其接触，对驾乘者的身体健康会造成较大危害。

三、车内空气污染的来源

1. 新车内的装饰材料

新车内装饰材料中含有的有毒气体主要包括苯、甲醛、丙酮等有害物质，易使人出现头痛、乏力等症状。专家认为，内部装饰豪华的轿车更容易产生污染，其内部装饰选用真皮、桃木、电镀、金属、油漆、工程塑材等材料处理不当，会释放出有害物质。据国外一项测试发现，新车内有毒气体可挥发 6 个月以上，从而使驾驶员身体不适，甚至酿成车祸。此外，车内使用的空气清新剂、座椅洁亮剂、黏合剂等，会散发出挥发性有机化合物和其他空气污染物。这都可能会引起头痛，或令眼、鼻、喉咙感到不适。

2．车辆排放的废气

车辆所排放的废气中含有一氧化碳、氮氧化物、挥发性有机化合物和尘埃等。当这些废气渗入车厢时，会导致乘客感到不适甚至恶心。若开着通风口，且在塞车或过隧道时，情况会更加恶劣。汽车用空调易产生胺、烟碱、细菌、病毒等有害物质。

3．人体自身的污染

车内空间较小，人体自身也可引起污染。此外，公交车乘客的交叉污染也很严重，人体各类分泌物弥散在车内空气，玷污在公交车辆拉手、背扶手、车窗等部位，可以产生污染。不洁的空调隔尘网和潮湿的地毯，可能为霉菌提供滋生温床，这些霉菌会使一些人产生过敏反应。通过有关检测研究发现，当车辆不进行消毒处理时，各类致病菌和病毒均可以被检测出。"非典"疫情的蔓延非常好地说明了这个问题的存在。

4．车内吸烟

如果司机或乘客吸烟，不仅会大大增加挥发性有机化合物、一氧化碳和尘埃之类的空气污染物水平，它所散发出的气味也可能会长期停留在车厢内。

四、车内污染相关标准在制定

目前，我国专门针对汽车内部空气环境的污染控制标准尚属空白，现在车内污染的检测参照《室内空气质量标准》（GB/T 18883—2002）进行。由于缺乏车内空气污染物限值标准，车内环境空气污染不能得到很好的控制，既不利于约束企业的生产行为，促进汽车制造技术的进步，也不利于保护消费者的权益。国家有关部门正在督促汽车车内空气污染控制标准尽快出台。

据了解，中国汽车环境专业委员会已经成立，车内空气污染控制标准正在紧锣密鼓的制定当中。法律界人士认为，消费者处于被污染状态是一个长期过程，如果健康和安全受到影响，即便目前法律上没有给出标准，消费者也可以参照相关室内空气质量标准检测，拿到超标的证据后可向经销商或生产商提出赔偿。而汽车内部的空气污染控制标准一经出台，相信会给当今国内汽车制造业带来不小的变革。

复习与思考题

1. 填空:
（1）室内空气中污染物存在的状态有＿＿＿＿＿＿和＿＿＿＿＿＿。
（2）室内空气污染物的种类有化学性污染物、＿＿＿＿＿＿、＿＿＿＿＿＿。
2. 室内空气中主要的化学性污染物有哪些?
3. 简述室内主要污染物的来源。
4. 影响室内环境质量的因素有哪些?
5. 说明汽车内主要污染物的种类和来源。

室内环境污染控制技术

【知识目标】

本章要求学生了解室内环境污染控制的主要途径；掌握通风换气、控制室内污染源等主要室内环境污染控制方法的原理。

第一节　合理设计与施工控制室内污染

一、工程勘察和设计对室内污染的控制

要有效控制室内环境污染首先应从工程的勘察和设计开始进行，即从勘察、设计、工艺和装修材料几个方面预先进行控制。

1. 勘察设计阶段的控制

勘察设计主要是对建筑场地土壤中的放射性元素氡进行控制。要控制土壤中的氡，首先应对工程所在地点的地质构造、断裂及区域放射性背景资料进行调查，测定土壤中氡的浓度并提供相应的检测报告，供设计参考和竣工验收检查。

2. 工程设计阶段的控制

工程设计阶段主要是对建筑物的室内通风设计和设计所采用的建筑装修材料进行控制，提出相应的设计要求并符合《民用建筑工程室内环境污染控制规范》（GB 50325—2001）（以下简称《规范》）的规定。

建筑物的通风设计合理与否是控制室内环境污染的一个重要因素。改善室内空气质量的最好、最有效的办法就是通风换气，有利于室内有害气体的散发和排出，可有效减少有害污染物在室内的积聚，提高室内环境质量。通风包括自然通风和机械通风两种形式。建筑物如采用自然通风，设计时应考虑最大限度地利用自然通风、增加室内的通风换气量；如采用机械通风（即空调通风系统），设计时应保证有足够的新风量和室内风系统的平衡。室内通风设计应不低于国家现行有关规范或标准的规定。

其次，建筑设计要遵循生态环境的设计原理。从建筑设计遵循生态环境设计原理，考虑建筑总平面合理规划、城市微气候的改善、建筑材料满足室内空气质量标准，到尽可能利用自然能源，或用最少的能源来达到人们生活、工作所需的舒适环境，这也是保证建筑室内空气质量的根本措施。当今世界建筑中有不少建筑就是利

用当地的自然生态环境，运用生态学、建筑科学的基本原理，通过科学技术手段等合理地安排并协调建筑与其他相关因素之间的关系，使建筑与环境之间形成良好的室内外气候条件和较强的生物气候调节能力，使人、建筑与自然环境形成一个良性循环的生态环境系统，从而也保证了建筑具有良好的室内空气质量。

施工单位应针对室内环境污染问题，编制详细、可行的施工方案。方案中应包括：工程施工过程中可能产生污染的建筑装修材料明细及其控制措施；避免产生室内环境污染所采用的施工工艺；保障施工人员的生命安全和身体健康所采取的措施等。

设计应注明所采用材料的类别和标准，对大面积集中使用的材料还应明确这种材料的使用量。《室内装饰装修材料有害物质限量》10项国家强制性标准，只是产品的市场准入标准，是对材料生产企业最起码的要求。对人体有害的甲醛、苯及其他有机挥发物都是涂料和胶黏剂中不可缺少的成分，新国标只是限制了这些有害成分含量，但达标的合格品中还是含有这些有害物质的。因此在采用了符合国家有关环保标准的建筑材料后，还应根据建筑物的室内空间科学地进行装饰装修设计，确定材料的合理使用量，选择无污染的施工工艺，正确地解决室内通风换气问题等。即使是合格产品，也最好不要大面积使用一种材料，一定要考虑房屋空间的容纳能力，否则也可能会由于某种有害物质积聚过多而造成室内污染物浓度超标。严禁在工程上采用国家明令淘汰的建筑装修材料。

二、工程施工阶段对室内环境污染的控制

施工阶段对室内环境污染亦要坚持预防为主，注意从源头上防范和控制建筑装修的污染，严格控制污染物超标的建筑装修材料进入工地，同时采取科学和严格的施工工艺，减少材料施工使用过程中对室内环境的污染。

1. 加强工程监理

对室内环境污染的控制也是工程监理的一项重要内容。监理机构控制室内环境污染的工作流程、控制要点及目标、方法及措施应当明确。对不符合要求的建筑材料监理不得批准在工程上使用，同时工程施工完成后监理还要督促建设单位对室内环境质量进行检测，对不符合《规范》和设计要求的工程不得签署竣工报验单。

2. 把好材料的进场检验关

工程所使用材料选择合理与否是控制室内环境污染的另一重要因素。对材料的检验与复验以及对含有有害物质材料的施工实行全过程控制是预防或减少室内环境污染的又一个重要环节。因此施工阶段应重点加强材料的进场检验和施工防范措施，尽量避免工程完工后再检测出室内污染物含量超标情况的发生。因为一旦出现污染物超标，处理起来相当困难，必须贯彻防治结合、防重于治的原则。

工程所用的建筑和装修材料要有施工单位和监理单位的进场检验及相应的检查

记录，材料进场报验单应包含环境指标的控制内容。监督检查的内容包括：

（1）产品的合格证书。必须有质量检验合格证明和有中文标识的产品名称、规格、型号、生产厂厂名、厂址等。

（2）出厂环境检验（检测）报告。材料的供货厂家应提供厂家产品的检验（检测）报告，报告的放射性指标、有害物质含量指标应在设计允许范围内且符合《规范》要求。检验（检测）报告要注意查看材料的检验（检测）时间、执行的标准、检验（检测）数据是否低于国家规定指标、与所购买的材料是否一个品牌以及是不是同一批次等；还要注意检验（检测）报告是否是由通过国家有关部门计量认证并具有相应资质的检验部门所出具的。

根据室内环境污染物的种类和来源情况，在检查材料的出厂环境检验报告时应重点检查以下指标：

① 无机非金属建筑材料（包括掺工业废渣的建筑材料）和装修材料的放射性指标。

② 人造木板及饰面人造板的游离甲醛含量或游离甲醛释放量。

③ 水性涂料、水性胶黏剂和水性处理剂的游离甲醛和含量。

④ 溶剂型涂料、溶剂型胶黏剂的苯和 TVOCs 含量。

⑤ 阻燃剂、混凝土外加剂的氨释放量。

⑥ 壁纸的 VOCs 和游离甲醛释放量，地毯、地毯衬垫及地毯胶黏剂的甲醛释放量。

⑦ 聚氯乙烯地板革的 VOCs 和甲醛释放量。

凡无出厂环境指标检验报告或者放射性指标、有害物质含量指标超标的产品不得在工程上使用。据有关统计数据表明，我国的传统建筑材料如黏土砖、普通水泥、石灰、砂、混凝土、碎石、卵石等放射性比活度均未超标，天然石材的放射性比活度相对稍高，但掺工业废渣建材如石煤渣砖瓦、部分粉煤灰砖砌块、煤矸石砖、钼矿渣砖、钨矿渣砖、磷石膏、赤泥等放射性比活度都不同程度地超标，有的超标还很严重。

3．把好材料的复验关

（1）对已进场的无出厂检验报告的建筑装修材料，必须送有资质的检测单位进行检测或将其清退出场。

（2）凡出厂检验报告的检验项目不全或对检验结果有疑问的建筑装修材料，必须送有资质的检测单位进行检测。

（3）对大面积集中使用的建筑装修材料，应送检测单位进行复验。如室内使用的各种天然花岗岩石材的总面积大于 200 m^2 时，应对不同产品分别进行放射性指标的复验；室内装饰采用的某一种人造木板或饰面人造板面积大于 500 m^2 时，应对不同产品分别进行游离甲醛含量或游离甲醛释放量的复验。

以上检测结果必须在满足设计文件和《规范》的要求后，方可在工程上使用。

三、施工过程的污染防范和控制

目前工程所使用的建筑装修材料均不同程度地含有有害物质，除了把好材料的进场检验和复验关外，还应把好在工程施工过程的污染防范和控制关，加强对各种建筑装修材料的现场管理，要尽量选用无毒、少毒、无污染的施工工艺，减少材料在施工使用过程中对室内环境的污染。对有防氡设计措施的工程，其地下工程的变形缝、施工缝、穿墙管（盒）、预埋件、预留孔洞等特殊部位的施工，一定要严格检查并符合设计文件和相关规范要求。除按照《规范》的施工要求执行外，还应注意做到以下几点。

（1）含有有害物质材料的加工不宜在建筑物室内进行，而应尽可能安排在建筑物外进行，尽量减少在室内的加工作业。

（2）建筑装修过程中所形成的各种固体、可燃性易挥发液体等废弃物，应及时清理出室内并清运出工地。

（3）对容易造成室内环境污染的材料进行污染物质处理，或者在进行通风处理的情况下使用，做好现场职工的劳动保护。

（4）室内装饰装修推行样板间制度，对室内装饰装修多次重复使用同一设计的工程宜先做样板间，并检测样板间室内环境污染物的含量。这样一方面可以通过样板间检查装饰装修工程的施工工艺、材料品质、施工质量和装饰效果；另一方面可以及早发现问题，便于及时查找原因并采取相应的措施，减少装饰装修全部完工后再发现问题造成的返工损失和对室内环境的污染，亦降低检测抽检的数量及检测费用。样板间检测结果合格后，再大量订购样板间所采用的材料，进行大面积的施工。

（5）合理装修、绿色装修是现实的，通过努力也是可以实现的。所谓的绿色装修，是以自然、安全、美观、简洁、舒适和低能耗为目标，进行有利健康、有利环境、有利生态和适量点缀有益花卉的装修。

建筑装修要一步到位。据有关资料，一些发达国家的新建公寓、住宅，其建筑装饰是采取"一贯制"形式实现的。建筑后重新装饰的现象基本消失，即商品房应包括对空间六个面的装修，包括厨具、家具、卫生洁具和空调安装，其基本配套设施都已到位，用不着购房业主重新再装修。这种一步到位的装修，固然与发达国家的经济水准有关，但也可看出一个建筑与室内装饰既严密分工，又有施工程序的连续性，从而形成建筑装饰的完美性，大大减少了房屋建成后个别住户现场分别装修所投入的人力、物力和财力，以及重复施工等带来的各种后遗症。

四、工程竣工验收对室内环境污染的控制

前面介绍了室内环境污染物的主要种类及其来源，以及勘察设计应对室内环境质量提出的设计要求，强调了施工阶段的材料进场检验、复验和施工工艺等防范措

施，最后的关键就是工程的竣工验收把关。工程室内环境质量合格的前提条件是工程竣工验收时室内环境质量相关资料齐全并符合《规范》要求，各种污染物的检测方法和检测数量符合《规范》的规定，室内环境污染物的浓度检测符合《规范》的限量要求并达到设计文件规定的深度要求。

要使工程竣工验收能够正常进行，并做到室内环境污染物浓度检测结果能够符合《规范》的规定并达到设计要求，除满足前述要求外，还应提前考虑并做到下面几点：一是要考虑到挥发性有害气体的挥发时间，《规范》强调应在工程完工至少 7 天后进行室内环境质量验收；二是要预先留出工程完工后对室内污染物浓度进行自测和预检的时间；三是适当考虑雨季可能对室内污染物散发的影响；四是做到竣工验收前经常保持室内通风换气。根据相关实例和工程实际情况，预留的时间一般以不少于半个月的时间为宜。

《规范》规定，当室内环境污染物浓度的检测结果不符合规定时，可以采取延长污染物散发时间、封闭人造板表面孔隙等措施进行处理。处理后可再次进行检测，但检测抽检的数量应增加 1 倍。检测合格后，可以评定为室内环境质量合格。对室内有害物质含量指标不符合《规范》规定的工程，不得投入使用。

第二节　通风换气与室内污染控制

一、通风换气

通风就是室内外空气互换，加强通风换气，用室外新鲜空气来稀释室内空气污染物，使其浓度降低，是改善室内空气质量最方便快捷的方法。按工作动力的差异，通风方法可分为两类：自然通风和机械通风。

（一）自然通风

自然通风是一种具有很大潜力的通风方式，它具有节能、改善室内热舒适性和提高室内空气品质的优点，是人类历史上长期赖以调节室内环境的原始手段。在空调技术得以普及、机械通风广泛应用的今天，迫于节约能源、保持良好的室内空气质量的双重压力下，全球的科学家开始重新审视自然通风技术。

自然通风在实现原理上有利用风压、热压、风压与热压相结合以及机械辅助通风等几种形式，具体表现为通过墙体缝隙的空气渗透和通过门窗的空气流动，这种通风方式特别适合于气候温和地区，目的是降低室内温度或引起空气流动，改善热舒适性。充分合理地利用自然通风是一种经济、有效的措施，对于室内空气温度、湿度、清洁度和气流速度均无严格要求的场合，在条件许可时，应首先考虑自然通风。现代人类对自然通风的利用已经不同于以前开窗、开门通风，而是综合利用室内外条件来实现，如根据建筑物周围环境、建筑布局、建筑构造、太阳辐射、气候、室内热源等来组织和诱导自然通风。在建筑构造上，通过中庭、双层幕墙、风塔、门窗、屋顶等构件的优化设计，可实现良好的自然通风效果。

1. 自然通风的实现方式

建筑中常用的自然通风实现方式主要有以下几种：

（1）利用风压实现自然通风。在具有良好的外部风环境的地区，风压可作为实现自然通风的主要手段。在我国大量的非空调建筑中，利用风压促进建筑的室内空气流通，改善室内的空气质量，是一种常用的建筑处理手段。风洞试验表明，当风吹向建筑时，因受到建筑的阻挡，会在建筑的迎风面产生正压。同时，气流绕过建筑的各个侧面及背面，会在相应位置产生负压。风压通风就是利用建筑的迎风面和背风面之间的压力差实现空气的流通。压力差的大小与建筑的形式、建筑与风的夹角以及建筑周围的环境有关。当风垂直吹向建筑的正立面时，迎风面中心处正压最大，在屋角和屋脊处负压最大。另外，伯努利流体原理显示，流动空气的压力随其速度的增加而减小，从而形成低压区。依据这种原理，可以在建筑中局部留出横向的通风通道，当风从通道吹过时，会在通道中形成负压区，从而带动周围空气的流动，这就是管式建筑的通风原理。通风的管式通道要在一定方向上封闭，而在其他方向敞开，从而形成明确的通风方向。这种通风方式可以在大进深的建筑空间中达到较好的通风效果。

（2）利用热压实现自然通风。自然通风的另一原理是利用建筑内部空气的热压差，即通常讲的"烟囱效应"来实现建筑的自然通风。热压作用下的自然通风是由于室内外存在温差和进排气口存在高度差造成的，它是利用空气密度随温度升高而降低的性质进行的一种通风方式。利用热空气上升的原理，在建筑上部设排风口可将污浊的热空气从室内排出，而室外新鲜的冷空气则从建筑底部被吸入。热压作用与进、出风口的高差和室内外的温差有关，室内外温差和进、出风口的高差越大，则热压作用越明显。在建筑设计中，可利用建筑物内部贯穿多层的竖向空腔（如楼梯间、中庭、拔风井等）满足进、排风口的高差要求，并在顶部设置可以控制的开口，将建筑各层的热空气排出，达到自然通风的目的。与风压式自然通风不同，热压式自然通风更能适应常变的外部风环境和不良的外部风环境。

（3）风压与热压相结合实现自然通风。在建筑的自然通风设计中，风压通风与热压通风往往是互为补充、密不可分的。一般来说，在建筑进深较小的部位多利用风压来直接通风，而进深较大的部位则多利用热压来达到通风效果。位于英国莱彻斯特的蒙特福德大学女王馆就是一个典型的实例。建筑师肖特和福特将庞大的建筑分成一系列小体块，既在尺度上与周围古老的街区相协调，又能形成一种有节奏的韵律感，同时小的体块使得自然通风成为可能。位于指状分支部分的实验室、办公室进深较小，可以利用风压直接通风；位于中间部分的报告厅、大厅及其他用房则更多地依靠烟囱效应进行自然通风。同时，建筑的外维护结构采用厚重的蓄热材料，使得建筑内部的得热量降到最低。

（4）机械辅助式自然通风。在一些大型建筑中，由于通风路径较长，流动阻力较大，单纯依靠自然风压与热压往往不足以实现自然通风。而对于空气污染和噪声污染比较严重的城市，直接的自然通风还会将室外污浊的空气和噪声带入室内，不利于人体健康。在这种情况下，常常采用一种机械辅助式的自然通风系统。该系统有一套完整的空气循环通道，辅以符合生态思想的空气处理手段（如土壤预冷、预热、深井水换热等），并借助一定的机械方式加速室内通风。

（5）双层维护结构。双层维护结构是当今生态建筑中所普遍采用的一项先进技术，被誉为"可呼吸的皮肤"。双层维护结构一般由双层玻璃或三层玻璃组成，在两层玻璃之间留有一定宽度的空隙，形成空气夹层，同时可配有可调节的深色百叶。在冬季，空气夹层和百叶可以形成一个利用太阳能加热空气的装置，提高建筑外墙表面温度，有利于建筑的保温采暖；在夏季，则可以利用热压原理将热空气不断从夹层上部排出，达到降温的目的。对于高层建筑来说，直接对外开窗容易造成紊流，不易控制，而双层维护结构则能够很好地解决这一问题。

2. 自然通风系统设计中的限制性条件

自然通风技术作为一种免费的技术，它的应用必然受到环境的限制。对于室外环境温、湿度比较温和的地区（如英国），该技术的应用非常成熟，下面基于他们的应用经验，介绍有关自然通风技术应用的限制性条件。

（1）室内得热量的限制。应用自然通风的前提是室外空气温度比室内低，通过室内空气的通风换气，将室外风引入室内，降低室内空气的温度。很显然，室内、外空气温差越大，通风降温的效果越好。对于一般的依靠空调系统降温的建筑而言，应用自然通风系统可以在适当时间降低空调运行负荷，典型的如空调系统在过渡季节的全新风运行。对于完全依靠自然通风系统进行降温的建筑，其使用效果则取决于很多因素，建筑的得热量是其中的一个重要因素，得热量越大，通过降温达到室内舒适要求的可能性越小。目前的研究结果表明，完全依靠自然通风降温的建筑，其室内的得热量最好不要超过 $40 \ W/m^2$。

（2）建筑环境的要求。应用自然通风降温措施后，建筑室内环境在很大程度上依靠室外环境进行调节，除了空气的温、湿度参数外，室内的空气质量和噪声控制也将被室外环境所破坏。根据目前的一些标准要求，采用自然通风的建筑，其建筑外的噪声不应该超过 70 dB，尤其在窗户开启的时候，应该保证室内周边地带的噪声不超过 55 dB。同时，自然通风进风口的室外空气质量应该满足有关卫生要求。

（3）建筑条件的限制。应用自然通风的建筑，在建筑设计上应该参考以上两点要求，充分发挥自然通风的优势。一般认为，建筑的立面应该离开交通干道 20 m，以避免进风空气的污染或噪声干扰，或者，在设计通风系统时，将靠近交通干道的地方作为通风的排风侧。

①地区的主导风向与风速。根据当地的主导风向与风速确定自然通风系统的设计，特别注意建筑是否处于周围污染空气的下游。

②周围环境。由于城市环境与乡村环境不同，对建筑通风系统的影响也不同，特别是建筑周围的其他建筑或障碍物将影响建筑周围的风向、风速、采光和噪声等。

③建筑形状。建筑的宽度直接影响自然通风的形式和效果。建筑宽度不超过10 m的建筑可以使用单侧通风方法；宽度不超过15 m的建筑可以使用双侧通风方法；否则，将需要其他辅助措施，例如烟囱结构或机械通风与自然通风的混合模式等。

④建筑朝向。为了充分利用风压作用，系统的进风口应该面对建筑周围的主导风向。同时建筑的朝向还涉及减少得热措施的选择。

⑤开窗面积。系统进风侧外墙的窗墙比应该兼顾自然采光和日照得热的控制，一般为30%～50%。

⑥ 建筑结构形式。建筑结构可以是轻型、中型或重型结构。对于中型或重型结构，由于其热惰性比较大，可以结合晚间通风等技术措施改善自然通风系统的运行效果。

⑦建筑内部设计层高。比较大的层高有助于利用室内热负荷形成的热压加强自然通风。

⑧室内分隔。室内分隔的形式直接影响通风气流的组织和通风量。

⑨建筑内竖直通道或风管。可以利用竖直通道产生的烟囱效应有效组织自然通风。

⑩室内人员。由于室内人员密度和设备、照明得热的影响，对于建筑得热超过 40 W/m² 的建筑，可以根据建筑内热源的种类和分布情况，在适当的区域分别设置自然通风系统和机械制冷系统。

⑪工作时间。工作时间将影响其他辅助技术的选择（如晚间通风系统）。

（4）室外空气湿度的影响。应用自然通风对降低室内空气温度效果明显，但对调节或控制室内空气的湿度，效果甚微。因此，自然通风措施一般不能在非常潮湿的地区使用。

（二）机械通风

依靠机械动力（如风机风压）进行通风换气，其方式有两种：借助机械设计把室外的新鲜空气经过适当的处理送入室内；或把室内的空气经过消毒、除害处理后排至室外或循环送入室内。机械通风不像自然通风那样不确定，故便于控制室内气流。现代建筑物的机械通风大多通过空调系统实现。由于机械通风系统的能耗与建筑物渗透或密闭程度密切相关，所以从节约能量角度考虑，现代建筑设计和施工方式倾向于提高建筑物的密闭性，以减少空气渗透，由此会导致风压和热压作用下的自然通风量减少。

1. 局部通风

局部排风是直接从污染源处排降污染物的一种局部通风方式。当污染物集中于某处发生时，局部排风是治理污染物的最有效通风方式。污染物定点发生的情况在工业厂房中很常见，如电镀槽、清理工件的喷砂和喷丸工艺、散料皮带传送的落料点或运转点、粉状物料装袋、小工件的焊接工作台、化学分析的工作台、喷漆工艺、砂轮机、盐浴炉、淬火油槽和电热铂槽等。民用建筑中也有一些定点产生污染物的情况，如厨房中的炉灶、餐厅中的火锅、学校中的化学试验台等。由此可见，局部排风的应用很广泛。

图 3-1 为一局部排风系统的示意图。该系统由排风罩、风机、空气净化设备、风管和排风口组成。排风罩用于捕集污染物，是局部排风系统中必备的部件；风机在机械排风系统中是提供空气流动的动力设备；风管是空气输送的通道，根据污染物的性质，其材料可以是钢板、玻璃钢、聚氯乙烯板、混凝土、砖等；空气净化设备是防止大气污染的净化设备；排风口是排风的出口，有风帽和百叶窗等多种形式。

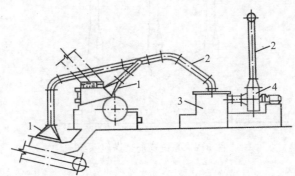

1—局部排风罩；2—风管；3—净化设备；4—风机

图 3-1　局部排风系统示意图

局部排风系统的划分应遵循如下原则：

（1）污染物性质相同或相似，工作时间相同且污染物散发点相距不远时，可合为一个系统。

（2）不同污染物相混可产生燃烧、爆炸或生成新的有毒污染物时，不应合为一个系统，应分别设置成独立系统。

（3）排除有易燃烧、爆炸或腐蚀的污染物时，应当各自单独设立系统，并且系统应有防止燃烧、爆炸或腐蚀的措施。

（4）排除高温、高湿气体时，应单独设置系统，并有防止结露和排除凝结水的措施。

在一些大型车间中，尤其是有大量余热的高温车间，采用全面通风已无法保证室内所有地方都达到适宜的程度。只得采用局部送风的办法使车间中某些局部地区的环境达到比较适宜的程度，这是比较经济实惠的方法。我国相关规范规定：当车间中操作点的温度达不到卫生要求或辐射照射度不小于 350 W/m² 时，应设置局部送风。局部送风通过实现对局部地区降温、增加空气流速以及增强人体对流和蒸发散热来改善局部地区的热环境。

图 3-2 为车间局部送风的示意图。室外新风以一定风速直接送到工人的操作岗位，使局部地区空气质量和热环境得到改善，当有若干个岗位需局部送风时，可合为一个系统。夏季需对新风进行降温处理，应尽量采用喷水的蒸发冷却，如无法达到要求则采用人工制冷。空气送到工作点的风速一般根据作业的强度控制在 1.5～6 m/s。送风宜从人的前侧上方吹向头、颈、胸部，必要时也可以从上向下垂直送风，送风射流直径宜为 1 m。当工作岗位活动范围较大时，采用旋转风口进行调节。另外，应避免将污染物吹向人体。

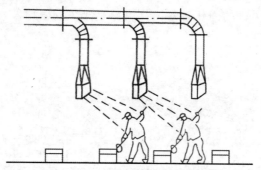

图 3-2　系统式局部送风系统

2．全面通风

全面通风有两种方式：一是稀释通风，针对工业有害物，用清洁空气稀释室内空气中的有害物浓度，同时不断把污染空气排至室外，使室内空气中有害物浓度不超过卫生标准规定的最高允许浓度；二是利用空调方式对空气全面处理及换气，从而使室内温度、湿度、空气流动速度、洁净度满足人体需求。全面通风的效果不仅与通风量有关，而且与通风气流的组织有关。

3．置换通风

与传统的通风方式相比，置换通风能使室内工作区获得较好的空气质量和热舒适性并且具有较高的通风效率。该通风方式已在工业建筑、民用建筑及公共建筑中得到较为广泛的应用。

置换通风是将新鲜空气直接送入工作区,并在地板上形成一层较薄的由新鲜空气扩散所形成的空气潮。室内热潮产生向上的对流气流,与较凉的新鲜空气一起随对流气流向室内上部流动,从而形成室内空气运动的主导气流。排风口设置在房间的顶部,易于将污染空气排出。由送风口送入室内新鲜空气的温度通常低于室内工作区的温度,较凉的空气由于密度大而下沉到地表面。置换通风的送风速度约为 0.25 m/s。由于送风的动量很低,以致对室内主导气流无任何实际的影响。较凉的新鲜空气扩散到整个室内地面并形成空气潮。热源引起的热对流气流使室内产生垂直的温度梯度,在这种情况下,排风的空气温度高于室内工作温度。由此可见,置换通风的主导气流是室内热源。置换通风的流态如图 3-3 所示。与稀释通风相比其特性体现在:稀释通风是以稀释原理为基础,而置换通风则以浮力控制为动力。另外,置换通风在室内形成的温度场、速度场和浓度场也具有其截然不同的特性。

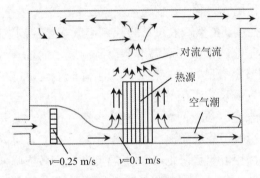

图 3-3　置换通风的流态

二、空调的使用与室内空气质量

(一)合理使用空调

空调的目的是通过各种空气处理手段,如空气的净化或纯化、空气的加热或冷却、空气的加湿或减湿等,维持室内空气的温度、流动速度以及洁净度和新鲜度。因此,可以说空调的作用是创造一个良好的且有一定温度、湿度和洁净度的空气环境,以满足生活的舒适性或生产工艺的要求。但在密闭性强的室内空间,要合理使用空调。

(1)能够合理控制室内的温度、湿度。室内外的温差不宜太大,夏季一般温差维持在 6～7℃比较适宜,有利于人体进行自我调节;冬天空气较干燥,最好能配备加湿设备,使空气保持湿润。

(2)现代住宅多使用分体式空调,空气基本上在室内循环,所以,最好能适当开一点门窗引进一些新鲜空气。

（3）对过滤器要经常进行清洗，既可保证盘管的风量，又能及时清除过滤器上的脏物。

（4）选用一些室内空气处理设备配合空调一起使用，如去湿机、加湿器、过滤器、负离子发生器等。去湿机、加湿器能保持室内空气适当的湿度；活性炭或 HEPA 高效过滤器，能有效过滤室内的 CO_2、CO、$VOCs$ 和颗粒物的污染物；负离子对人体的健康有益。这些处理设备和空调配合使用就能保持室内空气具有较好的品质。

（二）空调器与室内环境污染的净化

（1）辩证地看待现有空调器的一些附加功能。所谓空调器的附加功能，如负离子发生器、冷触媒、高效过滤等功能，对改善室内空气质量有一定的作用，但所起的作用很有限，不能完全依赖，更何况随着时间的推移，某些附加功能效果会越来越差，有的甚至不起作用。因此，开窗通风换气还是改善室内空气质量的重要手段。

（2）室内小气候控制。虽然一般不认为控制小气候是控制室内空气质量的措施，但确实应该进行。许多家庭仅仅在高温季节控制温度，而进入秋天就易患病。污染程度与使用的通风调节空气量的大小有关。为了降低能耗，许多建筑物依靠再循环空气，从而导致了空气质量受污染等诸多问题。

小气候控制能带来空气质量问题，也能减少空气污染，尤其是甲醛与霉菌的污染。温度和湿度直接影响甲醛的游离。温度降至 $25 \sim 30℃$，可降低甲醛 50%；相对湿度降低 $30\% \sim 70\%$，甲醛量可降低 40%。温度和湿度效应降低室内甲醛量，主要是靠降低污染源的扩散。空调可用来降低扩散程度和稳定污染物。

湿度高是发霉的主要原因，如果使相对湿度保持在 76% 以下，可明显降低霉菌的危害。

从化学动力学角度出发，温度是多种建筑材料、油漆和家具中有机挥发物释放的唯一重要因素。因此，必须控制小气候，降低挥发程度。但是有些问题仍然没有解决；控制小气候降低扩散时要封闭，而这种封闭能否造成污染物的沉积尚不确定。如果常年进行小气候控制，低温虽然降低了污染物的扩散，但也降低了室内空气的流通量，这一问题值得注意。

三、新风交换机

为解决室内环境污染，人们往往采取通风的方法。但是由于自然通风会引起室外污染物进入室内，冬季和夏季室内环境中的能源流失等问题。近年发展起来的能够使室内外双向通风换气的新风交换机解决了这个难题。新风交换机可以把室内已受污染的空气排向室外，将室外无污染的新鲜空气引入室内，实现了从原始的开启门窗通风到机械通风，从单向送（排）风到双向通风，从显热回收通风换气到全热回收通风换气，从舒适健康到健康安全，从浪费能源到节能环保，从简单的通风要求升华为在满足节能要求下的健康、舒适、安全。

新风交换机如图 3-4 所示。

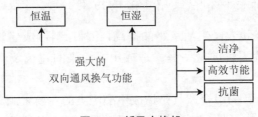

图 3-4　新风交换机

该产品的核心技术源于转轮中的全热交换模块，不论夏季还是冬季，新风换气装置引入的新风温度近似于原来室内温度，可避免室内外温差大而引起感冒等疾病，同时可有效地降低空调负荷。

良好的新风交换机具有卓越的清除微尘（沙尘、粉尘、烟尘、花粉等）的功能，可过滤 95%以上 5 μm 粒径的粉尘。能够有效地保证室内新风量从而改善室内空气质量，同时对降低建筑能耗，提高建筑能效比的意义重大。换气装置的显热效率，小型机供热工况下为 93%以上，制冷工况下为 82%以上；大型机供热工况下为 90%以上，制冷工况下为 80%以上。全热效率，小型机为 80%以上，大型机为 76%以上。可节约能耗达 40%以上。

第三节　室内污染源控制

一、室内空气中甲醛的污染控制

甲醛广泛用于工业生产中，是制造合成树脂、油漆、塑料以及人造纤维的原料，是人造板工业制造脲醛树脂胶、三聚氰胺树脂胶和酚醛树脂胶的重要原料。目前，世界各国生产人造板（包括胶合板、大芯板、中密度纤维板和刨花板等）主要使用脲醛树脂胶（UF）为胶黏剂，脲醛树脂胶是以甲醛和尿素为原料，在一定条件下进行加成反应和缩聚反应而制成的胶黏剂。

（一）甲醛的散发途径

（1）脲醛树脂在制胶过程中不可避免地残留一部分游离甲醛向外散发。

（2）人造板在固化过程中，一部分线性树脂未形成网状结构从而分解成自由状甲醛向外界散发。

（3）部分固化不完全的树脂在热和水分的作用下发生分解而形成游离甲醛向外散发。

（二）室内装饰材料和空气中甲醛的污染

随着经济的发展和人民生活水平的提高，各种原料制成建筑装饰材料已走入家庭，而被公认具有代表性的是甲醛。造成甲醛污染的建筑装修材料以及其他原因如下。

（1）装修材料及新的组合家具是造成甲醛污染的主要来源。装修材料及家具中的胶合板、大芯板、中纤板、刨花板（碎料板）的黏合剂遇热、潮解时甲醛就释放出来，是室内最主要的甲醛释放源。

（2）用 UF 泡沫做房屋防热、御寒的绝缘材料时，在光和热的作用下泡沫老化后释放甲醛。

（3）用甲醛做防腐剂的涂料、化纤地毯、化妆品等产品。

（4）室内吸烟。每支烟烟气中含甲醛 $20 \sim 88 \ \mu g$，并有致癌的协同作用。

（三）有关室内空气中甲醛质量浓度的中国及国际的相关标准

各国室内空气中甲醛质量浓度允许值见表 3-1。

表 3-1　各国室内空气中甲醛质量浓度允许值

国家	允许值/（mg/m³）	国家	允许值/（mg/m³）
美国	不许有	意大利	不许有
英国	不许有	中国	0.08
前苏联	不许有		

（四）甲醛污染危害严重的场所

新装修的居室、办公室、会议室、宾馆、KTV 包房和家具商场、建材商场等。

（五）甲醛污染控制方法

（1）胶黏剂控制。胶黏剂控制是最重要、最有效的措施，降低甲醛/尿素摩尔比和分批投加尿素是控制甲醛释放行之有效的方法，此外还有多元共聚制胶、无醛胶黏剂、无胶胶合等都是技术可行的减少甲醛释放的途径。

（2）工艺条件控制。水分的存在往往触发甲醛的释放，所以在保证满足制板要求的前提下，应当严格控制拌胶后的刨花含水率，如采用高压脱水可浓缩树脂，并兼有脱除游离甲醛的作用。板坯的热压条件对甲醛释放量也有很大影响，一般情况下，提高热压温度或延长热压时间，可降低热压后板的甲醛释放量，见表 3-2。

表 3-2 热压时间和热压温度对甲醛释放量的影响

温度/℃	220			180		
热压时间/（s/mm）	12	10	8	12	10	8
甲醛释放量/%	0.015	0.016	0.017	0.018	0.020	0.021

（3）后期处理控制。后期处理是对热压后板的甲醛散发量偏高时的应急补救措施，可通过化学处理和封闭处理两种方法实现。化学处理是在人造板的表面加入某种有反应活性的物质，这些物质能够与板中的游离甲醛发生化学反应，阻止甲醛向外界散发，如热压后的人造板经氨处理后贮放三个月，甲醛散发量降低率为 57%～71%（表 3-3）。将尿素溶液喷洒到板的表面可使板的甲醛散发量降低 30%（表 3-4）。封闭处理是在人造板表面贴面或涂饰，使这些经过表面处理的板具有较高的阻止甲醛散发的能力，不同表面封闭处理的效果见表 3-5，可见最好的封闭处理效果可以把甲醛质量浓度降低到基值的 1.67%。

表 3-3 氨处理后的人造板甲醛释放量

胶黏剂	100 mg 人造板甲醛散发量/mg						贮放 90 天甲醛降低率/%
	未处理	氨处理后天数					
		1	30	60	90	120	
HF	20.1	2.8	6.4	—	8.7	9.8	56.7
HF	34.2	4.6	8.9	9.9	13.4	—	60.8
HF-MF-PF	52.5	10.4	12.5	—	15.9	17.9	69.7
HF	56.6	5.5	9.1	12.2	16.6	—	70.7

表 3-4 尿素处理后的人造板甲醛释放量

施胶量	后期处理	100 mg 人造板甲醛散发量/mg	
		24 h	48 h
8%	无	34.44	52.28
8%	用尿素处理	22.91	33.36

表 3-5 人造板各种不同表面封闭处理方式对测试仓内甲醛的影响

表面封闭方式	仓内甲醛/（mg/m³）	表面封闭方式	仓内甲醛/（mg/m³）
基板，不封边	1.2	聚酯漆涂饰板，不封边	0.09
贴纸板，封边	0.81	聚酯漆涂饰板，封边	0.02
微薄木贴面板，封边	0.19	SH 复面板，封边	0.08
三聚氰胺涂饰板，不封边	0.10	薄膜贴面板，封边	0.03
三聚氰胺涂饰板，封边	0.02		

（4）合理控制室内环境。由于甲醛的释放是一个长期的过程，室内甲醛的释放期一般为3～15年，且其与室内的温度、相对湿度、室内换气数、室内建材等有关，合理控制室内环境可降低甲醛浓度。

①　室内通风。室内通风是清除甲醛行之有效的办法，可选用空气换气装置或自然通风，这样有利于室内材料中甲醛的散发和排放。室内通风要注意根据季节、天气的差异和室内人数的多少来确定换气频度，通常在春、夏、秋季都应留适当的通风口，冬季每天至少开窗换气30 min以上。

②　控制室内温度、湿度。要使室内材料中的甲醛尽快释放，就应增加其温、湿度，因此一般在刚刚装修的房中采取烘烤的方法或在室内摆放一盆清水可使甲醛加快释放。要控制室内甲醛浓度就要降低其温度和湿度。

③　植物净化。美国国家空间技术实验室的有关实验证明，银苞芋、吊兰、芦荟、仙人球、虎尾花、扶郎花等室内观赏植物对甲醛有较好的吸收效果。因此，在室内放置上述植物既美化环境又起到净化空气的作用。仅仅调节室内环境虽能降低室内甲醛浓度，但还不能达到理想结果，尤其在甲醛释放初期，需要采用空气净化技术。

（六）室内甲醛污染治理技术

治理室内甲醛污染的空气净化技术归纳起来主要有：物理吸附技术、催化技术、化学中和技术、空气负离子技术、臭氧氧化技术、常温催化氧化技术、生物技术、材料封闭技术等。

（1）物理吸附技术。物理吸附主要利用某些有吸附能力的物质来吸附有害物质从而达到去除有害污染物的目的。常用的吸附剂为颗粒活性炭、活性炭纤维、沸石、分子筛、多孔黏土矿石、硅胶等。物理吸附富集能力强，简单、易推广，对低浓度有害气体比较有效。但物理吸附的吸附速率慢，对新装修几个月的室内甲醛的去除不明显，吸附剂需要定时更换。

（2）催化技术。催化技术以催化为主，结合超（微）过滤，从而保证在常温常压下使多种有害有味气体分解成无害无味物质，由单纯的物理吸附转变为化学吸附，不产生二次污染。目前市场上的有害气体吸附器和家具吸附宝都属于这类产品。

纳米光催化技术是近几年发展起来的一项空气净化技术，它主要是利用二氧化钛的光催化性氧化甲醛，生成二氧化碳和水。该技术在紫外光照射下用于治理空气污染越来越受到重视，成为空气污染治理技术的研究热点。

催化技术可以与物理吸附技术或其他技术结合运用，效果更佳，可利用物理吸附技术为催化技术提供高浓度反应环境，利用催化技术降解甲醛使吸附剂得到再生。纳米TiO_2光催化剂与一些气体吸附剂（沸石、活性炭、SiO_2等）相结合在弱紫外光激发下就可以有效降解低浓度有害气体。

催化技术具有反应条件温和、能耗低、二次污染少、可以在常温常压下氧化分解结构稳定的有机物等优点，一般室内甲醛的浓度较低，在居室、玻璃、陶瓷等建材表面涂敷 TiO_2 薄膜或安放 TiO_2 空气净化设备可有效降解甲醛。但其需要纳米 TiO_2 和紫外光照射，存在经济和技术的局限性，还未进入大面积使用推广阶段。

（3）化学中和技术。化学中和技术一般采用络合技术来破坏甲醛、苯等有害气体的分子结构，中和空气中的有害气体，进而逐步消除。目前，研制出的各种除味剂和甲醛捕捉剂即属于该类产品。该技术最好结合装修工程使用，可有效降低人造板中的游离甲醛。

（4）空气负离子技术。选用具有明显的热电效应的稀有矿石为原料加入到墙体材料中，在与空气接触过程中，电离空气及空气中的水分，产生负离子，可发生极化并向外放电，起到净化室内空气的作用。负离子技术也可应用到建材上，如负离子涂料，其能够持续释放的负离子与室内污染源持续释放的有害气体（正离子）不断中和、降解，可长期起到去除甲醛的作用。

（5）臭氧氧化法。臭氧与极性有机化合物如甲醛反应，导致不饱和的有机分子破裂，使臭氧分子结合在有机分子的双键上，生成臭氧化物，从而达到分解甲醛分子的目的。臭氧发生装置具有杀菌、消毒、除臭、分解有机物的能力，但臭氧法净化甲醛效率低，同时臭氧易分解，不稳定，可能会产生二次污染物。同时臭氧本身也是一种空气污染物，国家也有相应的限量标准，如果发生量控制不好，会适得其反。

（6）常温催化氧化法。又称为冷触媒法，主要是利用一些贵金属特殊的催化氧化性能，使室内污染物变为 CO_2 和 H_2O。一般载体为 ZrO_2、CeO_2、SiO_2、活性炭、分子筛等，经常采用的贵金属有 Pd、Pt、Rh、Ru 和 Ir。日本近年来对低温催化剂进行了深入的研究，并有一系列的专利问世。Yushika 等研发的含有锰氧化物组分（MnO_2 为 77%）的空气净化器，对刚刚装修的住宅中甲醛去除效果良好。

（7）生物技术。生物法净化有机废气是微生物以有机物为其生长的碳源和能源而将其氧化、降解为无毒、无害的无机物的方法。李小梅等实验表明，通过筛选、培育的适宜微生物菌种接种挂膜制作的生物膜填料塔对入口浓度小于 $20\ mg/m^3$ 的甲醛废气具有较好的净化效果，净化效率达到 90% 以上，净化操作时，液体喷淋量维持在 20 L/h 有利于净化。Masaki 等研究表明，生物酶对甲醛降解有潜在能力，此方法操作简单，运行成本低，无二次污染，被欧洲广泛使用并已工业化。生物活性温度一般为 $10\sim40℃$，因此室内温度必须维持在特定微生物的活性温度范围内，因此其应用易受到限制。

（8）材料封闭技术。对于各种人造板中的甲醛，目前研制出了一种封闭材料，称作甲醛封闭剂，用于家具和人造板材内的甲醛气体封闭。目前出现在我国市场上的"美嘉保护盾"，具有封闭甲醛的作用，可涂刷于未经油漆处理的家具内壁板和人造板，以减少各种人造板中的甲醛释放量，但其治标不治本。

二、室内空气中苯的污染控制

（1）装饰材料的选择。装修中尽量采用符合国家标准和污染少的装修材料，这是降低室内空气中苯含量的根本措施。比如选用正规厂家生产的油漆、胶和涂料；选用无污染或者少污染的水性材料。同时提醒大家注意对胶黏剂的选择，因为目前建筑装饰行业的各种规定中，没有对使用胶黏剂的规定，普通百姓又没有经验，装饰公司想用什么就用什么，容易被忽视。

（2）施工工艺的选择。有的装饰公司在施工中采用油漆代替107胶封闭墙面，结果增加了室内空气中苯的含量，还有的在做油漆和做防水处理时，施工工艺不规范，使得室内空气中苯含量大大增高，有的居民反映，一家装修，全楼都是味。空气中存在高浓度苯十分危险，不但易使人中毒，还很容易发生爆炸和火灾。

（3）装饰公司的选择。选择带有绿色环保标志的装饰公司，并在签订装修合同时注明室内环境要求，特别是有老人、孩子和有过敏性体质的家庭，一定要注意。现在有的绿色装饰公司采用了无油漆工艺，使室内有害气体大大降低。

（4）保持室内空气的净化。这是清除室内有害气体行之有效的办法，可选用确有效果的室内空气净化器和空气换气装置，或者在室外空气好的时候打开门窗通风，有利于室内有害气体散发和排出。

（5）装修后的居室不宜立即入住。居室装修完成后，应使房屋保持良好的通风环境，待苯及有机化合物释放一段时间后再居住。

（6）应加强施工工人的劳动保护工作。有苯、甲苯和二甲苯挥发的作业时，应尽量注意通风换气。以减少工作场所空气中苯对人体的危害。

三、室内空气中氨的污染控制

氨主要来自建筑施工中使用的混凝土外加剂，特别是在冬季施工过程中，在混凝土墙体中加入以尿素和氨水为主要原料的混凝土防冻剂，这些含有大量氨类物质的外加剂在墙体中随着温、湿度等环境因素的变化而还原成氨气，并从墙体中缓慢释放出来，造成室内空气中氨的浓度大量增加。

另外，室内空气中的氨也可来自室内装饰材料，比如家具涂饰时所用的添加剂和增白剂大部分都用氨水，氨水已成为建材市场中必备的商品。虽然氨的污染释放比较快，不会在空气中长期大量积存，对人体危害相对小一些，但仍应引起注意。

（1）了解室内氨污染的情况。由于氨气是从墙体中释放出来的，室内主体墙的面积会影响室内氨的含量，所以，不同结构的房间，室内空气中氨污染的程度也不同。居住者应该了解房间里的情况，根据房间污染情况合理安排使用功能。如污染严重的房间尽量不要用做卧室，或者尽量不要让儿童、病人和老人居住。

（2）条件允许时，可多开窗通风，以尽量减少室内空气的污染程度。现在专家们已经研究出一种空气新风机，可以在不影响室内温度和不受室外天气影响的情况下，进行室内有害气体的清除。

（3）选用有效的空气净化器。一些室内空气净化器在宣传中说对室内有害气体有清除作用，注意一定要进行实地检验，选用确有效果的品牌，也可以向室内环境专家咨询。

（4）采用光催化和冷触媒技术，运用封闭、氧化处理、空气吸附等方法，可以有效地降低室内氨污染。

（5）吸附净化法。常用的吸附剂有分子筛、硅胶、沸石、活性炭和活性炭毡等材料，考虑到室内氨污染的特点，对氨污染净化的效果、技术可行性以及费用等综合原因，可采用价格低廉的活性炭做原料、金属铜盐作浸渍物的改性活性炭。普通活性炭对氨气虽有物理吸附作用，但它对有害气体的吸附无选择性，通过对其改性处理后利用铜盐与氨进行化学反应生成铜氨络合物，从而可加大吸附剂对氨气的选择性，极大地提高净化氨气的能力。

根据测试要求，通过通风管道连接氨气净化装置，在净化装置的进、出口管道上设置采样孔，对填充改性活性炭的氨气净化装置进行评价。管道直径为 300 mm，风量为 450～500 m^3/h，改性活性炭截面积为 0.34 m^2，厚度为 50 mm。

实验证明，改性活性炭对氨气的一级净化效果明显，在氨气发生浓度为 1.6～6 m^3/h 时，对氨气的净化效率随氨气原始浓度的增加而缓慢上升，在氨气浓度较高的情况下（大于 4 m^3/h），对氨气的去除率较高，达到 60% 以上；在氨气浓度较低时（1～3 m^3/h），对氨气的去除率较低。因此，改性活性炭对氨气有良好的净化效果，但由于氨气原始浓度较高，一级净化后的氨气浓度仍然较高，很难达到净化的目的。所以，应考虑净化装置的循环使用，使氨气经过多次净化，以达到最终浓度降低的目的。

（6）施工期控制。冬季建筑施工时，应严格限制使用含尿素的防冻剂。

（7）装修期控制。装修时应减少使用人工合成板型材，如胶合板、纤维板等。因人工合成板型材在加压成型过程中使用了大量黏合剂，这种黏合剂主要是用甲醛和尿素加工聚合而成，他们在室温下易释放出气态甲醛和氨，造成污染。

（8）装饰材料控制。使用装饰材料时，尽量少用或不用含添加剂和增白剂的涂料，因为添加剂和增白剂中含有大量氨水，室温下易释放出气态氨。

四、室内空气中总挥发性有机化合物（TVOCs）的污染控制

（一）总挥发性有机化合物的来源

总挥发性有机化合物（TVOCs）主要来源于有机溶液，如油漆、涂料、黏合剂、化妆品、洗涤剂等；建筑材料，如人造板、泡沫隔热材料、塑料板材等；室内装饰

材料，如壁纸、其他装饰品等；纤维材料，如地毯、挂毯和化纤窗帘；办公用品，如油墨、复印机、打印机等；设计和使用不当的通风系统等；家用燃料和烟叶的不完全燃烧；人体排泄物等。

苯及甲苯、二甲苯是总挥发性有机化合物（TVOCs）的重要组成部分。苯是一种无色具有特殊芳香气味的液体，甲苯、二甲苯属于苯的同系物，都是煤焦油分馏或石油的裂解产物。目前室内装修中多用甲苯、二甲苯代替纯苯作各种胶、油漆、涂料和防水材料的溶剂或稀释剂。苯及苯系物具有易挥发、易燃等特点。苯在工业中，主要用做脂肪、油墨、涂料及橡胶的溶剂，如印刷业和皮革业中的溶剂，精密光学仪器和电子工业的清洗剂。苯还在各种建筑材料的有机溶剂中大量存在，比如各种油漆、一些防水材料的添加剂和稀释剂。另外，苯也用做装饰材料、人造板家具的黏合剂，空气消毒剂和杀虫剂的溶剂。

（二）室内挥发性有机物的污染源控制

挥发性有机物（VOCs）数量众多，成分极其复杂，而且新的种类不断被合成出来，其来源和浓度差异很大，除醛类外，常见的还有苯、甲苯、二甲苯、三氯乙烯、三氯甲烷、二异氰酸酯类等，所以针对特定化合物的控制难度较大。

（1）避免使用高挥发性有机化合物产品，从理论上讲，控制 VOCs 暴露水平的最佳方法是避免那些导致室内高浓度 VOCs 的产品。将涂料、溶剂、汽油和报纸、杂志等贮存在附属建筑物或通风良好的空间中，可以避免或减少它们进入室内。

（2）陈化，大多数新建建筑物的 VOCs 浓度通常较高，但随着时间的延长，VOCs 的浓度会很快降低。

（3）小气候控制，建筑产品和家具的 VOCs 释放会随着室内空气温度的增加而增加，而与室内空气的湿度成反比。所以从理论上，控制室内的小气候，可以减小短期内 VOCs 的污染水平或加快陈化进程。例如，在未入住的居室维持一段时间的高温、低湿，并进行正常的通风，残留溶剂的蒸气压随温度升高而增加，如果在足够时间内保持这样的条件，残留溶剂将会较快地蒸发，以后 VOCs 释放就会相应减少。

五、室内空气中放射性氡的污染控制

氡是一种放射性气体，普遍存在于我们的生活环境中。从 20 世纪 60 年代末期首次发现室内氡的危害至今，科学研究已经发现，氡对人体的辐射伤害占人体所受到的全部环境辐射中的 55%以上。氡对人体健康威胁极大，其发病潜伏期大多都在 15 年以上。据美国国家安全委员会估计，美国每年因为氡致死人数高达 30 000 人。我国也存在着严重的氡污染问题，1994 年以来我国调查了 14 个城市的 1 524 个写字楼和居室，空气中氡含量超过国家标准的占 6.8%，氡含量最高的达到 596 Bq/m³，是国家标准的 6

倍。有关部门曾对北京地区公共场所进行室内氡含量调查，发现室内氡含量最高值是室外的 3.5 倍。据不完全统计，我国每年因氡致肺癌为 50 000 例以上。氡已被国际癌症研究机构（IARC）列入室内重要致癌物质，美国环保局也将氡列为最危险的致癌因子，因此我们必须高度重视室内氡的危害。

（一）室内环境中放射性氡的来源

在室内氡的研究中，一个十分重要的问题是寻找氡的来源。氡是由放射性元素镭衰变产生的，镭来源于铀，只要有铀、镭的地方就会源源不断地产生氡气。室内氡的来源与很多因素有关。

（1）房基的岩石或土壤。土壤和岩石是氡的最主要的来源。土壤或岩石中都含有一定量的镭，镭衰变释放出氡气。土壤中氡的平均浓度在 7 000～8 000 Bq/m³，比地面空气高 1 000 倍左右，因此氡不可避免地要释放到大气中。

建筑物周围和地基土壤中的氡气可以通过扩散或渗流进入室内，进入室内的通路可以是板面缝隙以及穿过板面的各种管线周围的缝隙。扩散和渗流的机制是不同的，影响因素也不同。前者主要涉及与扩散通道相关的因素，如岩石或土壤的氡浓度、空隙度、地面的密致程度等；后者则是由气象因素产生的压差引起，如气压、风向、风速、湿度等，同时还受到土壤的空隙度、密度、房间的设计结构、建筑质量等诸多因素的影响。

研究表明室内 60% 的氡来自建筑物地基和周围土壤。土壤中的氡污染主要对三层楼以下的建筑物产生影响。瑞典将土壤中氡浓度超过 50 000 Bq/m³ 的地区定为高危险区，10 000～50 000 Bq/m³ 为中危险区。对于高、中危险区，在修建房屋时应注意加厚或加固混凝土地基，从源头上阻止氡污染进入室内。

（2）建筑材料。建筑材料是室内氡的另一个重要来源。现有资料证明，花岗岩、炭质岩、浮石、明矾石和含磷的一些岩石中铀、镭的含量较高。另外，在环境保护的压力下，建筑工业越来越多地使用工业废料。目前已发现放射性含量高的建筑材料很多是由掺入的工业废料而引起的，如采用工业废渣做原料的煤渣砖、矿渣水泥；磷酸盐矿石生产磷酸的副产品磷石膏；铁矾土生产矾的废渣红泥砖；采用锆英砂为乳浊剂的瓷砖、彩釉地砖等。由于建材中掺入放射性含量较高的矿渣或使用高放射性的石材，不仅使室内氡浓度增高，也明显增加了外照射剂量。最近的研究发现，一些高氡发射率的材料（如发泡混凝土、轻型混凝土）也可以导致室内氡浓度增高。

建筑材料中的放射性核素含量直接影响室内氡的浓度。如在上饶地区煤渣砖房屋中测量到的氡浓度均值为 126.3 Bq/m³，是当地普通房屋（81.4 Bq/m³）的 1.5 倍。黄山地区煤渣砖房屋中的氡浓度的均值为 153.7 Bq/m³，是普通房屋（49.5 Bq/m³）的 3.1 倍。两个地区分别有 8% 和 1% 煤渣砖建筑物超过了 400 Bq/m³ 的氡浓度控制限值。可见加强建筑材料放射性核素的控制与管理是非常重要的。

（3）生活用水。一般的供水系统不会引起室内空气中氡浓度增高。如果使用地下水或地热水，情况会有所不同。氡易溶于水中，地下水或地热水中往往含有高浓度的氡气，用水过程中氡会从水中扩散出来。使用地热水后，抽样检测结果表明房间的氡浓度与使用前相比提高了 4.6～6.0 倍。

我国地热水资源非常丰富，随着开采技术的提高，地热水已广泛用于发电、集中供热、纺织印染、水产养殖、理疗、公众洗浴等方面。地热水的开发利用带来了明显的经济效益，但产生的辐射问题也应该引起重视。

（4）天然气。使用天然气也是室内氡的来源之一。我国许多城市已实现燃气管道化，天然气在燃烧的过程中，氡气会全部释放到室内。天然气中氡浓度的范围为 40～2 000 Bq/m^3，因储存和输送过程氡要衰变掉一部分，一般情况下使用天然气产生的氡仅占室内氡的 1%左右，只有氡含量比较高时才会造成明显的污染。进入室内的氡与天然气中的氡含量和用量有关。燃气热水器相当于 6 个燃气炉的用气量，而且多数热水器无专用排废气设备，所以在使用时应注意通风，防止氡气的污染。

（5）室外空气。室外空气中氡的含量一般很低，不会增加室内氡浓度。一些特殊地带如铀矿山、温泉附近的局部区域的氡浓度会比较高，通过通风氡可以从户外进入室内，并在室内积聚。

（二）室内氡浓度控制标准

1995—2004 年，我国先后颁布了《住房内氡浓度控制标准》（GB/T 16146—1995）、《民有建筑工程室内环境污染控制规范》（GB 50325—2001）、《地下建筑氡及其子体控制标准》（GB 16356—1996）、《人防工程平时使用环境卫生标准》（GB/T 17216—1998）和《室内空气质量标准》（GB/T 18883—2002），均明确了各类建筑物的室内氡浓度控制标准。2004 年国家住宅与居住环境工程中心制定的《健康住宅建设技术要点》中也将氡浓度控制标准列入了人居健康工程的室内空气质量标准的要素之中。其中，《地下建筑氡及其子体控制标准》（GB 16356—1996）规定：① 已建的地下建筑的行动平衡当量浓度为 400 Bq/m^3。② 待建的地下建筑的行动平衡当量浓度为 200 Bq/m^3。这是基于我国地下建筑使用情况，即通常不作为永久性住宅的考虑。若实际情况并非如此，则应采用相应标准规定的控制水平。《民用建筑工程室内环境污染控制规范》（GB 50325—2001）规定：Ⅰ类民用建筑（住宅、医院、老年建筑、幼儿园、学校教室等）氡浓度限量≤200 Bq/m^3；Ⅱ类民用建筑（办公楼、商店、旅馆、图书馆、展览馆、体育馆、公共交通等候车室、餐厅、理发店等）氡浓度限量≤400 Bq/m^3。并规定"民用建筑工程及室内装修工程的室内环境质量验收，应在工程完工至少 7 天以后、工程交付使用前进行"、"室内环境质量验收不合格的民用建筑工程严禁投入使用"。

（三）天然石材有害物质国家控制标准

在10项《室内装修有害物质限量标准》中，有关天然石材放射性的标准为《建筑材料放射性核素限量》（GB 6566—2001）。

（1）建筑主体材料。标准规定当建筑主体材料中天然放射性核素镭-226、钍-232、钾-40的放射性比活度同时满足 IRa≤1.0 和 Ir≤1.0 时，其产销与使用范围不受限制。

对于空心率大于25%的建筑主体材料，其天然放射性核素镭-266、钍-232、钾-40的放射性比活度同时满足 IRa≤1.0 和 Ir≤1.3 时，其产销与使用范围不受限制。

（2）装修材料。标准根据装修材料放射性水平大小划分为以下三类：

A类装修材料：装修材料中天然放射性核素镭-226、钍-232、钾-40的放射性比活度同时满足 IRa≤1.0 和 Ir≤1.3 要求的为A类装修材料。A类装修材料产销与使用范围不受限制。

B类装修材料：不满足A类装修材料要求但同时满足 IRa≤1.3 和 Ir≤1.9 要求的为B类装修材料。B类装修材料不可用于Ⅰ类民用建筑的内饰面，但可用于Ⅰ类民用建筑的外饰面及其他一切建筑物的内、外饰面。

C类装修材料：不满足A、B类装修材料要求但满足 Ir≤2.8 要求的为C类装修材料。C类装修材料只可用于建筑物的外饰面及室外其他用途。

Ir≤2.8 的花岗石只可用于碑石、海堤、桥墩等人很少涉及的地方。

因此，在选购石材时，要向经销商索要产品放射性合格证，根据石材的放射等级进行选择。同时要注意掌握一些选择的方法和标准。比如，正常情况下石材的放射性可从颜色来看，其放射性从高到低依次为红色、绿色、肉红色、灰白色、白色和黑色。再比如，花岗岩的放射性一般都高于大理石。

（四）室内环境中放射性氡的污染控制

（1）地下建筑物的建材选取，应尽可能选用含天然放射性低的材料。

（2）材料选定后，控制地下建筑物表面氡的析出。可选用在建筑物表面喷涂防氡析出的密封剂、涂层等措施，一般的防氡析出效果可达 65%～95%，见表3-6。

表3-6　各种材料的防氡效果

密封剂种类	防氡效率/%	密封剂种类	防氡效率/%
固化聚氨基甲酸酯7160	73.6	沥青乳液	95
固化聚氨基甲酸酯7109	65	高密度聚乙烯土工膜（300 g/m²）	99.3
偏氯乙烯共聚乳液	75.7	水泥沙浆1:1（1 cm 厚）	85
RT水性涂料	80	水泥沙浆1:1（5 cm 厚）	92.2

（3）通风可以破坏氡与氡子体平衡比，降低氡浓度。地下建筑物中的自然换气次数最低，一般仅有 0.18～0.83 次。因此，必须在地下建筑物中采取强制性通风措施，选择合理的地下供排通风方式和风流组织，以有效地排除地下空间的氡及氡子体，同时供给清洁的新鲜空气，以改善地下建筑物中的空气质量。

（4）在地下建筑物的供排风过程中，应注意避免各房间串联通风和防止污浊空气回流。选择通风流向，可以有效避免上述问题的出现。通风的供排风压力，应使供大于排，以保持室内正压，避免出现负压，控制氡的析出量增加。

（5）对地下建筑物中氡子体过滤，消除氡子体危害。对氡子体过滤方法很多，主要有纤维过滤法（过滤效率可达 90%）、静电喷雾法（捕尘效率可达 70%～90%）、超高压静电除氡子体法（除子体效率可达 80%～90%）。

（6）及时排出地下建筑物的涌水，或做好地下工程的防水，杜绝和减少地下涌水氡的释出对空气的污染。因为地下涌水中一般氡浓度在 $37～3.7 \times 10^4$ Bq/L。当地下水中氡浓度达到 370 Bq/L 时，会使室内空气中氡浓度增加 370 Bq/m^3，可占空气总氡的 2%～5%。

（7）定期进行地下建筑物的放射性监测，特别是对环境空气中氡及子体的监测，一旦发现异常情况，及时采取防护措施，保持氡及子体等放射性达到国家规定的标准要求。确保生活和工作在地下环境中的人员的安全和健康。

此外，还可以控制人员在地下建筑物中的停留时间，减少受照剂量。提倡人们多参加户外活动，加强体育锻炼，提高人群体质。同时还要开展先进的防氡技术措施的研究，以最大限度地减少氡及子体对人体的照射，达到保护人类和保护环境的目的。

复习与思考题

1. 实现建筑物的自然通风可采用哪些方式？
2. 怎样合理使用空调器？
3. 室内环境中甲醛的净化治理有哪些主要方法？
4. 如何控制室内环境中苯的污染？
5. 如何控制和净化治理室内环境中氨的污染？
6. 怎样控制与净化室内环境中挥发性有机化合物？
7. 室内环境中放射性氡有哪些来源？怎样控制室内氡污染？

第四章 室内空气净化技术

【知识目标】

本章要求学生了解负离子对室内空气和人体健康的作用，了解不同植物对室内空气的净化作用，掌握纤维过滤技术、吸附法、非平衡态等离子体技术、光催化氧化法、静电除尘技术、臭氧法等室内空气净化技术的原理。

第一节 纤维过滤技术

进入过滤介质的粉尘有更多的机会撞击介质，一旦撞上介质就被粘住。微小粉尘相互碰撞会凝并成容易沉降的大颗粒，所以空气中粉尘的颗粒度相对稳定。室内粉尘撞击墙壁时会留在那里，时间长了墙壁和天花板会褪色，气流速度高的局部会出现黑渍。

对过滤材料的要求：既有效地拦截尘埃粒子，又不对气流形成过大的阻力。非均匀排布的纤维材料符合这一要求，如各种非织造布、纸张。杂乱交织的纤维形成对粉尘的无数道屏障，纤维间宽阔的间隙允许气流顺利通过。其他透气的多孔物质也可以做成过滤材料，如细砂、陶瓷、开孔型泡沫材料。但对通风用的空气过滤器来说，纤维材料因其透气性好、质量轻、加工性能好而被广泛应用。

为了达到良好的过滤效率，过滤介质中的纤维数量要尽可能地多，而为了减小气流阻力，纤维要尽可能细。此外，作为过滤材料的纤维介质应安全，不易老化，成本低廉。在空气过滤器成为工业产品后的近百年间，人们几乎尝试了所有天然和人造纤维材料，经反复筛选，目前广泛使用的材料有玻璃纤维、聚丙烯纤维、聚酯纤维、植物纤维等。在矿物材料制成的纤维中，除玻璃纤维外的所有其他材料均因安全原因而被淘汰。对于小于 10 μm 的颗粒物，目前最经济、最有效的方法之一是纤维过滤技术。

一、纤维过滤器的过滤机理

将固态或液态微粒从气流中分离出来的方法主要包括机械分离、电力分离、洗涤分离和过滤分离。室内空气中微粒浓度低、尺寸小，而且要确保可靠的末级捕集效果，主要用带有阻隔性质的过滤分离来清除气流中的微粒，其次也常采用静电捕集的方法。

1. 纤维过滤技术

阻隔性质的微粒过滤器按微粒被捕集的位置可以分为表面过滤器和深层过滤器两大类。表面过滤器有金属网、多孔板等形式，微粒在表面被捕集。用纤维素酯（硝酸纤维素或醋酸纤维素）制成的化学微孔滤膜，外观似白色的纸，性质也属于表面过滤器。这种滤膜表面带有大量电荷，均匀地分布着 $0.1\sim10\ \mu m$ 的圆孔，孔径可以在制膜时加以控制，平均每平方厘米面积上有 $10^7\sim10^8$ 个小孔，孔隙率高达 $70\%\sim80\%$，这些孔沿厚度方向可以近似看成毛细管。比孔径大的微粒通过它时，100% 可被截留于表面。有人认为，滤膜能阻留的最小微粒达到其平均孔径的 $1/15\sim1/10$。

深层过滤器又分为高填充率和低填充率（又称为低孔隙率和高孔隙率）两种。微粒的捕集发生在表面和过滤层内部。填充率以 α 表示：

$$\alpha = \frac{过滤层(如纤维层)的密度}{过滤材料(如纤维)的密度} \tag{4-1}$$

高填充率深层过滤器有多种结构，如颗粒填充层（砂砾层、活性炭层等）、各种成型多孔滤材、各种厚层滤纸以及上述孔径较小的微孔滤膜。这些孔在厚度方向相当于毛细管。其结构和捕集粒子的原理如图 4-1 所示。

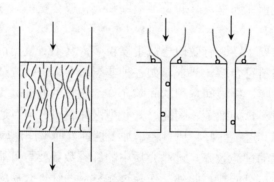

图 4-1　高填充率深层过滤器（毛细管模型）

表面过滤器捕集微粒的机理虽然简单，但绝大部分效率低，实用意义不大。不过，微孔滤膜过滤器具有极高的效率，它除用于液体过滤外，主要用于采样过滤器和要求特别高的无尘无菌的末级过滤器，比纤维过滤器可靠。

高填充率深层过滤器内部毛细管结构极其复杂，对微粒的捕集机理也就极其复杂，迄今几乎没有人进行过理论上的研究。低填充率深层过滤器特别是纤维过滤器（包括纤维填充层过滤器、无纺布过滤器和薄层滤纸高效过滤器等），虽然内部纤维配置也很复杂，但是由于孔隙率较大（图 4-2），允许将构成过滤层的纤维孤立地看待，从而便于研究。而且此类过滤器阻力不大，效率很高，实用意义很大，特别是在室内空气净化领域应用极广，所以受到重视。对这种过滤器过滤机理的研究，已经有了较深的理论和实验基础。

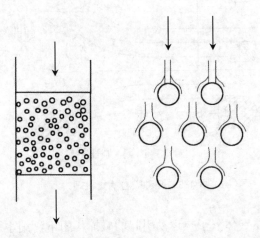

图 4-2　低填充率深层过滤器（孤立圆柱模型）

2. 纤维过滤器的基本过滤过程

被过滤微粒的性质、过滤材料的性质以及它们之间的相互作用，对过滤过程都有重要的影响。较多的研究者倾向于把这种纤维过滤过程归结为两个阶段。

（1）稳定阶段。在这一阶段，过滤器对微粒的捕集效率和阻力不随时间而改变，而是由过滤器的固有结构、微粒的性质和气流的特性决定；过滤器结构由于微粒沉积等原因而引起的厚度变化很小。对于过滤微粒浓度很低的气流，例如过滤室内空气，这一阶段对于过滤器非常重要。

（2）不稳定阶段。在这一阶段，捕集效率和阻力随时间变化，也随着微粒的沉积、气体的侵蚀、水蒸气含量等变化。尽管这一阶段与上一阶段相比要长得多，并且对一般工业过滤器有决定意义，但在室内空气净化中意义不大。

3. 纤维过滤器的过滤机理

在纤维过滤器的第一阶段（稳定阶段）过滤过程中，微粒捕集主要借助以下几种作用实现。

（1）筛滤作用。纤维过滤层内纤维排列错综复杂，并形成无数网格。当微粒粒径大于纤维网孔或沉积在纤维上的微粒间孔隙时，微粒就会被阻留于纤维层上。

（2）惯性碰撞。气流通过纤维层时，其流线不断改变。当微粒质量较大或者速度（可以看成气流的速度）较大时，由于惯性作用，微粒来不及跟随气流绕过纤维，因而脱离流线向纤维靠近，并碰撞在纤维上而沉积下来（图 4-3）。

（3）拦截作用。当气流接近纤维时，较细小尘粒随气流一起绕流，若尘粒半径大于尘粒中心到纤维边缘的距离，则尘粒会因与纤维接触而被拦截（图 4-3）。

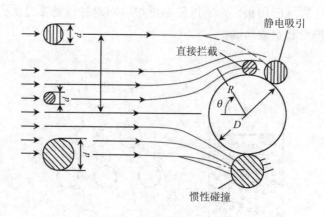

图 4-3　几种微粒捕集机理

（4）扩散作用。在气体分子热运动引起的碰撞作用下，细小微粒像气体分子一样作不规则的布朗运动，微粒尺寸越小，这种作用越显著。如对于 0.1 μm 的微粒，常温下每秒钟扩散距离达 17 μm，比纤维间距离大几倍至几十倍，这就使微粒有更多的机会运动到纤维表面而沉积下来，如图 4-4 所示。

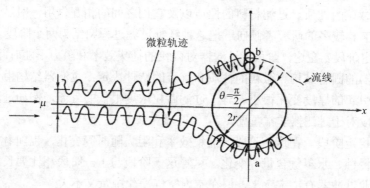

图 4-4　扩散效应

（5）静电作用。如图 4-3 所示，一般来说，纤维和微粒都可能带有电荷，两者之间遵循同性相斥、异性相吸的原理。若微粒与纤维所带电荷相反，微粒会吸附在滤料上；若微粒与纤维所带电荷相同，则情况正好相反。除了有意识地使纤维或微粒带电外，若是在纤维处理过程中因摩擦带上电荷，或因微粒感应而使纤维表面带电，则由于这种电荷不能长时间存在，而且电场强度也很弱，所以产生的吸引力很小，甚至可以完全忽略。

（6）重力沉降作用。粒径和密度大的尘粒，进入过滤器后，当气速不大，作缓慢运动时，可由重力作用自然沉降下来。由于气流通过纤维过滤器的时间较短，对于大多数室内微粒，因其粒径较小，重力沉降速度小，当它还没有沉降到纤维上时已通过纤维层，所以重力沉降作用较弱。

上述各种捕集作用，对某一微粒来说并非同时有效，起主导作用的往往只是其中的某一种或几种机理。

二、纤维过滤器的性能及其影响因素

（一）纤维过滤器的性能

纤维过滤器性能主要采用过滤速度、过滤阻力和容尘量这三个指标来评价。

（1）过滤速度。过滤速度可分为面速和滤速。面速是指过滤器断面上通过气流的速度，其单位一般用 m/s 表示。面速反映过滤器的处理能力和占地面积，面速越大，过滤器的面积越小。面速是反映过滤器结构特性的重要参数。

滤速反映气流的通过能力，反映了滤料的过滤性能。在特定的过滤器结构条件下，额定风量可全面反映过滤器的面速和滤速，在相同的界面积下，希望允许的额定风量越大越好。

（2）过滤阻力。过滤器的阻力由两部分组成：一是滤料的阻力 ΔP_1；二是过滤器的结构阻力 ΔP_2。对纤维过滤器来说，滤料的阻力是由气流通过纤维层时的迎面阻力造成的。这个阻力的大小和在纤维层中流动的气流是层流还是紊流关系极大。一般地，由于纤维极细，滤速较低，Re 值小，所以纤维层内的气流属于层流。对于给定的过滤器来讲，滤料已定，则滤层厚度、滤层填充率、纤维直径、纤维断面形状系数也为确定值。则滤料阻力可表示成：

$$\Delta P_1 = Av \tag{4-2}$$

式中：A —— 系数，取决于滤层厚度、滤层填充率、纤维直径、纤维断面形状系数
 和气体特性等参数的函数；

 v —— 滤速。

图 4-5 为针对几种纤维制造的滤纸测定得到的滤料阻力与流量的关系。由图可见，滤料阻力与气流流量成直线关系，随着流量的增加，滤料阻力线性增加。与滤料阻力不同，过滤器的结构阻力与气流速度不成直线关系。这是因为气流通过过滤器框架时，是以面速 u 为代表，一般达到 m/s 的量级，比滤速要大得多，而且气流遇到的构件的结构尺寸远比纤维直径大得多，所以此时是在大的 Re 值条件下，惯性力不能忽略，气流特性已不是层流了。这时阻力可表示为：

$$\Delta P_2 = Bu^n \tag{4-3}$$

式中：B —— 过滤器结构阻力系数；

 n —— 无量纲指数。

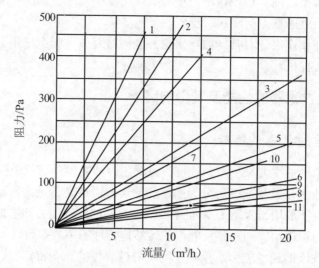

1—国外 AEC 滤纸；2—25 丝玻璃纤维滤纸；3—合成纤维滤纸；4—20 丝玻璃纤维滤纸；

5—ФⅡ，Ⅲ-15 滤布；6—合成纤维Ⅳ号滤纸；7—8 丝玻璃纤维滤纸；8—合成纤维Ⅰ号滤纸；

9—合成纤维Ⅱ号滤纸；10—5 丝玻璃纤维滤纸；11—化学微孔滤膜

图 4-5　各种滤纸（布）阻力

结合式（4-2）、式（4-3），过滤器的全阻力可写成：

$$\Delta P = Av + Bu^n \tag{4-4}$$

显然，不同的过滤器有不同的 A、B 值，若以滤速来统一表示，则全阻力可写成：

$$\Delta P = C u^m \tag{4-5}$$

式中：C——系数；

m——无量纲指数。

对于国产高效过滤器，C 为 3~10，m 为 1.35~1.36。例如标准风量为 1 000 m^3/h 时，阻力为 245 Pa 的高效过滤器，图 4-6 给出了实验测得的一种国产高效过滤器的阻力曲线。

在实际运行过程中，过滤器的阻力随着滤料表面积聚的微粒量增多而增加，习惯把过滤器没有积尘的阻力称作初阻力，把需要更换时的阻力称作终阻力。

（3）容尘量。容尘量用来描述滤料表面的积尘能力，通常将运行中过滤终阻力达到其初阻力 1 倍（或其他倍数）的数值时，或者效率下降到初始效率的 85% 以下（一般对于预过滤器来说）时滤器上沉积的灰尘质量作为该过滤器的容尘量。

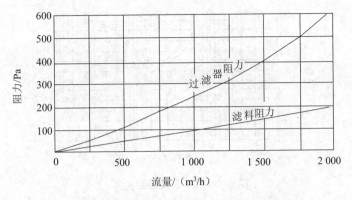

图 4-6　高效过滤器阻力与流量的关系

过滤器的容尘量关系到过滤器使用期限。以达到额定容尘量的时间作为过滤器的使用期限，则计算公式为：

$$T = \frac{P \times 1000}{C_1 Q t \eta}\qquad(4-6)$$

式中：T——过滤器使用期限，d；

P——过滤器容尘量，g；

C_1——过滤器入口空气的含尘浓度，mg/m^3；

Q——过滤器的风量，m^3/h；

t——过滤器一天的工作时间，h；

η——过滤器的计重效率，%。

（二）影响纤维过滤器性能的因素

影响纤维过滤器效率的因素很多，其中主要有微粒直径、纤维直径、过滤速度和滤料填充率等。

1. 粒子尺寸

过滤器从气流中分离高分散微粒是在多种机理共同作用下实现的，由于扩散作用随微粒径减小而增强，而筛滤、拦截、惯性碰撞和重力沉降等作用随微粒径增大而增强，所以过滤器总效率随微粒直径增大会出现一最低点。在大多数情况下，纤维层过滤器的最低效率点出现在 0.1~0.4 μm，如图 4-7 所示。必须说明的是，该最低效率对应的粒径并不是一个定值，它随微粒和性质、纤维的特性以及过滤速度而变。

图 4-8 给出了直径为 1.5 μm 的玻璃纤维层过滤器的最大穿透率随滤速变化的实验结果。可见随着滤速增加，穿透率的最大值向小粒径方向移动。

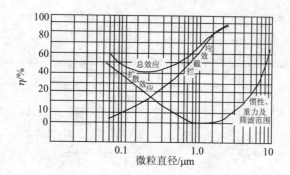

图 4-7　效率与粒径的关系

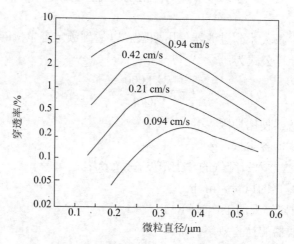

图 4-8　在不同滤速时穿透率与粒径的关系

2. 粒子种类

即使微粒尺寸相同，处于不同相态的微粒对过滤效率也有不同的影响。实验表明，过滤固态微粒比过滤液态微粒的效率要高。随着滤速的增加，相态对效率的影响逐渐减少。

3. 微粒形状

计算过滤器效率时所用的微粒和进行过滤器效率实验时的某些尘源的微粒都是球形的。球形微粒与纤维接触时，接触表面比不规则形状的微粒要小，因而不规则微粒与纤维接触的概率就大，沉积的概率也随之增大。实际上被过滤的空气中的微粒是不规则的，所以实际过滤效率将高于计算或实验值。

4. 纤维粗细和断面形状

随着纤维直径的减小，捕集效率提高，所以在选择高效过滤器滤材时，力求采用最细的纤维。不过过滤器的阻力随纤维直径减小而增大。

5．过滤速度

与最大穿透粒径类似，每一种过滤器都有一最大穿透滤速。如图 4-9 所示，扩散效率随滤速增加而下降，惯性碰撞和拦截效率随滤速增加而提高，所以总效率随着滤速增加呈先降后升的趋势，存在一个最低效率或最大穿透率对应的滤速。

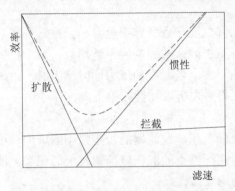

图 4-9　滤速对各类过滤效率的影响

图 4-10 表示单一纤维的效率与滤速的定量关系。例如对于 20 μm 的玻璃纤维，0.7 μm 微粒的最大穿透率出现在 80 cm/s 附近，而 2 μm 微粒在 20～30 cm/s 处出现最大穿透率。因此设计过滤器时，应根据需要过滤的主要粒径范围和纤维直径选择合适的滤速。

6．纤维填充率

一般来说，随着纤维填充率提高，过滤总效率将提高。这是因为随着纤维填充率提高，滤速增大，惯性碰撞效率和拦截效率均提高，其作用强于由于滤速提高引起的扩散效率降低。不过过滤器的阻力随滤速提高而增大，所以通过提高纤维填充率来提高效率并不是一个好的办法。

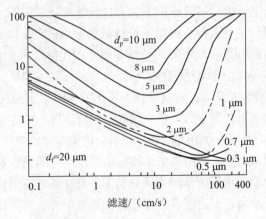

图 4-10　滤速对单一纤维效率的影响

7. 气流温度

被过滤气流温度的升高会导致微粒的扩散系数提高，这有助于提高亚微米级微粒的扩散效率。然而温度升高后，气体黏度变大，从而使依靠重力效应和惯性效应作用的大微粒的沉积效率降低，同时也使过滤阻力增大。

8. 气流压力

被过滤气流压力的降低会导致气体密度减小，空气分子自由行程变大，从而使滑动修正系数增大，导致扩散系数和惯性系数增大，所以扩散效率、惯性效率都增大，而对拦截效率影响不大。当温度和压力同时增大时，由于压力的增加比温度的增加给予黏性的影响大得多，所以惯性效率下降。

9. 积尘量

随着微粒在纤维表面沉积，过滤器的积尘量不断增加，过滤进入第二阶段，即不稳定过滤阶段。灰尘在纤维上的沉积就像树枝上的积雪，被称为树枝晶状模型。过滤效率随着积尘量的增加而提高。

三、空气过滤材料在室内空气净化中的应用

空气过滤材料除了在工业废气排放处理上得到广泛应用之外，空气过滤材料的另一类应用是常温下滤去微小粒子的室内空气净化处理。

一般地，可将过滤器分为三种类型，即粗效过滤器、中效过滤器和高效过滤器（或亚高效过滤器）。粗效过滤器主要用于阻挡 10 μm 以上的沉降性微粒和各种异物；中效过滤器主要用于阻挡 1～10 μm 的悬浮性微粒，以免其在高效过滤器表面沉积而很快将高效过滤器堵塞；高效过滤器（或亚高效过滤器）主要用于过滤含量最多、用粗效和中效过滤器都不能或很难过滤掉的 1 μm 以下的亚微米级微粒。

室内空气过滤器主要包括家用滤尘袋、居室空气净化器、通风过滤单元、空调过滤单元、真空吸尘器及呼吸器等。滤料多采用合成纤维、玻璃纤维及纤维素纤维。在过去的 10 年中，带电熔喷超细纤维由于其高过滤效率及低压降，被大量用做真空吸尘器滤袋中纤维素纤维的替代品。纤维素纤维纸仍被用做吸尘器滤袋的后支撑结构，但纤维纸可以由具有高强度和低压降的纺粘非织造布代替。20 世纪 80 年代高效呼吸器由超细玻璃纤维制得，由于其透气性、吸湿性、高压降等问题，已被带电熔喷超细纤维所取代。由于同样的原因，在通风空调中所用的 50% 以上的玻璃纤维纸在近 6～7 年中也被带电熔喷超细纤维所取代。带电熔喷超细纤维并不能完全成为高效过滤器的材料，因在较恶劣的环境下，如由烟、煤灰、灰尘积聚导致的静电屏蔽会使电荷减少，且电荷还会随时间衰减。然而使用带电熔喷超细纤维制得的高效粒子过滤之类的过滤器已在室内空气净化器和房间清洁器方面获得商业化应用。家用滤尘袋主要由针刺类非织造布制成，带电熔喷非织造布由于强度较低及带电纤维的不稳定和反向脉冲喷射清洁问题，因此用于取代针刺类非织造布还有一定的困难。

对于普通空调系统而言，设置一道粗效空气过滤器或一道粗效空气过滤器和一道中效空气过滤器即可满足要求，而对于洁净室，空调系统则需设置三道过滤器，即除了粗效和中效空气过滤器外，再加上一道高效空气过滤器。粗效空气过滤器多用玻璃纤维、聚丙烯（PP）、聚对苯二甲酸乙二酯（PET）、金属丝网等材料，能滤去 51 μm 以上的尘粒，中效空气过滤器除金属丝网外，其他材料与粗效相类似，不过其纤维直径更小，能将 1 μm 以上的尘粒有效过滤。高效过滤器（HEPA）主要用超细玻璃纤维和 PP 材料做成。国产的超细玻璃纤维的最高效率可达 99.999 99%。

洁净室空调一般可分为两类：工业洁净室和生物洁净室。工业洁净室主要是在某些对空气洁净度要求极高的生产工艺中使用。在电子工业中超大规模集成电路生产的某些工艺过程中，空气中悬浮粒子的控制粒径已降至 0.1 μm。在航天、胶片、光学仪器、精密机械等领域对室内空气洁净度也有较高要求。生物洁净室不仅对室内的含尘浓度有要求，还对细菌数量有要求，通过高效过滤器可将附着在尘粒上的细菌一并滤去。例如在食品工业中，为了保持食品的新鲜口味，用消毒来清除污染的方法已逐渐被淘汰，在洁净室环境下生产，可以不用添加化学保鲜剂，既保持了营养，又改善了口味，延长了贮存期。医院的手术室和特殊护理区、制药厂、生物实验室等也都有类似要求。

家用空调的普及率正在逐年提高，它所用的过滤材料大多是普通塑料机织滤网，孔隙较大，仅能滤去较大的尘粒。室内空气净化器是空气过滤材料的又一潜在市场，它的过滤材料一般是超细玻璃纤维。空气净化器在国外发展较快，美国空气净化器市场的年增长率在 10% 以上，我国还只是刚刚起步，普及率还很低。

第二节 吸附法

吸附是利用多孔性固体吸附剂处理气体混合物，使其中所含的一种或数种组分吸附于固体表面上，从而达到分离的目的。吸附操作已广泛应用于有机化工、石油化工等生产部门，成为一种必不可少的单元操作。吸附方法在环境工程中也得到广泛的应用。因为吸附剂的选择性高，它能分离其他方法难以分离的混合物，能有效地清除浓度很低的有害物质，净化效率高，设备简单，操作方便，所以该法特别适合于室内空气中的挥发性有机化合物、氨、H_2S、SO_2、NO_x 和氡气等气态污染物的净化。

一、吸附过程与吸附剂

（一）物理吸附与化学吸附

吸附是一种固体表面现象。固体表面对其附近的气体（或液体）分子有吸力，即吸附作用。气体在固体表面上的吸附，可分为物理吸附和化学吸附。

1．物理吸附

由吸附剂与吸附质之间的分子间力的作用所引起的吸附为物理吸附，也称为范德华吸附。这种物理吸附过程是可逆的，当系统的温度升高或被吸附气体的压力降低时，被吸附的气体将从固体表面逸出，而并不改变吸附剂与吸附质分子原来的性状。在低压下，物理吸附一般是单分子层吸附；当吸附质的气压增大时，也会变成多分子层吸附。

物理吸附的特征可归纳为：

（1）吸附质与吸附剂间不发生化学反应；

（2）对吸附的气体没有选择性，可吸附一切气体；

（3）吸附过程极快，参与吸附的各相间常常瞬间达到平衡；

（4）吸附过程为低放热反应过程，放热量与相应气体的液化热相近，因此物理吸附可看成是气体组分在固体表面上的凝聚；

（5）吸附剂与吸附质间的吸附力不强，当气体中吸附质分压降低或温度升高时，被吸附气体很容易从固体表面逸出，而不改变气体原来的性状。

2．化学吸附

由吸附剂表面与吸附质分子间的化学键力引起的吸附为化学吸附，涉及分子中化学键的破坏和重新结合。因此，化学吸附过程的吸附热较物理吸附过程的大，其吸附需要一定的活化能，数量相当于化学反应热，一般为 $84\sim417\ kJ/mol$。化学吸附的速率随温度升高而显著增加，宜在较高温度下进行。化学吸附具有很强的选择性，仅能吸附参与化学反应的某些气体，且吸附质与吸附剂结合比较牢固，一般必须在高温下才能脱附。从吸附层厚度来看，化学吸附是单分子层或单原子层吸附。

化学吸附的主要特征是：

（1）吸附有很强的选择性，且吸附是不可逆的；

（2）吸附速率较慢，达到吸附平衡需相当长的时间；

（3）升高温度可提高吸附速率。

应当指出，同一污染物可能在较低温度下发生物理吸附，而在较高温度下发生化学吸附，即物理吸附发生在化学吸附之前，当吸附剂逐渐具备足够高的活化能后，才发生化学吸附。亦可能两种吸附同时发生。

（二）吸附剂

1．对吸附剂的要求

（1）具有高度疏松的结构和巨大的暴露表面，吸附剂的有效表面包括外表面和内表面，而内表面总是比外表面大得多；

（2）对不同的吸附质具有选择性吸附作用，只从气流中分离出欲去除的物质；

（3）足够的机械强度和均匀的尺寸或构造；

（4）来源广泛，成本低廉。

2．常用吸附剂

常用的吸附剂有活性炭、活性氧化铝、分子筛和硅胶，其物理性质及应用如表4-1和表4-2所示。

（1）活性炭。几乎所有的含碳物质如煤、木材、锯末、骨头、椰子壳、果核、核桃壳等，在低于600℃下进行炭化，所得残炭再用水蒸气、热空气或氯化锌、氯化镁、氯化钙和硫酸做活化剂进行活化处理，都可制得活性炭。其中最好的原料是椰子壳，其次是核桃壳或水果核等。

活性炭良好的吸附性能归因于其丰富的孔结构。活性炭具有较大的比表面积，其大部分来源于微孔，微孔适合小分子的吸附，而中孔适合吸附色素分子之类的大分子。大孔和中孔是通向微孔的被吸附分子的扩散通道，它支配着吸附分离过程中吸附速度这一重要因素。一般认为活性炭的微孔结构为狭缝形细孔。严格地说，由于微石墨并没有完全平行排列，应该是楔形孔。实际上，在活性炭中上述细孔单元相互之间在三维方向上相互联结，比单元孔更大的细孔亦可存在。国产活性炭的特性见表4-3。

表 4-1　常用吸附剂的物理性质

物理性质	活性炭	活性氧化铝	沸石分子筛	硅胶
真密度/（kg/m³）	1.9～2.2	3.0～3.3	2.0～2.5	2.1～2.3
表观密度/（kg/m³）	0.7～1	0.8～1.9	0.9～1.3	0.7～1.3
填充密度/（kg/m³）	0.35～0.55	0.49～1.00	0.60～0.75	0.45～0.85
孔隙率	0.33～0.55	0.40～0.50	0.30～0.40	0.40～0.50
比表面积/（m²/g）	600～1 400	95～350	600～1 000	300～830
微孔体积/（cm³/g）	0.5～1.4	0.3～0.8	0.4～0.6	0.3～1.2
平均微孔径/10⁻¹⁰m	20～50	40～120	—	10～140
比热容/[J/(g·K)]	0.84～1.05	0.88～1.00	0.80	0.92
热导率/[kJ/(m·h·K)]	0.50～0.71	0.50	0.18	0.50

表 4-2　常用吸附剂应用举例

吸附剂	污染物
活性炭	苯、甲苯、二甲苯、醋酸、乙醇、乙醚、丙酮、煤油、汽油、光气、苯乙烯、氯乙烯、恶臭物质、$HCHO$、C_2H_5OH、H_2S、Cl_2、CO、SO_2、NO_x、CS_2、CCl_4、$CHCl_3$、CH_2Cl_2
浸渍活性炭	烯烃、胺、酸雾、碱雾、硫醇、SO_2、Cl_2、H_2S、HF、HCl、NH_3、Hg、$HCHO$、CO
硅胶	NO_x、SO_2、C_2H_2
分子筛	NO_x、SO_2、CO、CS_2、H_2S、NH_3、C_nH_m
活性氧化铝	H_2S、SO_2、C_nH_m、HF
浸渍活性氧化铝	$HCHO$、Hg、HCl（气）、酸雾

表 4-3　国产活性炭的特性

型号	原料及活化方法	主要性能							
		粒度/ram	壤积密度(g/L)	强度/%	水分/%	吸苯率/%	碘值/(mg/g)	比表面积/(m²/g)	孔体积/(m³/g)
太原 5#炭	煤粉+煤焦油；水蒸气活化	直径 3～5 长 3～8	<600	>85	<10		642.1	713	
太原 8#炭	煤粉+煤焦油；水蒸气活化	直径 1.5 长 2～4	495	>75	8～10	>35	859.8	926	0.81
上海 15#炭	木炭粉+煤粉+煤焦油；水蒸气活化	直径 3～4 长 8～15	<600	>95	<5	>22%			
上海 14#炭	木炭粉+煤粉+煤焦油；水蒸气活化	直径 3～4 长 5～10		>95	<5	>25			
新化 X-16 炭	果壳+煤焦油；水蒸气活化	直径 3～3.5 长 3～8	<500	>90	<10	>300 mg/g		979	0.63

（2）活性氧化铝。活性氧化铝是由含水氧化铝经加热脱水活化而制成，有粒状、片状和粉状。与其他吸附剂相比，其机械强度较高。

（3）沸石分子筛。沸石分子筛是一种人工合成的泡沸石，与天然的泡沸石一样是水合铝硅酸盐晶体，其化学式为 $Me_{x/n}[(Al_2O_3) \cdot (SiO_2)_y] \cdot mH_2O$，式中，$x/n$ 是价数为 n 的金属阳离子 Me 的数目；m 是结晶水的分子数。

分子筛在结构上有许多均匀的孔道与排列整齐的孔穴，这些孔穴不但提供了很大的比表面，而且它只允许直径比孔径小的分子进入，从而使大小及形状不同的分子分开，起到筛分的作用，故称为分子筛。根据孔径大小以及 SiO_2 与 Al_2O_3 的分子比的不同，分子筛有不同的型号，如 3A（钾 A 型）、4A（钠 A 型）、5A（钙 A 型）、10X（钙 X 型）、13X（钠 X 型）、Y（钠 Y 型）、钠丝光沸石等。

分子筛与其他吸附剂相比较，其优点在于：

① 吸附的选择性强，这是由于分子筛的孔径大小整齐均一，又是一种离子型的吸附剂，因此它能根据分子的大小及极性的不同进行选择性吸附；

② 吸附能力强，即使气体的组成浓度很低，仍然具有较大的吸附能力；

③ 高温吸附能力强，在较高的温度下，仍然具有较大的吸附能力，而其他吸附剂的吸附能力却受温度的影响很大。

（4）硅胶。硅胶是一种硬而多孔的固体颗粒，其分子式为 $SiO_2 \cdot nH_2O$。制备方法是将水玻璃（硅酸钠）溶液用酸处理，沉淀后得到硅酸凝胶，再经老化、水洗（去盐）、干燥而得。硅胶是工业和实验室常用的吸附剂，其特征是孔隙大小分布均匀，亲水性强，它从气体中吸附的水量可达自身质量的 50%。

（5）活性炭纤维。活性炭纤维具有优异的结构与性能特征，其比表面积大，孔径分布高，是近几十年来迅速发展起来的一种新型高效吸附材料。由于活性炭纤维的外表面积、比表面积均比粒状活性炭大，所以其吸附速度和解吸速度也比粒状活性炭大得多。同时因阻力小，气体或液体易于通过，所以作为活性炭的新品种，活性炭纤维在室内空气净化方面的应用受到人们的广泛关注。

活性炭纤维是有机纤维经高温炭化、活化制备而成的一种多孔性纤维状吸附材料。活性炭纤维与普通碳纤维的区别在于：前者的比表面积高，约为后者的几十倍至几百倍；炭化温度较低（通常低于 1 000℃），拉伸强度小于 500 MPa。而且此类碳纤维经活化后形成的活性炭纤维表面存在多种含氧官能团。

活性炭纤维是 20 世纪 60 年代随着碳纤维工业的发展而发展起来的。活性炭纤维首先以编织形式制备，黏性编织物被用做前驱体，热解并经活化而制成活性炭纤维织物。随后，相继研制出黏胶基、酚醛基、聚氯乙烯基、PVA 基、聚酰亚胺基、聚苯乙烯基等活性炭纤维，并广泛用于各个领域。

二、影响吸附剂吸附气体的因素

1．操作条件

低温有利于物理吸附，适当升高温度有利于化学吸附。增大气相主体压力，即增大吸附质分压，能加快吸附进程。

2．吸附剂的性质

孔隙率、孔径、粒度等影响比表面积，从而影响吸附效果。

3．吸附质的性质与浓度

临界直径、分子量、沸点、饱和性等影响吸附量。若用同种活性炭作吸附剂，对于结构相似的有机物，分子量和不饱和性越大，沸点越高，越易被吸附。

4．吸附剂的活性

吸附剂的活性是吸附剂吸附能力的标志，常以吸附剂上已吸附吸附质的量与所用吸附剂量之比的百分数来表示。其物理意义是单位吸附剂所能吸附的吸附质量。

吸附剂的活性可表示为静活性和动活性。静活性是指一定温度下，气体中被吸附物（吸附质）的浓度达平衡时单位吸附剂上可能吸附的最大吸附量，亦即在一定温度下，吸附达到饱和时，单位质量（或体积）吸附剂所能吸附吸附质的量。动活性是吸附过程还没有达到平衡时单位质量（或体积）吸附剂吸附吸附质的量。气体通过吸附剂床层时，床层中吸附剂逐渐趋于饱和。一般认为，当流出气体中发现有吸附质时，吸附器中的吸附剂层已失效，这时单位质量（或体积）吸附剂所吸附的吸附质量叫动活性。

5．接触时间

在进行吸附操作时，应保证吸附质与吸附剂有一定的接触时间，以便充分利用吸附剂的吸附能力。

三、吸附在室内空气净化中的应用

作为净化室内空气的主要方法，吸附被广泛采用，所用吸附剂主要是粒状活性炭和活性炭纤维。一项实验测得活性炭纤维对苯、氨、甲醛的平衡吸附容量（25℃时，饱和蒸气压下的吸附容量），如表4-4所示。

由于活性炭纤维具有优异的结构特征以及良好的吸附性能，在环境保护方面，人们基于活性炭纤维，设计制造了各种吸附装置，在废水治理、饮用水净化方面，已取得了理想的效果；在室内空气净化方面也取得了较好的效果。活性炭纤维不仅能广泛用于有机物的吸附与清除，而且能够有效地去除异味。

表4-4　活性炭纤维对苯、氨、甲醛的平衡吸附容量　　　　　　　　单位：mg/g

吸附质	黏胶基活性炭纤维	纸片状活性炭纤维
氨	248	162
苯	325	214
甲醛	278	176

第三节　非平衡等离子体技术

非平衡等离子体技术是利用气体放电产生的具有高度反应活性的电子、原子、分子和自由基与各种有机、无机污染物分子反应，从而使污染物分子分解成为小分子化合物。这一技术的最大特点是可以高效、便捷地对各种污染物进行破坏分解，使用的设备简单，便于移动，适合于多种工作环境。它不仅可以对气相中的化学物质、生物性污染物进行破坏，而且可以对液相和固相中的化学物质、放射性废料进行破坏分解；不仅可以对低浓度的有机污染物进行分解，而且对高浓度的有机污染物也有较好的分解效果。当非平衡等离子体技术与催化技术相结合后，可以更加有效地控制反应副产物的生成与分布，免除或减少吸附法的后处理过程。近年来，这一技术在大气环境治理领域受到世界各国普遍关注。

一、等离子体简介

等离子体被称做除固体、液体和气体之外的第四种物质存在形态。等离子体是由电子、离子、自由基和中性粒子组成的导电性流体，整体保持电中性。

根据粒子温度的差异，等离子体可分为热平衡等离子体（thermal equilibrium plasma）或热等离子体（thermal plasma）和非平衡等离子体（nonequilibrium plasma）或低温等离子体（cold plasma）。根据等离子体的来源，等离子体又可分为辐射等离子体（radiation plasma）和放电等离子体（discharge plasma）。空气净化大多通过非平衡等离子体实现。

在热平衡等离子体中，电子与其他粒子的温度相等，热等离子体的能量密度很高，重粒子温度与电子温度相近，通常为 10 000～20 000 K 的数量级，各种粒子的反应活性都很高。热等离子体的产生方法包括大气压下电极间的交流（AC）与直流（DC）放电、常压电感耦合等离子体、常压微波放电等。热等离子体技术的应用广泛，如磁流体发电，核聚变技术，等离子体切割、焊接，耐热耐磨表面喷涂，特种冶金，新材料合成，颗粒球化，超细粉末生产等都应用了热等离子体技术。

在非平衡等离子体中，电子温度一般要高达数万度，而其他粒子的温度只有 300～500 K。冷等离子体包括辉光放电、低压射频放电、电晕放电等，日常用的荧光灯、半导体工业中所用到的刻蚀技术等都属于此类。非平衡等离子体技术在工业生产与日常生活中已得到极为广泛的应用，如霓虹灯、半导体刻蚀、真空镀膜、纺织品表面改性、非晶新材料的生产等。

二、非平衡等离子体的发生技术

非平衡等离子体的产生方法很多，常见的有电子束照射法和气体放电法。电子束照射法是利用电子加速器产生的高能电子束，直接照射待处理气体，通过高能电子与气体中的氧分子及水分子碰撞，使之离解、电离，形成非平衡等离子体，继而与污染物进行反应，使之氧化去除。

气体放电法产生非平衡等离子体的种类较多，按电极结构和供电方式的差异，可将其分为电晕放电、介质阻挡放电和表面放电等，其中电晕放电又包括直流电晕和脉冲电晕放电。

（一）电晕放电法

1. 直流电晕放电法

直流电晕放电是在直流高压作用下，利用电极间电场分布的不均匀性产生气体放电的一种方式。这种放电方法广泛用于静电除尘方面。在有机污染物的净化方面也有人做过研究，尽管也有一定的净化效果，但是直流电晕放电形成的等离子体活性空间小，仅限于电晕极附近，同时在略高的操作电压下即会击穿形成火花放电，使气体温度升高。研究表明，静电除尘过程与有机污染物的降解过程对放电的要求有较大差别，前者放电以提供离子源为目的，所需的电晕区较小，用直流电晕即可满足要求，而后者要求放电能为有机污染物的降解反应提供足够多的活性物质，因而反应器应有较大的活性空间，而直流电晕放电较难满足这个要求，所以不适用于有机污染物的净化。

2. 脉冲电晕放电法

20 世纪 80 年代初期日本、美国的学者最先提出了脉冲电晕产生常压非平衡等离子体方法。该法也是利用高能电子的作用激发气体分子，使其电离或离解，并产生强氧化性的自由基。脉冲电晕放电采用窄脉冲高压电源供能，脉冲电压的上升前沿极陡（上升时间为几十至几百纳秒），峰宽较窄（几微秒以内），在极短的脉冲时间内，电子被加速而成为高能电子，而其他质量较大的离子由于惯性作用在脉冲瞬间来不及被加速而基本保持静止。因此放电所提供的能量主要用于产生高能电子，能量效率较高。

与电子束照射法相比，该法不需要电子加速器，也无须辐射屏蔽，因而具有较好的安全性和可操作性。与直流电晕放电相比，脉冲电晕放电还具有以下优点：

（1）可以在较高的脉冲电压下操作，而不像直流电晕放电那样，容易过渡到火花放电，因而可提供比直流电晕放电高几个数量级的活性粒子浓度；

（2）在高电压作用下，电晕区较大而且放电空间电子密度较高，同时空间电荷效应也使电子在反应器内的分布趋于均匀，所以其活性空间也比直流电晕放电大得多；

（3）电子密度大、分布广，反应器可以设计为较大空间，允许较宽的反应器制造误差。

由于脉冲电晕放电具有这些优点，所以它在空气污染物净化方面具有更强的实用前景。

（二）介质阻挡放电

介质阻挡放电是产生常温非平衡等离子体较理想的方法，也是最早得到应用的放电方法之一。在这类放电反应器的结构中，采用电介质将两电极隔开，介质可以覆盖在电极上或放置于电极之间，在两电极间加上足够高的交流电压时，电极间隙的气体就会发生击穿，形成放电。放电形成大量细微的快脉冲放电通道，表现为均匀、弥散和稳定，与低压辉光放电相似。电介质在放电过程中起到储能作用，使放电稳定并产生延时极短的脉冲，同时它能抑制火花放电的产生。介质阻挡放电可以在常压或更高的气压下工作，使用的电压频率也相当宽，从几十赫兹到几兆赫兹。

Evans 采用介质阻挡放电对含有三氯乙烯的气体进行了处理，去除率达到 80%，能耗为 $13.8 \, W \cdot h/m^3$。我国台湾省中央大学李金靖等研究了介质阻挡放电对甲醛废气的处理情况。研究表明：当气体停留时间为 10 s 左右、操作电压为 18 V 时，初始浓度为 110×10^{-6} 的甲醛废气可达到 90% 的去除率。复旦大学侯健等人利用介质阻挡放电法降解 VOCs，对低浓度苯、甲苯的降解率均达到了 80% 以上。双介质层的阻挡放电由于电极不直接与放电气体发生接触，从而避免了电极因参与反应而发生的腐蚀问题，又因为具有电子密度高和可在常压下运行的特点，所以在 VOCs 的治理中有其一定的优势。但是它在放电中有 20%左右的电能转化为热能，这对烟气治理是极不经济的，所以介质阻挡放电又丧失了大规模工业应用的可能性。

（三）表面放电

表面放电的主体是结构致密的陶瓷（陶瓷管或陶瓷板），在陶瓷的内部埋有金属板作为接地极，陶瓷的一侧表面上布置导电条作为高压电极，另一侧作为反应器的散热面。在中、高频电压作用下，放电从放电极沿陶瓷表面延伸，在陶瓷表面形成许多细致的通道。与其他放电方式相比，表面放电的功率消耗较大，放电过程中发热比较严重，常需要在反应器的外部强制冷却，能量利用率不高。另外由于放电只集中在陶瓷表面附近，所提供的等离子体反应空间亦不够，加上结构复杂，不便于实际应用。

三、等离子体净化原理

非平衡等离子体应用于空气净化，不仅可分解气态污染物，还可从气流中分离出微粒，整个净化过程涉及预荷电集尘、催化净化和负离子发生等作用。

（一）预荷电集尘

预荷电集尘是利用极不均匀电场，形成电晕放电，产生等离子体，其中包含的大量电子和正负离子，在电场梯度的作用下，与空气中的微粒发生非弹性碰撞，从而附着在上面，使之成为荷电粒子。在外加电场力作用下，荷电粒子向集尘极迁移，最终沉积在集尘极上。其处理过程分为三个阶段：

（1）$e^- + M$（气体分子）$\longrightarrow M^-$；

（2）$M^- + PM$（微粒）$\longrightarrow (PMM)^-$；

（3）$(PMM)^- \longrightarrow PMM$（沉积在集尘极上）。

预荷电集尘是一个物理过程，在这个过程中，对悬浮在空气中直径小于 100 μm 的总悬浮颗粒（TSP）和直径小于 10 μm 的可吸入颗粒（PM_{10}）产生一定的清除效果。

（二）催化净化

无论采用何种放电方法产生等离子体，它们的催化作用原理是一致的，都是以高能电子与气体分子碰撞反应为基础。其催化净化机理包括两个方面：① 在产生等离子体的过程中，高频放电产生瞬间高能量，打开某些有害气体分子的化学键，使其分解成单质原子或无害分子；② 等离子体中包含大量的高能电子、离子、激发态粒子和具有强氧化性的自由基，这些活性粒子的平均能量高于气体分子的键能，它们和有害气体分子发生频繁的碰撞，打开气体分子的化学键，同时还会产生大量的·OH、·HO$_2$、·O 等自由基和氧化性极强的 O$_3$，它们与有害气体分子发生化学反应生成无害产物。在化学反应过程中，添加适当的催化剂，能使分子化学键松动或削弱，降低气体分子的活化能从而加速化学反应。

等离子体中的化学反应主要是通过气体放电产生的快电子激发来完成的。这些快电子与气体分子碰撞，使气体分子激发到更高的能级。被激发到高能级的分子，由于其内能的增加，既可以发生键的断裂也可以与其他物种发生化学反应。而由于碰撞失去部分能量的电子在电场的作用下仍可得到补偿。典型的反应类型如表 4-5 所示。

表4-5　主要的等离子体反应

电子/分子反应		电子/原子反应	
激发	$e^- + A_2 \longrightarrow A_2^* + e^-$	电荷转移	$B + A^+ \longrightarrow B^+ + A$
离解	$e^- + A_2 \longrightarrow 2A + e^-$	离子复合	$A^+ + B^- \longrightarrow AB$
附着	$e^- + A_2 \longrightarrow A_2^-$	中性复合	$A + B + M \longrightarrow AB + M$
离解附着	$e^- + A_2 \longrightarrow A + A^-$	分解反应	
电离	$e^- + A_2 \longrightarrow A_2^+ + 2e^-$	电子的	$e^- + AB \longrightarrow A + B + e^-$
离解电离	$e^- + A_2 \longrightarrow A^- + A^+ + e^-$	原子的	$A + B_2 \longrightarrow AB + B$
复合	$e^- + A_2^+ \longrightarrow A_2$	合成反应	
离脱	$e^- + A_2^- \longrightarrow A_2 + 2e^-$	电子的	$e^- + A \longrightarrow A^* + e^-$
电子/原子反应			$A^* + B \longrightarrow AB$
潘宁离解	$M^* + A_2 \longrightarrow 2A + M$	原子的	$A + B \longrightarrow AB$
潘宁电离	$M^* + A_2 \longrightarrow A_2^+ + e^- + M$		

从表 4-5 中可以看出，非平衡等离子体是使分子活化的有效方法，它能使几乎所有的分子激发、电离和自由基化，产生大量的活性基团，如·O$_2^-$、·O、·OH、O$_3$ 和高能量的自由电子 e。这些活性物质使得在通常条件下难以实现的反应可以很容易地在等离子体系统中完成，尤其对空气污染物的脱除，可以在很短的时间内使其分解（甚至完全分解）。研究表明，等离子体分解空气污染物可通过以下两种途径进行：

（1）高能级电子直接作用于污染物分子：

$$e^- + 污染物分子 \longrightarrow 各种碎片分子$$

（2）高能级电子间接作用于污染物分子：

$$e^- + O_2 (N_2, H_2O) \longrightarrow 2O (N, N^*, \cdot OH) + 污染物分子 \longrightarrow 中性分子$$

由于非平衡等离子体电离度不高，当气体污染物的浓度也不高时，途径（2）成为主要反应。当污染物浓度较高时，途径（1）的作用便不可忽视。

（三）负离子发生

在产生等离子体的同时，也产生大量负离子，若将这些负离子释放到室内空间，则一方面能调节空气离子平衡；另一方面还能有效地清除空气中的污染物。高浓度的负离子同空气中的有毒化学物质和病菌悬浮颗粒物相碰撞使其带负电。这些带负电的颗粒物会吸引其周围带正电的颗粒物（包括空气中的细菌、病毒、孢子等），从而积聚增大。这种积聚过程一直持续到颗粒物的质量足以使它降落到地面为止。

非平衡等离子体降解污染物是一个十分复杂的过程，而且影响这一过程的因素很多。虽然目前已有大量非平衡等离子体降解污染物机理的研究，但还未形成能指导实践的理论体系，因而深入研究非平衡等离子体降解污染物的机理是其应用研究方向之一。

四、反应器

目前，常见到的放电反应器有脉冲电晕放电反应器和介质阻挡放电反应器。前者利用脉冲电源产生的脉冲使迁移率高的电子受到突发强电场的加速而获得足够的能量，同时防止了迁移率低的离子在电场中的加速造成的能量浪费。介质阻挡放电是绝缘介质插入放电空间的一种气体放电。这种反应器曾用来大量生产臭氧，在放电等离子体中的臭氧具有很强的氧化性，对挥发性有机物的降解起着重要作用。研究表明，臭氧的产生主要是由于电子参与了反应，因此，如何使输入到臭氧发生器中的能量有效地分配给电子，成为提高臭氧产生效率的关键问题。为了改善脉冲放电反应器和介质阻挡放电反应器的性能，提高能量利用率，产生了一些新的技术，如采用高压、超高压窄脉冲发生器，配合旋转火花间隙开关，可以使得脉冲前后沿陡峭，以增加自由电子数目，减少离子数目；采用正、负脉冲电晕放电等结构，以获得更高的能量利用率。

近年来，人们对介质阻挡放电反应器也进行了一些技术尝试：

（1）在放电空间中，插入金属细线，提高活性氮浓度；

（2）在放电空间中，封入金属氧化物，由此派生出填充床放电反应器；

（3）采用沿面放电结构，以获得更大半径的微放电通道，由此派生出沿面放电反应器。

另外，毛细管放电反应器、射频放电反应器和多电极放电反应器也是目前研究的一个方向，目前典型的放电反应器有四种（图 4-11）。采用不同的电极结构和不同的反应器材料也会对有机污染物的脱除率产生影响。

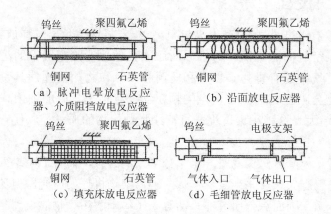

图 4-11　常见气体放电反应器

五、影响非平衡等离子体净化效果的因素

由于脉冲电晕放电法产生非平衡等离子体的一系列优越性，人们针对脉冲电晕等离子体净化有机物的效果进行了系列的研究，结果表明脉冲电晕特性、反应器结构形式和气体特性皆会影响净化效果。

1. 脉冲电晕特性的影响

脉冲电晕特性包括脉冲极性、基压、脉冲峰值电压、脉冲上升前沿、脉宽和脉冲频率等参数。借助旋转火花间隙开关与成型电容产生高压脉冲供能对甲苯的净化效果的研究表明，成型电容和脉冲频率与净化效率的关系分别如图 4-12 和图 4-13 所示。

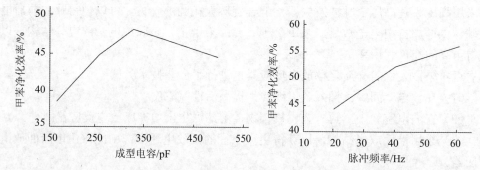

图 4-12　成型电容与净化效率的关系　　图 4-13　脉冲频率与净化效率的关系

由图 4-12 可以看出，有一最佳成型电容（330 pF），这是由于净化效率与脉冲前沿和脉宽有关。电子加速度随脉冲前沿变陡而增大，施放于等离子体的能量随脉宽增大而提高，所以脉冲前沿越陡，或脉宽越大，则净化效果越好，反之亦然。随

着成型电容增大，脉冲波形前沿变缓，但脉宽增大，所以从电子加速度角度考虑，净化效率降低，而从施放能量角度考虑，净化效率提高。当成型电容小于最佳值时，脉宽较小，造成的净化效率降低作用强于脉冲前沿较陡引起的净化效率提高作用。而成型电容大于最佳值时，脉冲前沿变缓造成的净化效率降低作用强于脉宽增大引起的净化效率提高作用。由图 4-13 可以看出，甲苯净化效率随脉冲频率增大而升高。这是由于随脉冲频率增大，单位时间施加的能量提高。

2. 反应器结构形式的影响

晏乃强等研究了脉冲电源主要输出参数如表 4-6 所示时，线—筒结构反应器的电晕极结构、反应器直径、反应器外筒材质、反应器长度和电晕线间距等参数对净化甲苯效果的影响。

表 4-6   脉冲电源主要输出参数

脉冲峰值电压/kV	脉冲上升时间/ns	脉冲宽度/μs	脉冲重复频率/MHz
0~55	<300	<10	0~110

（1）电晕极结构。表 4-7 给出了相同气体停留时间和初始气体浓度条件下，电晕级结构形式、峰值电压与甲苯净化效率的关系。其中 3-ϕ 0.5 mm 绞线由三根 ϕ 0.5 mm Ni-Cr 合金丝相互缠绕而成。可见，当脉冲电压峰值低于 30 kV 时，电晕线曲率半径越小，甲苯的去除率越高。这是因为当反应器的直径一定时，电晕线的曲率半径越小，起晕电压越低，放电越易发生。当峰值电压升高时，各反应器的甲苯去除率逐渐接近，说明此时电晕极曲率半径对反应器的影响减弱。但是当峰值电压过高时（V_0=42 kV），电晕线曲率半径小反而导致甲苯净化效率降低，这是因为高峰值电压下，线-筒间距较小的反应器易发生火花放电，火花放电不仅增大电能消耗，而且破坏了电晕放电的正常进行，因而甲苯净化效率低。

表 4-7   电晕极结构、峰值电压与甲苯净化效率的关系

电晕极结构/mm	峰值电压/kV			
	24	30	36	42
	甲苯净化效率/%			
ϕ0.2Ni-Cr 线	28.2	44.4	48.6	46.7
ϕ0.5Ni-Cr 线	25.1	44.7	48.2	46.2
ϕ0.5 铜线	25.3	44.5	48.4	46.6
ϕ1.0Ni-Cr 线	17.4	39.0	47.1	45.3
ϕ2.0Ni-Cr 线	8.9	35.1	46.5	41.9
3-ϕ0.5 绞线	34.8	48.3	46.1	40.5

注：实验条件：反应器为内径 20 mm、长 500 mm 的铜管，气体在反应器的停留时间为 18 s，气体初始浓度为 1 000 mg/m³。

（2）反应器直径。在相同的反应器长度和气体停留时间条件下，考察反应器直

径对甲苯净化效率的影响，结果如图 4-14 所示。可以看出，当峰值电压低于 60 kV 时，随着施加电压增大，直径较小的反应器的甲苯净化效率先升后降，而直径较大的反应器的甲苯净化效率呈单调上升趋势。这是因为在较高的峰值电压下，直径较小的反应器会发生火花放电。从图 4-14 还可看出，较小的反应器有利于甲苯去除，这是由于反应器直径越小，电晕区在整个电场空间所占比例越大。

（3）反应器外筒材料。筒体材料对甲苯净化效率的影响如图 4-15 所示。其中陶瓷管和玻璃管的外壁紧缠一层铝箔做接地极。从钢管与陶瓷管反应器的对比可以看出，只在电压峰值低于 30 kV 时，铜管反应器的甲苯净化效率高于陶瓷管，这是由于陶瓷层的存在使反应器的起晕电压略有升高。从趋势来看，在实验电压峰值范围内，陶瓷管反应器甲苯净化效率有较明显的上升趋势，而铜管反应器则在峰值电压高于 30 kV 后上升趋势变缓，高于 36 kV 后，由于出现火花放电，甲苯去除率下降。因此陶瓷管反应器适合于较高的峰值电压下使用。

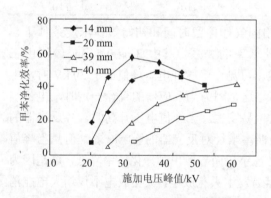

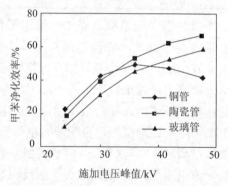

图 4-14　反应器直径对甲苯净化效率的影响　　图 4-15　外筒材料对甲苯净化效率的影响

对玻璃管与陶瓷管反应器进行比较可以看出，尽管玻璃管对放电也同样具有阻挡作用（其常数与陶瓷管接近，为 5~10），但用做反应器外筒时，对甲苯的去除效果不如陶瓷管。这是由于陶瓷管的多孔性表面对气体中甲苯分子吸附量较大，而吸附态的甲苯分子可与活性粒子继续反应，因而能增强甲苯的去除效果。而玻璃管壁则致密、表面光滑，因而吸附作用较弱。

（4）反应器长度的影响。当气体流量一定时，考察反应器长度对甲苯去除率的影响，结果如图 4-16 所示。可见甲苯的去除率随着反应器长度的增加而上升。这是由于反应器长度增加，气体在反应器中的停留时间延长，反应更充分。不过当反应器长度增加到一定程度后，净化效率随长度增加变得非常缓慢。这是由于随着反应器长度增加，放电所需的能量随之增大，而在同样的供能条件下，注入反应器的能量相近，放电长度越长，反应器中的平均能量密度（注入反应器的能量与反应器体积之比）越低，放电强度减弱，单位长度的放电区内活性粒子密度也随之降低。

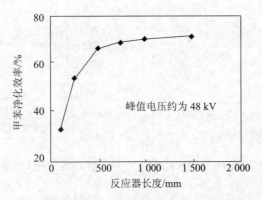

图 4-16　反应器长度对甲苯净化效率的影响

（5）电晕线间距。对于线—板式反应器，电晕线间距也是影响反应器性能的主要因素之一。表 4-8 给出了线—板式反应器的电晕线间距与甲苯净化效率的关系。可以看出，当电晕线间距为 20～60 mm 时，随着电晕线间距缩小，甲苯的去除率上升，这是由于随着电晕线间距缩小，沿反应器长度方向布置电晕线的根数增加，产生的等离子强度增大，甲苯与等离子体碰撞荷电的概率增大。但是当电晕线间距为 10 mm 时，甲苯去除率反而比间距为 20 mm 的反应器差，这是由于电晕间距过小时，电晕线之间的电场相互屏蔽作用增强。

表 4-8　线—板式反应器的电晕线间距对甲苯去除率的影响

电晕线间距/mm	电晕线根数/根	电压峰值/kV	甲苯去除率/%
10	13	42	54.6
20	7	42	58.4
40	4	42	38.7
60	3	42	29.2

3. 气体特性的影响

由于稀释气体在放电体系中占有相当大的体积分数，并且在放电过程中产生大量高能量电子和活性粒子，如 $O(^3P)$ 和 (^1D) 以及 N、N^*、·OH 等活性自由基，这些粒子都直接或间接地参与化学反应。稀释气体的种类不仅直接影响气体污染物的降解效率，而且还影响反应副产物的生成与分布。初始污染物浓度、气体流速和气体温度是影响净化效果的主要气体特征参数。

图 4-17、图 4-18 和图 4-19 分别给出了初始浓度、气体流量和温度对甲苯净化效率的影响。可以看出，甲苯净化效率随初始甲苯浓度和气体流量的增大而降低。随着气体温度升高，甲苯净化效率提高。

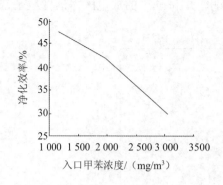

图 4-17　入口甲苯浓度对净化效率的影响

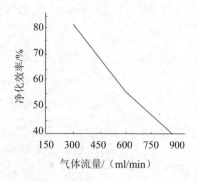

图 4-18　气体流量对净化效率的影响

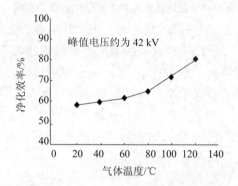

图 4-19　气体温度对净化效率的影响

4．填充材料与催化剂的作用

为了提高放电反应的效率，降低副反应产物的生成，往往在放电反应器中添加介电常数较大的材料，填充材料的介电常数越高，在低电场强度下，苯的转化率就越高。

利用金属氧化物作催化对苯进行降解，在相同的条件下，负载有金属氧化物的反应器均有较高的降解率，比无催化剂时可提高 20%以上。催化剂的活性高低可依次排列如下：$Mn>Fe>Co>Ti>Ni>Pd>Cu>V$。Oda 等发现，在反应器中添加颗粒状的 V_2O_5/TiO_2 和 Cu-ZSM-5 催化剂后，三氯乙烯的分解明显增加。

六、非平衡等离子体在空气净化中的应用

20 世纪 80 年代非平衡等离子体在空气污染控制方面的应用研究集中在烟气脱硫和脱硝。由于这种技术去除 SO_2 和 NO_2 效率高，产物是高质量的化肥，易于收集，无废液处理和腐蚀结垢等问题，被认为是最具前途的烟气脱硫脱硝技术。

利用非平衡等离子体净化空气中 VOCs 和杀灭细菌是近年来的研究热点。黄立维

等利用脉冲电晕放电处理含低浓度甲苯空气，在线—筒式反应器中，甲苯的降解率达到 81%。用线—板式反应器处理乙醇、丙酮、甲醛和二氯甲烷模拟的有害气体，在气体流量为 500 ml/min，脉冲峰值电压为 48 kV 时，对初始浓度分别为 336 mg/m^3、645 mg/m^3、368 mg/m^3 和 1 455 mg/m^3 的乙醇、丙酮、甲醛和二氯甲烷的降解率分别为 62%、38%、65% 和 31%。侯健等采用非平衡等离子体降解正己烷、环己烷、苯和甲苯，结果表明，当正己烷的含量分别为 0.26%、0.79% 和 1.3% 时，在 12 kV 的电压下放电 1 s，正己烷的降解率分别为 88%、81.8% 和 64.9%。当环己烷、苯和甲苯的含量为 0.26% 时，在相同反应条件下，三种污染物的降解率分别为 87.4%、81.6% 和 70.3%，而且主要降解产物为 CO_2 和 H_2O。晏乃强等采用脉冲电源供能，考察了各种参数对甲苯去除率的影响，结果表明，脉冲峰值电压为 42 kV 时，可使甲苯去除率达到 60%。顾春英的研究表明，沿面放电等离子体—臭氧消毒对空气中微生物的杀灭作用远优于单纯采用臭氧消毒。对金色葡萄球菌作用 1 min，即可杀灭 99.99%，10 min 可全部杀灭；对白色念珠菌的杀灭作用近似于细菌繁殖体，6 min 杀灭率可达 100%；枯草杆菌黑色变种芽孢的抵抗力较强，但作用 15 min，杀灭率就达到消毒标准，30 min 达 100%，这是 O_3 消毒所不及的。

总的来说，非平衡等离子体不仅可以净化各种有害气体，而且可以分离颗粒物质，还可以调节离子平衡，所以从理论上说，它在空气净化方面有着其他净化方法无法比拟的优点，使用该技术净化室内空气的前景非常广阔。

第四节 光催化氧化法

光催化净化技术是近年来兴起的一种高科技前沿净化技术。光催化剂在紫外光的辐照下，产生具有强氧化能力的空穴，其能量相当于 15 000 K 的高温，可以直接杀灭细菌和彻底分解有机物生成 CO_2 和 H_2O 等无机无害小分子。光源一般采用黑光灯、高压汞灯、荧光灯甚至是太阳光。光催化剂是一类在一定波长的光线照射下具有很高光活性的化学物质，主要是半导体光催化剂。光催化技术是一种低温深度氧化技术，可以在室温下将空气中的有机污染物完全氧化为 CO_2 和 H_2O，同时，还具有安全、防腐、除臭、杀菌等功能，是一种具有广阔前景的室内空气净化新技术。

一、光催化技术基础

（一）光催化原理

"光催化"这一术语本身就意味着光化学与催化剂两者的结合，因此光和催化剂是引发和促进光催化氧化反应的必要条件。TiO_2 作为一种半导体材料之所以能够作为催化剂，是由其自身的光电特性所决定的。根据定义，超细半导体粒子含有能带结构且能带是不连续的，其能级可用"带隙理论"描述，即物质价电子轨道通过交叠形成不同的带隙，由低到高依次是充满电子的价带、禁带和空的导带。TiO_2禁带宽度为 3.2 eV，对应的光吸收波长阈值为 387.5 nm。当受到波长小于或等于 387.5 nm 光照射时，价带上的电子会被激发，越过禁带进入导带，同时在价带上产生相应的空穴。与金属导体不同，半导体的能带间缺少连续区域，受光激发产生的导带电子和价带空穴（也称光致电子和光致空穴）在复合之前有足够的寿命。

光致空穴的标准氢电极电位为 1.0～3.5 eV，具有很强的得电子能力，可夺取粒子表面的有机物或体系中的电子，使原本不吸收光的物质被活化而氧化。而光致电子的标准氢电极电位为 -1.5～$+0.5$ eV，具有强还原性，可使半导体表面的电子受体被还原。由此可见，光致电子和空穴一旦分离，并迁移到粒子表面的不同位置，就有可能参与氧化还原反应，氧化或还原吸附在粒子表面的物质，而光致电子与空穴的复合则会降低光催化反应的效率。

实际光催化反应过程中，反应能力取决于半导体的能带状况，以及被吸附物质的氧化还原电势。从热力学角度考虑，受体电势比半导体导带电势低（更正一些），供体电势比半导体价带电势高（更负一些），氧化还原反应即可发生。从动力学角度考虑，两者之间的差值越大，反应进行得越快。不过迁移到表面上的光致电子和空穴如果没有与适当的电子和空穴俘获剂作用，则储备的能量在几个毫微秒之内就会通过复合而消耗掉。因此电子结构、吸光特性、电荷迁移、载流子寿命及载流子复合速率的最佳组合对于提高光催化活性至关重要。由于光致空穴和电子的复合在很短的时间内就可以发生，从动力学观点看，只有当电子受体和电子供体预先吸附在催化剂表面时，界面电荷的传递和俘获过程才能有效进行。尽管水蒸气存在时，TiO_2表面有·OH 基团，并且它们对于光催化氧化的贡献不可忽视，但是当有机物与水蒸气共存于气相时，有机物本身更易作为光致空穴的俘获剂，因而有机物的预先吸附是气相高效光催化氧化的必要条件。图 4-20 表示光照时一半导体内载流子的变化情况。

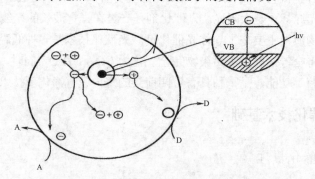

A—电子受体（O_2等）；D—电子供体（VOCs 等）

图 4-20　光照时半导体内载流子的变化情况

·OH 作为一种活性物种，是光催化氧化的主要氧化剂。对于发生在 TiO_2 表面的气—固相光催化氧化分解过程，表面羟基化可能是反应的关键步骤。光致电子俘获剂主要是吸附于表面的氧，它能够抑制电子与空穴的复合。同时，俘获电子形成的 ·O_2^- 也是氧化剂，经过质子化作用后成为表面羟基的另一个来源。也有研究者提出双空穴自由基机制，即当 TiO_2 表面主要吸附物为 OH^- 或水分子时，它们俘获空穴产生·OH，该自由基氧化分解有机物，这是间接氧化途径。当催化剂表面主要吸附物为有机物时，以空穴与有机物的直接氧化反应为主要途径。

总体而言，气—固多相光催化反应过程可发生如下反应。

（1）光致电子和空穴的产生：

$$TiO_2 + h\upsilon \longrightarrow e^- + h^+$$

（2）O_2、H_2O 和有机物在催化剂表面的吸附（下标"ads"表示吸附）：

$$O_2（g）\longrightarrow O_{2\,ads}$$
$$H_2O（g）\longrightarrow H_2O_{ads}$$
$$有机物（g）\longrightarrow （有机物）_{ads}$$

（3）氧化剂的生成：

$$O_{2\,ads} \longrightarrow 2 \cdot O_{ads}$$
$$O_{2\,ads} + e^- \longrightarrow \cdot O^-_{2ads}$$
$$\cdot O_{ads} + e^- \longrightarrow \cdot O^-_{ads}$$
$$O^-_{ads} + h^+ \longrightarrow O_{ads}$$
$$\cdot O_2^-{}_{ads} + H_2O_{ads} \longrightarrow HO \cdot _{2\,ads} + OH^-_{ads}$$
$$O_{ads} + H_2O_{ads} \longrightarrow 2 \cdot OH_{ads}$$
$$OH^-_{ads} + h^+ \longrightarrow \cdot OH_{ads}$$
$$HO \cdot _{2\,ads} + HO \cdot _{2\,ads} \longrightarrow H_2O_2{}_{ads} + O_2{}_{ads}$$
$$H_2O_2{}_{ads} + h\upsilon \longrightarrow 2 \cdot OH_{ads}$$
$$H_2O_2{}_{ads} + \cdot O_2^-{}_{ads} \longrightarrow 2OH^-_{ads} + O_2{}_{ads}$$

（4）有机物的催化分解：

$$\cdot OH_{ads}(HO \cdot _{2\,ads}，O_{ads} 或 h^+) + (有机物)_{ads} \longrightarrow (活性中间体)_{ads}$$

（二）影响光催化反应的因素

影响光催化反应的因素有反应条件、催化剂形态、催化剂的吸光性能、电子与空穴的分离效率等。

1. 反应条件的影响

（1）光和光强。目前，国内外研究者在采用光催化氧化技术处理有机物时，大多采用人工光源。从经济角度和辐射强度考虑，人工光源并不是理想的光源。王怡中等对人工光源（500 W 中压汞灯）与太阳光光催化氧化水中有机物的效果进行了比较，发现太阳光比人工光源具有更好的去除效果。Suri 等发现，用电光源使三氯乙烯降解 90%时所需时间为用太阳光时的 4 倍。

从理论上讲，光强越大，提供的光子越多，光催化氧化分解有机物的能力越强，如图 4-21 所示。但是当光强增大到一定程度后，光催化氧化分解效率反而会下降。这可能是因为尽管随着光强的增大有更多的光致电子和光致空穴对产生，但是催化剂内部的电场因此会变弱，这不利于光致空穴和电子的迁移，从而使复合的可能性增大。可见，光强的增高并不意味着高的光能利用率。光能利用率也是影响光催化氧化反应效率的因素之一。

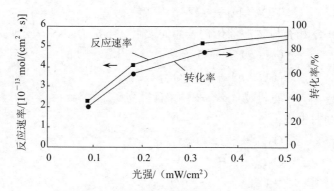

图 4-21　反应速率和转化率与光强的关系

（2）气体流量。气体流量对光催化反应速率和催化转化率均构成影响。反应速率取决于传质和表面反应两种过程。图 4-22 表示光催化氧化三氯乙烯过程中，反应速率和转化率与气体流量的关系。可以看出，在一定的流量范围内，污染物的反应速率随着流量增大而增大，这表明传质过程是整个反应的控制步骤。当流量达到一定值后，反应速率随流量增大而降低，此时表面反应过程成为控制步骤。

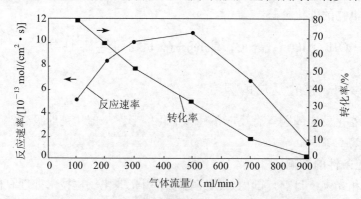

图 4-22　三氯乙烯的反应速率和转化率与气体流量的关系

与反应速率不同，催化转化率随气体流量的增大单调降低，这是因为随着气体流量增大，气体与催化剂接触时间缩短。正因为如此，光催化技术的实际应用必须解决的一个关键问题是较大气体流量下如何保持较高转化率。

（3）O_2 含量。在光催化反应中，O_2 是氧化剂，同时也是电子的俘获体，抑制光催化剂上光致电子和空穴的复合。因此，O_2 对于光催化氧化的进行起着至关重要的作用。利用 TiO_2 光催化氧化三氯乙烯的研究表明，随着 O_2 浓度增大，反应速率从与 O_2 浓度的平方成正比转变为与 O_2 浓度无关，这表明对光催化反应构成影响的是吸附于光催化剂表面的 O_2。研究还发现在紫外光作用下，O_2 吸附速率满足抛物线形式，即吸附速率与 O_2 的 0.5 次方呈线性关系，传质是整个光催化反应的控制步骤。

（4）H_2O 含量。TiO_2 表面吸附结合紧密或微弱的分子水以及由化学吸附产生的羟基 OH 基团，它们与光致空穴反应产生的 ·OH 是多相光催化中的主要氧化物。所以 H_2O 在光催化反应中起着重要的作用，但是随着 H_2O 含量的增加，TiO_2 的催化活性不确定。H_2O 对于光催化活性兼有的阻碍和促进作用依赖于污染物的类型及 H_2O 的含量。例如 H_2O 会抑制丙酮的光催化氧化；对 1-丁醇的转化率无影响；微量 H_2O 促进二甲苯的转化，但过高 H_2O 含量会抑制反应。H_2O 的抑制或促进效应可归因于水蒸气与反应物之间在光催化剂表面的竞争吸附。TiO_2 对丙酮的吸附能力小于 H_2O，由于 H_2O 竞争吸附在光催化剂表面，所以丙酮吸附量降低，从而降低了光催化反应速率。H_2O 的存在对 1-丁醇在 TiO_2 表面的吸附影响不大，所以反应速率不因 H_2O 的存在而改变。

2. 催化剂的形态结构与性质的影响

（1）晶型。二氧化钛有锐钛矿型、金红石型和板钛型三种晶型。可作为光催化剂的二氧化钛只有锐钛型和金红石型这两种，其中以锐钛矿型光催化活性较高。金红石型二氧化钛表面吸附有机物及 O_2 的能力不如锐钛矿型，形成的光致电子和空穴易复合而导致催化活性下降。施利毅等的研究表明，锐钛型与金红石型二氧化钛的混晶物（非简单的混合）具有较高的催化活性。这可能是因为混晶中锐钛型晶体的表面生长了薄的金红石型结晶层，能有效地促进锐钛型晶体中光致电子与空穴的分离。常用的光催化剂多为一定比例的锐钛型与金红石型的混合物，如作为光催化反应标准的 Degussa P-25，含 75%锐钛矿型和 25%金红石型。晶型结构与制备方法、烧结温度、烧结时间等因素有关。

（2）粒径。众多的研究表明，二氧化钛颗粒尺寸与光催化活性有着密切的关系。一般认为，溶液中催化剂粒子颗粒较小时体系的比表面积较大，有利于光催化反应在催化剂表面进行。据文献报道，二氧化钛晶粒尺寸由 30 nm 减小到 10 nm 时，其光催化苯酚的活性提高了近 45%。纳米级二氧化钛由于其颗粒尺寸细微化，使其产生了一些常规材料所不具备的性能：纳米级二氧化钛所具有的量子尺寸效应使其能隙变宽，导带电位变得更负，而价带电位变得更正，使其获得了更强的氧化还原能力；其比表面积大；吸光范围宽；电子空穴的复合率低，因此具有更高的量子产率。另外，对于纳米级二氧化钛粒子而言，其粒径通常小于空间电荷层的厚度，空间电荷层的任何影响都可以忽略。计算表明，在粒径为 1 μm 的二氧化钛粒子中，电子从体内扩散到表面的时间约为 100 ns，而在粒径为 10 nm 的二氧化钛粒子中约为 10 ps。粒径小于 10 nm 的颗粒具有量子化效应和表面效应，从而表现出超常的光催化活性。

（3）比表面积。比表面积越大受光表面就越大，形成的电子空穴对越多，表现为光催化效率越高。同时比表面积大小是反映基质吸附量的重要因素，光催化反应发生在催化剂的表面，目标污染物被吸附在其表面是光催化降解的前提。比表面积大则吸附量大，催化活性高。但有时具有较大比表面积的 TiO_2 往往存在更多的载流子复合中心，会导致催化活性降低。

（4）表面羟基。Linsebigler 等认为，TiO_2 颗粒表面的羟基数量直接影响其光催化效果。含有较多表面羟基的催化剂往往具有较高的光催化活性。这是因为空穴可以和颗粒表面的羟基作用，生成·OH。氘同位素试验和电子顺磁共振（ESR）研究均已证明，·OH 是光催化体系中的主要氧化剂。

二、光催化在空气净化中的应用

（一）光催化降解气相有机物

早在 1985 年 Formenti 就系统地研究过使用 TiO_2 为催化剂对气相烃进行光催化氧化，但他的研究是以制备含氧有机物为目的。直到近年来，有关光催化用于气相有机污染物治理的研究才逐渐受到重视。试验研究表明，与水相光催化氧化一样，大多数的有机物在气相条件下也能被光催化氧化成无机物，而且气相光催化较之水相光催化的反应速率快，光利用效率高，有机物易被完全氧化。如 Nimlos 等报道，对于三氯乙烯光催化氧化的量子效率高达 0.5～0.8，而三氯乙烯水相光催化量子效率一般低于 0.01。气相光催化可使用能量较低的光源，如荧光黑光灯进入反应器的光通量通常比相应水相氧化低 3 个数量级。可见应用光催化技术治理气相有机污染物是有开发前景的。

（二）空气的光催化氧化杀菌

TiO_2 微粒本身对微生物和细胞无毒性，只有 TiO_2 形成较大的聚集体才对微生物和细胞有毒性，例如，0.03～10 μm 的 TiO_2 聚集体对海拉细胞（HeLa cell，50 μm）无毒，而 20 μm 的 TiO_2 聚集体由于沉积和包覆在这些细胞表面，会将其杀死。

光激发 TiO_2 首先破坏细胞壁和细胞膜，然后和细胞内的组成成分发生生化反应，导致功能单元失活而致细胞死亡。TiO_2 光催化杀灭微生物细胞有两种不同的生化机理。首先，光激发 TiO_2 和细胞的直接反应，即光生电子和光生空穴直接和细胞壁、细胞膜或细胞的组成成分反应；其次，光激发 TiO_2 与细胞的间接反应，即光生电子或光生空穴与水或水中的溶解氧反应，形成·OH 等活性氧类，它们与细胞壁、细胞膜或细胞内的组成成分发生生化反应。

光激发 TiO_2 颗粒均能高效地杀灭乳酸杆菌（*L. acidophilus*）、酵母菌（*S. cereviae*）、大肠杆菌（*E. coli*）以及海拉细胞、T24 细胞等人体恶性肿瘤细胞，还能够显著地抑制恶性肿瘤的生长，甚至能够杀死绿藻。光激发 TiO_2 颗粒具有较强的杀菌性能和显著的抗瘤（癌）性，可望应用于室内消毒杀菌、水处理和水污染综合治理以及光动力学疗法 PDT（pho-todynamic therapy）。

三、室内空气污染治理的光催化制品

催化技术治理空气污染具有广谱性、经济性和灭菌性等特点，因而越来越受到重视，成为空气污染治理技术研究和开发的热点。

（1）广谱性。迄今为止的研究表明光催化对几乎所有的污染物都具有治理能力。

（2）经济性。光催化在常温下进行，直接利用空气中的 O_2 做氧化剂，气相光催化可利用低能量的紫外灯，甚至直接利用太阳光。

（3）杀菌消毒。利用紫外光控制微生物的繁殖已在生活中广泛使用。但光催化的杀菌消毒作用不仅仅是单独的紫外光作用，而是将紫外光和催化结合在一起分解微生物的过程，其效果无论从降低微生物数量的效率还是对微生物杀灭的彻底性从而使其失去繁殖能力等方面都是单独紫外光技术无法比拟的，在杀灭微生物方面也是与借助阻隔作用减少微生物数量的过滤法无法比拟的。

光催化空气净化技术在发达国家已有各种应用商品。这些商品大致可分为以下三类：① 结构材料：直接将光催化剂复合到各种结构材料上，得到具有光催化功能的新型材料，如在墙砖、墙纸、天花板、家具贴面材料中复合光催化剂材料就可制成具有光催化净化功能的新型材料。② 洁净灯：将光催化剂直接复合到灯的外壁制成各种灯具。洁净灯具有两层含义，一是能使空气净化，使环境洁净；二是灯的表面自洁。③ 绿色健康产品：在传统的器件上（如空调器、加湿器、暖风机、空气净化器等）附加光催化净化功能开发而成的新一代高效绿色健康产品。

目前，日本已有 1 000 多家企业在进行 TiO_2 应用开发，已有 10 多家企业在自洁材料市场上提供具有商品牌号的商品。在日本，TiO_2 的应用领域如下所述。

1. 医院的手术室

医院手术室的手术台和墙壁上常有附着细菌。采用光催化 TiO_2 涂层材料或墙砖，经实测，在室内弱 UV 光照射下，细菌能很快被消灭。

2. 浴缸表面

浴缸表面涂有光催化 TiO_2 涂层后，也有极强的灭菌效果，同时经过 6 个月试用，

同一般浴缸表面比较发现，涂有光催化 TiO_2 涂层的瓷砖表面比较洁白。

3. 隧道内照明灯罩上

隧道内由于各种汽车、摩托车排出废气带有 NO_x、油、积炭以及扬起的沙尘，污染空气。隧道内照明灯灯罩玻璃上涂以光催化 TiO_2 涂层，这种灯罩玻璃能保持洁白如新，连续使用 4 个月后同新的一样。

4. 屋顶和外墙表面

建筑物的屋顶和外墙上涂刷光催化 TiO_2 涂料后，这种氧化能力很强的 TiO_2 涂层，可使屋顶和外墙表面保持洁白，且该表面在 UV 照射下，具有两亲特性，经雨水冲刷可随时把氧化分解后的污垢物冲刷掉。

5. 玻璃表面的防雾

在潮湿或下雨天，玻璃窗表面容易生成极细水滴而成水汽。如果玻璃上烧结一层 1 μm 透明的 TiO_2 后。玻璃表面不会形成水汽而具有防雾的功能。它适合应用于建筑物和汽车上。

6. 路灯灯罩上

高速公路两旁路灯的灯罩上，涂以光催化 TiO_2 涂料后仍能保持足够的照明，使高速车辆安全运行。

总之，由于光催化空气净化技术具有反应条件温和、经济、分解污染物广谱等特点，可广泛应用于家庭居室、宾馆客房、医院病房、学校、办公室、地下商场、购物大楼、饭店、室内娱乐场所、交通工具、隧道等场所的空气净化。

第五节　静电除尘技术

静电除尘被广泛用于工业粉尘的治理，在空调及其他室内空气净化装置中也可应用。两者在应用上存在的主要区别是：工业除尘的目的是去除工业生产过程产生的粉尘，防止其进入大气环境，而空调或其他室内空气净化装置的目的是净化室外空气或室内循环空气，防止微粒进入室内环境。正因为如此，空调及其他室内空气净化用的静电过滤设备大多采用正电晕放电，而工业应用采用负电晕放电。与负电晕相比，正电晕由于容易从电晕放电过渡到火花放电，所以只能施加较低的荷电电压。但是正电晕产生的臭氧少（对于有人活动的场所，臭氧量是有限制的）。

一、静电除尘

（一）静电除尘的优点

（1）除尘效率高。如果设计合理，安装施工质量高，电除尘器可以达到任何除尘效率的要求。目前，工业上应用的电除尘器，除尘效率达到 99% 以上已属多见。电除尘器对气体净化的程度，可根据生产工艺条件及国家规定的排放标准来确定。

（2）可以净化较大气量。在工业上净化 $10^5 \sim 10^6 \, m^3/h$ 烟气的电除尘器已得到普遍应用。

（3）能够除去的粒子粒径范围较宽。对于 0.1 μm 的粉尘粒子仍有较高的除尘效率。

（4）可净化温度较高的含尘烟气。用于净化 3 500℃ 以下的烟气，可长期连续运行，用于净化更高温度烟气时，需要特殊设计。

（5）结构简单，气流速度低，压力损失小。干式电除尘器的压力损失大为 100 ～ 200 Pa，湿式电除尘器的压力损失稍高些，通常为 200 ～ 300 Pa。

（6）能量消耗比其他类型除尘器低。如以每小时净化 1 000 m^3 烟气计算，电除尘器的电能消耗为 0.2 ～ 0.8 kW·h。

（7）电除尘器可以实现微机控制，远距离操作。

（二）电除尘器的缺点

（1）建造电除尘器一次投资费用高，钢材消耗量较大。据估算，平均 1 m^2 收尘面积所需钢材为 3.5 ～ 4 t。

（2）除尘效率受粉尘物理性质影响很大，特别是粉尘比电阻的影响更为突出。电除尘器最适宜捕集比电阻为 $10^4 \sim 5 \times 10^{11} \, \Omega \cdot cm$ 的粉尘粒子。净化小于 $10^4 \, \Omega \cdot cm$ 或大于 $10^{11} \, \Omega \cdot cm$ 的粉尘粒子，除尘效率是很低的。

（3）不适宜直接净化高浓度含尘气体。

（4）对制造和安装质量要求很高。

（5）需要高压变电及整流控制设备。

（6）占地面积较大。

二、微粒荷电过程

作为静电除尘装置，按粒子荷电和捕集是否在同一电场进行，分单区和双区两种形式。在空调和其他室内空气净化中，通常采用双区式：在电离段微粒荷电，而在集尘段微粒被捕集，如图 4-23 所示。

电离段是一系列等距离平行安装的流线形管柱状（也有平板状的）接地电极，管柱（平板）之间布有电晕极（如 0.2 mm 的钨丝，又称离化线或放电线）。当采用正电晕时，在电晕极的金属丝上加上足够高的直流正电压，两边的极板接地，这样就在电晕极附近形成不均匀电场，空气中的少数自由电子从电场获得能量与气体分子激烈碰撞，即形成碰撞电离，出现不完全放电——电晕放电。在电晕极周围可以看见一圈淡蓝色的光环，称为电晕。这样，在电晕极附近充满正离子和电子，电子移向金属导线并在其上中和，而正离子在电场作用下做有规则的运动过程中，遇有中性的微粒时附着在上面，使微粒带正电，这就是所谓的电场荷电。其次，离子不仅在电场作用下运动，而且还有热运动，离子在热运动过程中附着于微粒而使微粒带电，这就是所谓的扩散荷电。

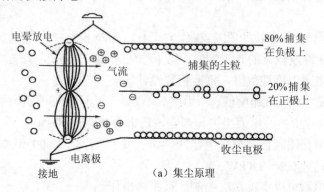

（a）集尘原理

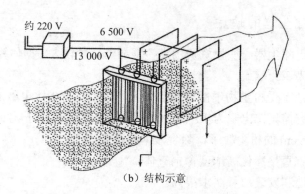

（b）结构示意

图 4-23　静电过滤器的工作原理

三、微粒荷电量

根据静电理论，电场荷电主要对于 1 μm 以上微粒起作用，此时微粒的最大荷电量为：

$$q = ne = \frac{kE_1 d_{\mathrm{p}}^{2}}{4} \tag{4-7}$$

式中：E_1 —— 电离极空间电场强度，V/cm；

n —— 电荷的数目；

e —— 单位荷电量，1.6×10^{-19} C；

d_{p} —— 微粒直径，cm；

k —— 系数，$k = 3\varepsilon /(\varepsilon + 2)$，$\varepsilon$ 为微粒的介电常数，平均可取 2～3。

对于 1 μm 以下，特别是 0.2 μm 以下的微粒，扩散荷电起主要作用，但目前还没有简便计算最大扩散荷电量的公式。根据上式，1 μm 以上微粒所带的电荷数与其直径的平方成正比。但由于扩散荷电的作用，使得 1 μm 及其以下的微粒所带电荷数比按上式计算的要大。

四、荷电微粒的捕集

荷电微粒进入由平行薄金属板组成的捕集空间，由于带正电和接地的金属板交错排列，于是就在整个空间形成一个均匀电场。

荷电微粒在电场中受到正极板的斥力——静电力的作用，而在接地极板上沉积下来。所受静电力为：

$$F_e = QE_2 = neE_2 \tag{4-8}$$

式中：F_e——静电力；

Q——微粒所带电量，C；

E_2——微粒所处位置的电场强度，V/m。

在小粒子雷诺数（$Re_p < 1$），球形微粒在气流中受到的阻力将由式（4-9）给出，当该阻力和静电力平衡时，再考虑滑动修正，可得到微粒在电场中的运动速度 u_e，亦称分离速度或驱进速度，如式（4-10）：

$$F_D = 3\pi\mu d_p u \tag{4-9}$$

$$u_e = \frac{neE_2}{3\pi\mu d_p} C \tag{4-10}$$

从式（4-10）可以看出，对于既定的微粒群，在其他条件不变时，u_e 和 n/d_p 成正比。对于 1 μm 以下的微粒，由于 n/d_p 稳定，所以 u_e 也趋向稳定，不再减小。而若注意到随着粒径的减小，Cunningham 修正因数 C 将变大，则分离速度还要加大一些。所以与其他种类的过滤器相比，静电过滤器更适合捕集微细粒子。当粒径大于 1 μm 时，由于 n/d_p 正比于 d_p（因为 n 正比于 d_p），所以 u_e 也正比于 d_p。

第六节 臭氧法

臭氧由于其强氧化性，被广泛应用于水的消毒、空气的消毒、物体表面的消毒、消毒水及环境的除臭除味等领域。随着臭氧技术发展，臭氧技术的研究及应用已形成独立的产业，发展前景十分广阔。

一、臭氧的性质

人类通过对臭氧的研究发现，臭氧具有不稳定性和很强的氧化能力。臭氧是由一个氧分子（O_2）携带一个氧原子（O）组成，所以它是氧气的同素异形体。但是如表 4-9 所示，臭氧与氧性质存在显著的差异。与氧气相比，臭氧密度大、有味、有色、易溶于水、易分解。由于臭氧（O_3）是由氧分子携带一个氧原子组成，决定了它只是一种暂存形态，携带的氧原子除氧化用掉外，剩余的又组合为氧气（O_2）进入稳定状态。

表 4-9　氧和臭氧的主要性质

项目	分子式	分子量	气味	颜色	101.325 kPa, 0℃时水中溶解度/（ml/L）	稳定性
氧气	O_2	32	无	无	49.1	稳定
臭氧	O_3	48	草腥味	淡蓝色	640	易分解

臭氧的应用主要是灭菌消毒。这主要是臭氧有很强的氧化能力，氧原子可以氧化细菌的细胞壁，直至穿透细胞壁与其体内的不饱和键化合而夺取细菌生命，它的作用是即刻完成的。臭氧的强灭菌能力缘于其高还原电位，表 4-10 列出了常用的灭菌消毒物质的还原电位，可见臭氧的还原电位最高。

表 4-10　氧化还原电位比较

名称	臭氧	过氧化氢（双氧水）	高锰酸离子	二氧化氯	氯
分子式	O_3	H_2O_2	MnO_2	ClO_2	Cl_2
标准电级电位/V	2.07	1.78	1.67	1.50	1.36

二、臭氧发生技术

人为的臭氧发生技术主要是通过自然界产生臭氧的方法模拟而来，伴随着科学技术的进步，臭氧的发生技术已具备相当高的水平，其方法主要有以下几种。

1. 光化学法

光化学法（紫外线法）产生臭氧是利用光波中波长小于 200 nm 的紫外线，使空气中的氧气分解并聚合生成臭氧，大气上空的臭氧层即是由此方法产生的。科学家发现波长为 184.9 nm 的紫外光效率最高，此时光量子被氧气吸收的吸收率最大，产生臭氧的光效率为 130 g/(kW·h)，是比较高的。光化学法产生臭氧的优点是纯度高，对湿度、温度不敏感，具有很好的重复性。这些特点对于臭氧用于人体治疗及作为仪器的臭氧标准源是非常合适的。但是目前低压汞紫外灯的电—光转换效率很低，只有 0.6%～1.5%，其光效率为 1.5 g/(kW·h)，所以用此法产生臭氧，产量低，耗电量大，不适合于臭氧耗量大的场合。

2．电化学法

电化学法（电解法）是利用直流电源电解含氧电解质产生臭氧气体。多年来人们在电极材料、电解液、电解机理和电解过程等方面做了大量的工作，特别是近期发展的 SPE（固态聚合物电解质）电极与金属氧化催化技术，使用纯水电解得到 14%以上的高浓度臭氧，使电解法臭氧发生技术向前迈进了一大步。电解法产生臭氧具有浓度高、成分纯净等优点，应用前景好。

3．电晕放电法

电晕放电法是利用交变高压电场，使含氧气体产生电晕放电，电晕中的自由高能电子离解氧分子经三体碰撞反应又聚合成臭氧，这种方法只能得到含有臭氧的混合气体，而不能得到纯的臭氧。电晕放电型臭氧发生器是目前应用最广泛、相对能耗较低、单机臭氧产量最大、市场占有率最高的臭氧发生装置。电晕放电法产生臭氧的装置基础是高压电极、地电极、介电体与放电间隙四部分，高浓度的臭氧发生装置还要同时配备冷却、气源预处理等技术。

4．高频陶瓷沿面放电法

臭氧的稳定性极差，环境温度越高，臭氧的分解速度越快。而在实际应用中，臭氧浓度只有达到一定的量才有明显的消毒灭菌作用。所以只有快速、大量地产生臭氧才有实用价值。臭氧产生效率与高压电源的频率成正向增长关系，提高臭氧电源频率一直是各国臭氧界所重视的问题。20 世纪 80 年代日本科学家发明了基于现代电子技术的高频陶瓷沿面放电生成臭氧技术，其核心是：极间距很小（约为 0.5 mm），极间介质为陶瓷，放电沿介质表面进行，对电极施加交变电压时，电介质上的电压值与电极的静电容量成反比，随着电极上电压的上升，达到气体击穿强度（约为 3 000 kV/m）时，气体电离，产生针状脉冲电晕放电。此时，在电介质表面积蓄大量正离子或负离子，与空气中的气体发生作用，产生大量的臭氧和其他（如负离子等）物质。由于这种技术将以前的柱面放电改为沿介质表面放电，大幅度地提高了臭氧产生效率，解决了臭氧应用的"瓶颈"问题。

三、臭氧在室内空气净化中的应用

臭氧的应用基础是其极强的氧化能力与灭菌性能。臭氧在污染治理、消毒、灭菌过程中，还原成氧和水，故在环境中不存在残留物。臭氧对有害物质可进行分解，使其转化为无毒的副产物，有效地避免残留而造成的二次污染。对于臭氧产品的开发，已使其在众多领域中得到了广泛的应用，取得了很好的效益。

臭氧应用型产品品种繁多，按用途可分为水处理、化学氧化、仪器加工和医疗四个领域。按应用场合，大致可分为两个大类，一类是在空气中的应用；另一类是在水中的应用。这里我们主要讨论其在室内空气中的应用。

臭氧在室内空气中的应用是借助将臭氧直接与室内空气混合或将臭氧直接释放

到室内空气中，利用臭氧极强的氧化作用，达到灭菌消毒的目的。由于将臭氧直接释放到空气中，整个室内空间及该空间的所有物品周围，都充满了臭氧气体，因而消毒灭菌范围广，其工作量也比消毒水喷洒和擦洗消毒小得多，因而应用非常方便。

1. 医院灭菌消毒

医院是病人聚集的场所，病毒菌的发生及传播都较为严重，医院为了保护病人的健康、康复和避免交叉感染，都有很严格的灭菌消毒规程与制度。目前医院的灭菌消毒方式主要是：① 利用紫外线进行空间空气灭菌消毒；② 用高锰酸钾、过氧乙酸药液浸泡及烧、蒸、煮等手段进行医疗器械用品灭菌消毒；③ 采用泼洒来苏水方法进行大面积消毒。紫外线灭菌目前主要用于手术室、无菌室等重要场合，其缺点是灭菌速度慢、成本高、有死角（阴影），紫外线对人体皮肤可构成伤害，使用要求严格。药液浸泡及烧、蒸、煮不适合空气消毒。泼洒来苏水会使医院出现特殊的气味。而采用臭氧气体消毒能克服这些不足。目前不少医院已采用臭氧产品。医疗器械及物品洗涤采用高浓度的臭氧水，也较药物优越。阻碍医院使用臭氧产品的主要原因是经济条件（更换设备需要资金）和已经形成的灭菌习惯或规范。

2. 公共场所灭菌消毒

候车（船、机）室、电影院、股票交易厅、会议室、银行业务室、酒店、舞厅、夜总会等，人员的流动量较大，除空气较污浊外，病菌的交叉感染对人们的健康都有很大威胁，特别是乙肝病毒、流感病毒等，使人们防不胜防，臭氧在这些公共场所的灭菌消毒方面有着较大的市场。

3. 家庭灭菌消毒

人体的呼吸代谢、卫生间臭气的逸出以及居室内部装修和装饰将各种各样的空气污染物带到室内，严重污染了居室的空气环境。空调的普及使居室密闭性提高，这样，一方面限制了室内外空气的交换；另一方面由于创造了冬暖夏凉的环境，使得细菌更易繁殖，特别是潮湿地区。总的来说，居室空气污染通常比室外更严重，采用臭氧进行居室空气净化十分必要。

4. 特殊场所的灭菌消毒

一些特殊场所采用臭氧不可忽视；如在军用及一些专用船舱（如太空舱、潜水舱、坦克舱、救护舱）内，安装高效臭氧发生器，可以净化舱内污浊空气，消除异味，灭菌消毒。

5. 消毒柜及食品的灭菌、消毒、除臭和保鲜

目前市场上可见各种各样的消毒柜，有红外线型的、紫外线型的，也有臭氧型的，红外线型的耗电量大，使用费用高；紫外线型的只对紫外线照到的地方有灭菌作用，作用面积小、效果差；而臭氧型的则是靠弥漫在餐具周围的臭氧气体进行灭菌，耗电少，灭菌效果好，弥补了红外线型与紫外线型消毒柜的不足。

臭氧除了具有灭菌消毒作用外，因其强氧化性还可快速分解带有臭味及其他气

味的有机或无机物质，可以氧化分解果蔬生理代谢作用呼吸出的催熟剂——乙烯气体，所以它还具有消除异味、防止老化和保鲜的作用。臭氧用于食品、果品、蔬菜等保鲜已是欧美、日本等国非常普及的事，已经渗透到生产、储存、运输的各个环节。

四、臭氧技术应用过程中应注意的问题

对于空气型臭氧发生器，应用时一般应注意以下几点。

（1）放置高处。臭氧密度比空气大，放置高处的目的主要是有利于臭氧的散播。

（2）湿度适当。臭氧的灭菌效果在湿度为 50%～80% 条件下效果最理想，这主要是病毒、细菌在高湿条件下细胞壁较疏松，易被臭氧穿透杀灭，在湿度低于 30% 时效果较差。所以在一般使用中，特别是在无菌室使用时应注意。至于蔬菜、果品保鲜，在高湿度下质量损失小，是相得益彰的。

（3）控制臭氧浓度。控制浓度是空气型臭氧发生器使用的关键，不同的用途应有不同浓度和时间来配合。比如一般的除味、除臭、吸臭、氧化空气以及保健等，浓度一般不超过 98 $\mu g/m^3$（1 ppm=1.96 mg/m^3）；如果用于室内灭菌消毒则一般控制在 0.196～1.96 mg/m^3；如果用于食品保鲜或物体表面消毒则一般控制在 1.96～9.8 mg/m^3。这些浓度指的是在整个空间传播的散播浓度，而不是局部浓度。值得指出的是，同样的发生器在不同空间的需求中，工作时数与效果是成正比的，特别是臭氧在高温下短期内就进入衰减期，必须依靠一边发生一边应用的原则，源源不断的臭氧供应才能达到完美效果，所以不要只指望短期、高浓度收效。

与一般的紫外线消毒相比，臭氧具有很强的灭菌效果，有研究表明臭氧可在 5 min 内杀死 99% 以上的繁殖体。同时臭氧也起到除臭的目的，许多室内空气净化器以臭氧的强氧化性为原理，将空气中的有机物氧化，以达到净化空气的目的。但是由于臭氧的强氧化性，过高的臭氧浓度对人体健康有危害作用。一般认为臭氧吸入体内后，能迅速转化为活性很强的自由基——超氧基（O_2^-），主要使不饱和脂肪酸氧化，从而造成细胞损伤。臭氧可使人的呼吸道上皮细胞脂质过氧化过程中生成的四烯酸增多，进而引起上呼吸道的炎症病变。研究表明接触 176.4 $\mu g/m^3$ 臭氧 2 h 后，肺活量、用力肺活量和第一秒用力肺活量显著下降；浓度达 294 $\mu g/m^3$ 时，80% 以上的人感到眼和鼻黏膜刺激，100% 出现头疼和胸部不适。臭氧浓度在 3.92 mg/m^3 时，短时间接触即可出现呼吸道刺激症状、咳嗽、头疼；严重的会导致人体皮肤癌变和肺气肿。我国《室内空气中臭氧卫生标准》（GB/T 18262—1997）规定室内臭氧浓度限值为 0.1 mg/m^3（1 h 平均最高容许浓度）。

第七节　负离子法

一、空气离子的来源、类型和特性

（一）空气离子的来源

带有电荷的分子统称为离子。空气离子是电子和空气中的分子碰撞所产生的。空气离子形成的原因有很多，其中天然的因素包括紫外线、宇宙射线、空气中的放射性元素、闪电以及瀑布、喷泉、海岸浪花、花卉开放等；人为因素有人工紫外线、人工闪电、火焰燃烧、电弧放电、微波、激光等。居住环境中的空气离子主要来自室外空气以及人为因素。

自然界中空气离子的主要来源如下。

1．放射性物质的作用

土壤中存在放射性物质，几乎在地球的全部土壤中都存在微量的铀及其裂解产物。这些放射性物质在衰减过程中，会放出 α 射线和 γ 射线。能量大的 α 射线能使空气离子化，一个 α 质点能在 1 cm 的路程中产生 5 万个离子。另外土壤中的放射性物质也可通过穿透力强的 γ 射线使空气离子化。

2．宇宙射线的照射作用

宇宙射线的照射也能使空气离子化，但它的作用只有在离地面几千米以上才较显著。

3．紫外线辐射及光电效应

短波紫外线能直接使空气离子化，臭氧的形成就是在小于 200 nm 的紫外线辐射下氧分离结果。但如遇到光电敏感物质（包括金属、水、冰、植物等），即使不是短波紫外线也能通过光电效应使这些物质放出电子，与空气中的气体分子结合形成负离子。

4．电荷分离结果

在水滴的剪切等作用下，空气也能离子化。通常在瀑布、喷泉附近或者海边，或者风沙天，发现空气中的负离子或正离子大量增加，这就是电荷的分离结果。

空气中的离子不会无限地增多，这是因为离子在产生的同时伴随着自行消失的过程，其主要表现为：

（1）离子互相结合，呈现不同电性的正、负离子相互吸引，结合成中性分子；

（2）离子被吸附，离子与固体或液体活性体表面接触时被吸附而变成中性分子。

总之，空气离子的形成是一个既不断产生，又不断消失的动态平衡过程。其浓度及其分布取决于环境条件。图4-24给出了空气中大小离子在一天内的浓度变化趋势。

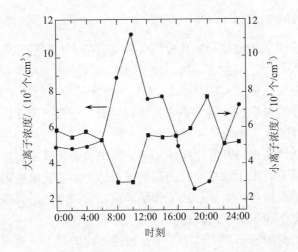

图 4-24   空气中大、小离子在一天内的浓度变化趋势

（二）空气离子的类型和特性

空气离子按体积大小可分为轻、中、重三种。一部分正、负空气离子将周围 $10\sim15$ 个中性气体分子吸附在一起形成轻空气离子。轻离子的直径为 10^{-7} cm，在电场中运动较快，其运动度为 $1\sim2$ （cm·s^{-1}）/（V·cm^{-1}）。中、重离子多为灰尘、烟雾和小水滴等微粒失去或获得电子所产生，或是一部分轻空气离子与空气中的灰尘、烟雾等结合而形成。重离子的直径约为 10^{-5} cm，在电场中运动较慢，运动度仅为 0.000 5（cm·s^{-1}）/（V·cm^{-1}）。中离子的大小及活动性介于轻、重离子之间。通常用"N$^+$"和"N$^-$"分别表示正、负重离子，以"n$^+$"和"n$^-$"分别表示正、负轻离子。空气离子的带电量为 4.8×10^{-10} C。

空气离子的含量通常以 1 ml 空气中离子的个数来标定。由于空气离子荷电的极性不同，对人体的生理效应也不同，所以在实际应用上还必须分别测定正、负离子的浓度。以 N$^+$/N$^-$ 或 n$^+$/n$^-$＝Q（单极系数）表示正、负离子之比。以空气质量评价指数[CI＝（n$^+$/1 000 Q）]来评价空气质量。

通常在大气低层（接近地面），空气中含离子 $500\sim3\,000$ 个/ml。对大气电离层形成的静电场来说，地面是负极，大气为正极。由于空气负离子受地面排斥，而正离子受地面吸引，所以在近地层大气中，正离子多于负离子，轻离子单极系数（n$^+$/n$^-$）平均为 1.2，重离子单极系数（N$^+$/N$^-$）平均为 1.1。空气中离子的数量和单极系数可因各种条件而发生变化。在瀑布、喷泉、激流和海滨等地区，空气离子浓度较高，而且单极系数较小；而在影剧院等人多且通风不良的公共场所，空气离子浓度显著降低，而且单极系数升高。

二、空气负离子产生技术

空气负离子对于人体健康和室内空气环境均会带来有利的作用，所以空气负离子产生技术成为人们为之努力的方向。自从 1932 年美国 RCA 公司汉姆逊发明了世界上第一台医用空气负离子发生器以来，空气负离子发生器经历了漫长的发展过程。在这期间，负离子的发生技术得到不断完善和发展。到目前为止，空气负离子的发生技术主要有电晕放电、水发生和放射发生三种。

电晕放电是借助将充分高的电压施于一对电极上，其中高压负极连接在一根极细的针状导线或具有很小曲率半径的其他导电体上。在放电极附近的强电场区域内，气体中原有的少量自由电子被加速到某一很高的速度，足以碰撞气体分子，并电离出新的自由电子和正离子，新的自由电子又被加速而产生进一步的碰撞电离。这个过程在极短的瞬间重演了无数次，于是形成被称为"电子雪崩"的积累过程，在放电极附近的电晕区内产生大量的自由电子和正离子，其中正离子被加速引向负极，释放电荷。而在电晕外区，则形成大量的气体负离子。

电晕放电虽然能够产生大量的负离子，但同时也产生较多的臭氧和一氧化氮。臭氧和一氧化氮属于氧化剂，浓度高时会重新污染空气而达不到改善空气质量的目的。因此基于电晕放电的空气负离子发生器的功能距离有效改善空气质量的要求还有一定的距离。

近年来，随着科学技术的不断进步，出现了以导电纤维和加热式电晕极作为电极的负离子发生技术。导电纤维发生技术使用导电纤维代替针状电极，可使起晕电压降低，从而提高负离子的发生浓度，同时由于使用电压较低。减少了臭氧的产生，避免了高电压电场对人体的干扰。加热式电晕极的使用，一方面因加热而大幅度提高了负离子的发生浓度，并分解部分放电产生的臭氧；另一方面也降低了起晕电压。

水动力型负离子发生技术的原理是，利用动力设备和高压喷头将水从容器中雾化喷出，雾化后的水滴以气溶胶形式带负电而成为负离子，其发生负离子的浓度取决于水的雾化状况，一般可达 $10^4 \sim 10^5$ 个/cm^3。水滴带电机理是：通过外加力剥离水滴使之形成水雾（细小水雾），水雾从水滴表面脱离时带上负电荷，与此同时剩余水滴则带上等量的正电荷。水滴带电模式有离解带电、偶电层带电、感应极化带电、过剩电荷带电和因电荷分离而带电五种。通过高压喷头喷出的水雾带电属于偶电层带电，其带电量与雾化水滴的直径关系如下：

$$q = 2.02 \times 10^{-9} d^{3/2}$$

式中：q —— 带电量，C；

　　　d —— 水滴直径，m。

水动力型负离子发生器具有不产生有害气体的优点，但设备结构较为复杂，成本高，使用环境的湿度大，因此具有一定的局限性。

放射型负离子发生技术的原理是，利用放射物质或紫外线电离空气产生负离子，其特点是设备简单，产生负离子浓度高，但需要有特殊的防辐射措施，使用不当会对人体产生极大的危害，因此在一般情况下不宜使用。

三、空气离子的健康效应

（一）空气离子极性与人体健康的关系

一般来说，空气正离子与空气负离子的作用是相反的。在一定浓度范围内，空气离子可以改善大脑功能，对精神起镇静作用，并可消除疲劳。负离子可以使心率减慢、高血压患者趋于正常，而正离子则会升高血压；空气负离子可作用于肺部，使呼吸道腺体分泌增加，改善肺的通气功能，降低呼吸道对创伤的易感性，而人在吸入正离子后会出现鼻咽黏膜干燥、灼烧感、肺呼吸量下降。

因为空气负离子具有许多良好的健康效应，所以被人们誉为"空气中的维生素"，人们用它来作为许多疾病如呼吸系统疾病的辅助治疗手段。海滨、树木、瀑布附近，自然风景区等地方由于负离子浓度比较高，有利于人们消除疲劳，因此是休闲、旅游的好去处。

室内空气中的负离子有着重要的健康意义。有很多的疾患如不良建筑物综合征、空调综合征等都与室内空气中负离子的减少有关。有很多因素都可使室内空气中的负离子减少，如室内人员的呼吸、走动扬起的灰尘以及化纤衣服的吸附作用均可使室内空气中的负离子浓度降低；各种金属管道也可吸附大量的空气负离子。造成室内空气负离子减少的另一个重要原因就是空调系统的使用。新风量在通过空调机的风道（尤其是金属风道）时由于管壁的碰撞，可使空气负离子被吸附或复合而损失掉。另外空调中的空气过滤器在过滤灰尘和细菌的同时，也可吸附部分空气负离子。当空调系统为闭路循环，不引进新风量的时候，室内空气负离子浓度的降低就更为明显，久而久之，就会导致室内空气质量恶化，人在这样的环境中逗留一段时间就会感到烦闷、头痛、乏力、眩晕，易患感冒、注意力分散、容易疲劳等不良反应。

不同极性的空气离子对人体健康的影响截然不同，如表 4-11 所示，负离子有益于人体健康，而正离子会引起一系列身体不适效应。

表 4-11　空气离子极性对人体健康的影响

生理指标	一般反应	血压	脉搏	呼吸	血 pH	血糖	血小板	尿量	疲劳后恢复	支气管纤毛运动
负离子的作用	镇静、催眠、镇痛、镇咳、止痒、止汗、增进食欲等	降低	减慢	减慢	增高	减少	减少	增多	快	增强
正离子的作用	刺激、失眠、头重、头疼、寒热、烦躁、不舒服等	升高	加速	加速	降低	增加	增加	减少	慢	减弱

（二）空气离子的生理和治疗作用

1. 对神经系统的作用

空气负离子能改善大脑皮层的功能，振奋精神，消除疲劳，提高工作效率，改善睡眠，增加食欲，并有兴奋副交感神经系统等作用，而正离子则相反。所以长时间逗留在烟尘弥漫、通风不良等正离子浓度高的地方，常感困乏、头昏、头痛甚至恶心等。而在海滨、瀑布和喷泉附近等负离子浓度高的环境中（表 4-12），会使人觉得头脑清醒、心情舒畅。

表 4-12　不同环境中负离子含量

环境	森林、瀑布区	高山、海边	郊外、田野	都市公园、街道绿化区	都市住宅区	封闭区	室内冷暖气空调房间（长时间后）
负离子含量/（个/ml）	100 000～500 000	5 000～100 000	5 000～50 000	1 000～2 000	100～200	40～50	0～25

2. 对心血管系统的作用

空气负离子有降低血压的治疗作用，而正离子作用相反，可使血压升高。吸入负离子后，可使周围毛细血管扩张并因而使皮肤温度上升，改善心功能和心肌营养不良状况。

3. 对血液的作用

空气负离子可使血沉减慢，正离子则使其加快。负离子有一定刺激造血功能的作用，有人在动物实验中观察到，贫血动物在吸入负离子后，周围血液中的幼稚型红细胞、白细胞数均增加。

4. 对呼吸系统的作用

空气离子主要通过呼吸道吸入而产生作用，而且对呼吸系统功能有明显影响。负离子能改善肺的通气功能和换气功能，使呼吸系数增加。

5. 对物质代谢和组织呼吸的作用

空气离子对机体的碳水化合物、蛋白质、脂肪代谢及水、电解质代谢都有一定的影响。空气负离子能影响酶系统，激活体内多种酶，从而促进机体新陈代谢。负离子可增强脑、肝、肾等组织的氧化过程。吸入空气负离子，可加速基础代谢，对机体的成长发育起促进作用。

空气离子用于治疗的临床经验表明，负离子对某些疾病有比较明显的疗效。例如对过敏性枯草热（花粉热）、支气管哮喘、上呼吸道黏膜炎、溃疡性口腔炎、萎缩性鼻炎、高血压、神经官能症、偏头痛、失眠以及烧伤等，均能起到缓解症状及治疗的效果。

四、运用负离子优化室内环境

在自然界中，由于宇宙射线、阳光紫外线、土壤中的铀和钍等放射性元素放出的射线，以及雷雨闪电等的作用，不断地使空气分子电离而放出电子。释放出的电子迅速与空气中的中性原子结合而形成负离子，失去电子的原子则形成正离子。

1. 空气负离子的净化作用

空气负离子能降低空气污染物的浓度，起到净化空气的作用，其原理是借助凝结和吸附作用。负离子能附着在固相或液相污染物微粒上，从而形成大离子并沉降下来。与此同时，空气中负离子数目也大量损失。图 4-25 为空气中负离子浓度随空气污染程度和空气湿度的变化关系。

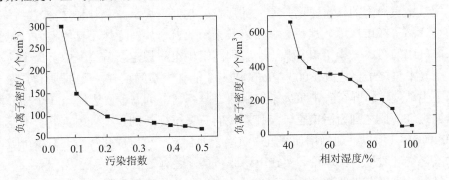

图 4-25　负离子密度与空气污染程度、相对湿度的关系

在污染物浓度高的环境里，若清除污染物所损失的负离子得不到及时补偿，则会出现正负离子浓度不平衡状态，导致高浓度的空气正离子现象，结果使人产生不适感。正因为如此，在此类环境中，以人造负离子来补偿不断被污染物消耗掉的负离子，一方面能维持正负离子的平衡；另一方面还可以不断地清除污染物，从而达到改善空气质量的目的。这就是空气负离子净化空气的机理。

2. 负离子对环境的功效

负离子能消除室内污染，特别对装修后存在的苯、甲醛等有害物质有高效吸附作用。大多数有害物质都是以正离子的形式存在。负离子能结合因空气的振动所导致的正离子与有害物质结合的离子，并在多次反复结合后沉淀下来。臭氧会附着在正负离子结合后的微粒子上，然后将有害物质酸化以达到除菌、杀菌的效果。受污染的空气也由于负离子及臭氧的活动而被净化，最终达到完全消除空气中苯、甲醛等对人体有害的物质。

实验分析表明，集聚的离子群扩散到物体表面或碰撞吸附到烟雾、尘粒及气溶胶粒子上，会因正、负离子的中和或形成重离子而消失。空气负离子很容易吸附到烟雾、粉尘等悬浮粒子上，与带正电的粒子产生中和作用，使之沉淀降落，因此具有"消烟除尘"之功效。增加空气中负离子的含量，在一定程度上能去除空气中的烟雾、粉尘、异味，起到净化空气的作用。但在污染的空气中，负离子与空气中的尘埃结合，成为具有一定极性的污染粒子，称为重离子。重离子已没有轻负离子的作用，相反，它会加剧原来空气中的污染物对人体的危害。

从空气净化的原理上讲，这不是一个真正的除尘过程。负离子对空气中的尘埃粒子有凝聚作用，原来污染空气中的微小的悬浮粒子，在负离子的作用下会凝聚成较大的粒子，从而逐渐在室内沉降下来。具有极性的尘粒，很容易吸附在墙上、家具上、天花板上，特别是电视机荧光屏上。使用过负离子发生器的用户都有这样的体验，就是室内物体表面的尘埃特别多。空气中的灰尘被转移到物体表面上，如有人活动或物体移动，灰尘就会被掀起，再次飞扬到空气中去。

空气中负离子的含量越高，空气的质量就越好。海滨和森林地区空气中的负离子浓度远高于都市环境，达每立方厘米数千至数万个。在通风不良的室内，每立方厘米空气中的负离子含量仅有数十个。国际卫生组织规定新鲜空气中负离子的标准为：空气中负离子要达到 1 000 个/cm^3 以上才能称为新鲜空气，反之则为污染空气。我国卫生部规定新鲜空气中负离子的标准为：空气中负离子要达到 500 个/cm^3 以上为新鲜空气，反之则为污染空气。疗养院的负离子标准则是空气中负离子不能低于 2 000 个/cm^3。所以，适当增加空气中负离子的含量，可以净化环境、减少可吸入颗粒，改善空气质量，在理论和实践上均证明是行之有效的。

最近，离子发生器在住宅、化妆品、家电制品、环保等领域都得到了广泛的应用。目前国内市场上出现了各种离子发生器，除产生正、负离子之外，还产生超量的 O_3、NO_x、SO_x，都是不利于健康与环境的。美国规定 O_3 的允许含量在劳动环境中 $\leqslant 0.1 \times 10^{-6}$，新鲜空气中臭氧含量 $\leqslant 0.06 \times 10^{-6}$，室内保持少量的 O_3 对减少细菌和空气净化是有利的。

居室内距离负离子发生器 1.5～3 m 内负离子为 16 000 个/cm^3，正离子浓度减少到 0～50 个/cm^3，达到了森林环境负离子水平，但是对 CO_2 的消除作用较少。因此，只用负离子发生器还是达不到健康的环境。

3. 抗菌、净化材料和负离子发生器、空调的联合使用——森林功能

试验得出，在材料和负离子发生器的联合作用下，可达到负离子 10 000 个/cm^3

以上。另外，负离子发生器的抗菌功能和材料的双重抗菌作用对于保持室内空气清洁是可以达到的，但是净化 CO_2 功能尚不能达到应有水平，有待于进一步提高。

五、负离子空气净化器

负离子空气净化器是负离子发生器和空气净化器的二体合一，既是负离子产生源又是空气净化装置。主要构件是负电晕放电区和通风风扇。电晕线上加有负高压，形成负电晕放电，在其周围形成空间电荷区，产生大量的负离子，负离子随着气流进入室内，起着空气质量调节和净化作用，在负电晕放电过程中双原子氧分子要发生电离或分解，其过程如下：

$$O_2 + e^- \longrightarrow O_2^+ + 2e^-$$
$$O_2 + e^- \longrightarrow O^+ + O + 2e^-$$
$$O_2 + e^- \longrightarrow O + O + e^-$$
$$O_2 + e^- \longrightarrow O^- + O$$

所产生的原子氧将和双原子氧分子及任意气体分子 M 发生三体反应，形成臭氧分子，其过程如下：

$$O + O_2 + M \longrightarrow O_3 + M$$

第三体 M 的作用主要是提供或带走反应中的能量。

从臭氧形成过程来看，降低负离子空气净化器产生臭氧浓度的途径有降低双原子氧分子的分解率和三体反应率，前面提到，为降低室内空气净化器的臭氧排放浓度，可降低其工作电压，实际就是降低了双原子氧分子的分解。

Ohkubo 等利用正电晕放电过程研究了臭氧浓度的分布，其结论是臭氧主要集中在电晕线附近，也就是说臭氧形成区在电晕线附近。由此利用电导线加热的方法可抑制负电晕放电时臭氧的产生和降低负离子空气净化器的臭氧浓度。

六、空气负离子净化空气的局限性

不可否认，负离子发生器作为净化室内空气的家用产品对人体的生理功能具有某些促进作用，但是单纯依靠发生器产生的负离子净化空气是片面的。因为空气中的负离子极易与空气中的尘埃结合，成为具有一定极性的污染粒子，即"重离子"。而悬浮的重离子在降落过程中，依然被附着在室内家具、电视机屏幕等物品上，人一活动又会使其再次飞扬到空气中，所以负离子发生器只是附着灰尘，并不能清除空气污染物，或将其排至室外。

当室内负离子浓度过高时，还会对人体产生不良影响，如引起头晕、心慌、恶心等。另外长久使用高浓度负离子会导致墙壁、天花板等蒙上一层污垢。为避免出现这种情况，真正达到净化空气的目的，人们正在考虑将负离子功能与净化功能有机结合，使原先仅能调节室内负离子浓度的空气清新设备兼具分解污染物的功能。

第八节 植物与室内空气净化和污染物监测

绿色植物对居室的污染空气具有很好的净化作用。美国宇航局工作的一位科学家威廉·沃维尔用了几年的时间，测试了几十种不同的绿色植物对几十种化学复合物的吸收能力，并把重点移到可在任何苗圃都能买到的观赏植物上，结果发现各种绿色植物都能有效地降低空气中的化学物质，并将它们转化为自己的养料，其量之大令人吃惊。从他公布的一份抗污染的绿色植物清单中看，在 24 h 照明的条件下，芦荟消灭了 1 m³ 空气中所含的 90%的甲醛；90%的苯在常青藤中消失；龙舌兰可吞食 70%的苯、50%的甲醛和 24%的三氯乙烯；垂挂兰能吞食 96%的一氧化碳、86%的甲醛。绿色植物的光合作用已成为常识，但植物吸入其他物质作为养料，而且某种植物偏爱某种化合物的这类有趣的怪事，人们确实还未弄清楚其中的奥秘。威廉做了大量的实验，证实绿色植物吸入化学物质的能力，大部分来自于盆栽土壤中的微生物，而主要不是叶子。与植物同时生长于土壤里的微生物在经历了代代遗传繁殖后，其吸收化学物质的能力还会加强。

一、植物对空气污染物的监测功能

（一）空气污染对植物生长的影响

植物是生物圈生态系统的重要成员，为了生存，植物需要不断地从环境中吸收所需要的水分和矿物质，与空气进行大量的气体交换，以吸收二氧化碳和放出氧气与蒸腾出水分。空气污染物使植物赖以生存的环境起了广泛而又复杂的变化，存在于空气中的可溶性化合物（可溶性气态和固态污染物）污染通过干、湿沉降沉积于植物表面，然后通过渗透、扩散为植物细胞所吸收。空气中的气态物则在植物产生气体交换时扩散入植物体内，在细胞表面溶解而被吸收。污染物可在植物体内逐渐积累，当达到一定浓度后会对植物产生有害影响，甚至引起植物死亡。另外，由于植物对污染物的富集作用，使污染物进入动物食物链的浓度大大提高，对人类和动物产生更大的危害，从而使空气污染物的生态影响更为复杂。

同时，植物同动物、人类一样，是活的有机体，不断与外界环境进行新陈代谢活动，与外界环境构成一个不可分割的整体，外界任何因子，包括有害气体的变化都会对植物产生影响，这些影响会在植物各个部位以各种形式反映出来，而且植物对某些因子的反映比人更敏锐。例如二氧化硫要达到$(1\sim5)\times10^{-6}$时人才能闻到味道，$(10\sim20)\times10^{-6}$时才引起咳嗽、流泪，然而对紫花苜蓿其含量只要超过 0.3×10^{-6}，接触一定时期就会产生受害症状。贴梗海棠在 0.5×10^{-6} 的臭氧下暴露半小时就会有伤害反应。香石竹、番茄在含量为（0.05～0.1）×10^{-6} 的乙烯下几小时，其花蕾就会发生异常现象。

（二）污染物影响植物的症状

由于植物具有以上特点，我们可以根据植物的反应或污染的累积情况，发现有何种污染物存在，甚至还能估测出污染物的数量和污染范围。由于不同污染物危害的机理不同，出现不同的典型症状，因而可以根据症状来鉴别污染物的种类。近年来，国外已经出版了多种症状彩色图谱，我国也出版了《大气污染植物症状彩色图谱》。下面简述其中一些和室内环境指标有关的污染物的症状。

1．二氧化硫危害的叶部症状

（1）阔叶植物的叶缘和叶脉间出现不规则的坏死小斑，叶子变成白色到淡黄色，以及出现不同程度的缺失叶绿素症，叶面呈现花斑状。低浓度时表现为细胞受损，但不发生组织坏死。长时间作用时，老叶表现缺失叶绿素，但随植物不同而有差异。

（2）禾本科植物中肋两侧出现不规则坏死，呈淡棕色到白色，尖端易受影响，通常不表现出缺叶绿素症状。

（3）针叶树的针叶顶端坏死，相邻组织缺失叶绿素，有时在针叶中部出现棕色坏死的环带。

2．臭氧危害的叶部症状

（1）阔叶植物叶片出现下陷的不规则小点或小斑，小点可呈红棕色，小斑往往褪成白色。随受害加重，密集的小斑可连成较大的斑点，慢性中毒老叶可出现缺绿带。

（2）禾本科植物叶的最初坏死斑不连接，随后可发展成较大的坏死区。

（3）针叶树针叶顶部发生棕色枯尖，与二氧化硫危害相似，但棕色与绿色组织分布不规则。

3．氟化物危害的叶部症状

（1）阔叶植物叶尖和叶缘发生坏死，偶尔在叶脉间产生小斑，在死组织和活组织间分界明显，常具有窄的暗棕色带。有时在靠坏死组织边有窄而轻微的缺绿带。有的植物坏死组织很易与其他组织脱离，形成类似昆虫啃食的叶子。

（2）禾本科植物出现棕色的坏死叶尖，与健康组织间也有棕色带。

（3）针叶树针叶出现棕色坏死的叶尖，严重时整个叶片都可坏死。

4．植物对污染物的抗性

一般将植物对环境污染物的感知程度分为敏感、中等和抗性三类。敏感是指这类植物在较低的浓度下即出现严重的可见症状，或不能存活。中等是在低浓度情况通常不出现可见症状，在稍高的浓度下出现可见症状。抗性是指在较高的浓度下，不出现可见症状或只出现轻度的可见症状。

二、植物监测法在空气污染物监测方面的应用

（一）植物监测法的优点

利用植物监测法监测室内环境污染同化学、理化仪器监测相比有一些特有的优点。

（1）省钱、省人力。采用化学分析或仪器测定都要购置必要的分析器皿、仪器和药品，特别是有些精密仪器价格昂贵，而且维修和保养费用也较高，同时还要有一批专业操作人员，如果监测点达几十、几百或更多，那就需要组织几百甚至上千人员参加工作。而植物监测只需要一些敏感植物就可以了。如果监测植物是监测区内的现存植物，则根本不需任何费用，所需人员也不多，只要有交通工具，少数几人到监测点去就可以了。

（2）方法简便、容易掌握。如果对植物伤害症状做监测，只需在监测点上种植或放置一些监测植物，然后监测人员对着监测图谱，确定污染物的种类就可以了。

（3）个别植物对特定污染物的监测灵敏度高。如雪松与浓度为 0.19×10^{-6} 的氟化氢接触 1.5 h，新梢的受害面积可达 55%。更有甚者，一种名叫白雪公主的唐菖蒲品种，在 0.01×10^{-6} 的浓度下 20 h 就会出现症状。现在最精密的监测仪器都还达不到这样的监测水平。

（4）能够综合评价大气环境质量。环境问题是极其复杂的问题，它与生物、人类共同组成一个复杂的生态系统。大气污染物并不是简单地存在于生态系统中。如果有多种污染物，问题就变得更为复杂，每种污染物并不都是各自单独起作用，有的可能是协同作用，有的可能起抵抗作用，都不大可能是每种污染物简单地加减关系，理化仪器常常反映不出这些复杂的综合效应，而植物却能反映出大气环境的实际质量状况。

（5）具有监测的多功能性。一般理化方法专一性较强，如测定臭氧的仪器就不能测氧化物，测二氧化硫的就不能测定乙烯。但有些植物通过不同的症状能分别监测出多种污染物。如植物受二氧化硫污染时，叶片脉间区出现漂白或褐色斑点；受氟化物污染时植物叶的伤害处在叶尖和叶缘，并且在正常组织与受伤组织之间出现一条明显的分界线。

（6）能连续进行监测，反映一个地区受污染的累积量和受污染的历史状况。这点是任何理化监测方法难以取代的最大优点。因为植物生长在环境中，日夜都在接受环境的作用，对大气污染就像一个不下岗位的监测哨兵，忠实记录着污染的全过程。而理化仪器监测是非连续性的瞬间监测。事实证明，植物连续监测低水平污染的效果比非连续性仪器监测的结果要准确。如利用仪器测二氧化硫，有 4 次痕量，有 4 次未检出，有 1 次为 0.06 mg/m^3，但分析紫花苜蓿叶片含硫量比对照高出 0.87 mg/g。特别是一些植物还能追溯一个地区的污染历史，这是任何仪器都办不到的。如分析过去采集的植物标本的成分，与当今同类植物相比，就能了解采标本时期该地受污染没有，受到什么污染、

程度如何。还有人分析树木年轮，能清楚地看到当地的污染历史。如美国宾夕法尼亚州立大学用中子轰击年轮取得样品，分析年轮中的元素，发现 1953 年银含量开始增加，1960 年达到高峰，这与当时在云中撒布碘化银有关；还发现 20 世纪 50 年代后汞含量有所增加，这与工业用汞量增加的事实符合；同时看到 20 世纪第一个 10 年间，年轮的含铁量减少，其原因是当时这一地区的炼铁炉正被淘汰。

（二）植物监测法的局限性

用植物来做空气污染的监测器也有它的局限性，主要有以下几点。

（1）外界各种因子容易影响植物的监测性能。如斑豆暴露在臭氧下，随着光强的变化，受伤面积有很大波动；低浓度的 SO_2 在有露、雾或小雨时比干燥时易受伤害；给葡萄施正常肥料时不易受氟化氢伤害，但额外增加微量元素硼时则会出现严重的氟化氢伤害症状。

（2）受植物体生物状况的影响。植物体的健康状况、所处发育时期都会影响对污染的反应能力，如健康的植物易受污染，有病害的植物受害较轻；植物略微萎蔫时比正常时不易被二氧化硫所伤害；气孔开放与关闭也影响植物的敏感性，故上午 10 时~下午 2 时和晚上气孔关闭时，植物对污染反应不敏感；幼龄植物抵抗力强，中龄植物易受伤害；水稻在抽穗、扬花、灌浆时期对污染反应最敏感，危害最大，而老熟时期敏感性下降；植物在夏天最不敏感，到秋天最敏感。

（3）易与其他伤害的症状相混淆。干热风、霜冻、无机盐缺乏、病虫害等都能引起植物体的伤害，而且有些还类似于大气污染引起的症状。如干热风引起谷类作物顶端发白；霜冻或无机盐缺乏类似于二氧化硫的伤害症状；病毒引起的症状相似于臭氧引起的症状；低浓度的除草剂与氟化物效应一样，都能引起植物落叶、矮态、卷转、僵直和扭曲。

（4）不能像理化仪器那样迅速作出反应，在较短的时间内就能获得监测结果；也不能像仪器那样监测出大气中污染物的具体含量，它反映的只是各个监测点的相对污染水平。

以上这些缺陷还是可以通过监测植物的规范化、监测条件的严格控制或辅之以一定装置，编制准确的标准图谱和监测人员技术的熟练等来加以弥补。总之，植物监测技术利大于弊，不失为一种监测大气污染的重要手段，同时也值得在室内环境污染物的监测控制方面推荐和推广。

（三）监测植物的选择标准

不是任何一种植物都能作为监测用的指示植物，而是有一定的要求。

（1）必须是对空气污染敏感的植物。大自然中植物种类繁多，不同植物甚至同种植物、不同品种对各类气体的反应都不一样。就是同种植物对不同气体的反应也不一样。例如，唐菖蒲雪青色花品种被氟化氢气熏 40 d，会有 60%的叶片叶尖出现 1～1.5 cm 长的伤斑，吸氟量比对照增加 $5.25×10^{-6}$；而粉红色花品种则是大部分叶片受伤，叶尖出现 5～15 cm 长的伤斑，吸氟量增加。唐菖蒲对氟化物无疑非常敏感，但对 SO_2 则有较强的抗性，可是紫花苜蓿刚好相反。为此选择监测植物一定要根据监测对象，挑选相应的敏感植物。

（2）必须是健壮的植株。只有健壮植物体上出现的伤害症状或生长受阻才能令人信服。如果植物体本身就长势很弱，叶片上有病斑或有虫害痕迹，就很难说清是大气污染的结果。故此要求选择做监测器用的植物个体一定要发育正常、健壮、叶无斑痕、植株间较为均匀一致。

（3）应该为常见品种。保证有足够种子或繁殖体来源，并在正常栽培条件下容易种植和管理；要求生长季节较长，不断发出新叶，保证监测器有较长的使用期。如果选用自然生长的植物来作为活的聚集器，更要用常见植物，否则满足不了大面积监测的布点。如我国选择的行道树杨树、悬铃木等以及在南方用水稻来监测氟污染就很符合这项要求。

（4）监测水平应该较高，并且最好选用无性系植物。因为无性系植物各植株间在遗传性上差异甚小，较能使不同监测器在各个监测位置上获得较为一致的监测结果。有的人采用杨树等无性系来监测臭氧获得了较好的效果。

（5）尽量选择除监测功能外兼有其他功能的植物，可一举多得。如有经济价值、有绿化或观赏价值等。

三、植物具有吸收空气污染物的功能

（一）植物净化空气的功能

植物在进行光合作用时可以吸收二氧化碳早已为人所知，但除此之外，许多植物还可吸收其他物质，其中包括对人体有害的挥发性有机化合物。利用植物的生物特性吸收空气中的污染物应该是个非常好的选择。某些观赏植物不但能够美化居室，而且能够净化室内空气。监测人员曾经在 $1.5 m^3$ 的环境舱里进行甲醛净化效果的实验，结果发现 48 h 以后，与对比舱的甲醛浓度相差 4 倍。研究发现，如在室内每 10 m^2 放置一盆 1.2～1.5 m 高的有生命的绿色植物，就能有效地吸附二氧化碳、一氧化碳、甲醛、苯等有害气体，有利于身体健康。

同时，专家研究发现，有的植物还能将有害化学物质转化为植物养料，如观叶植物冷水花、常春藤、吊兰、喜林等都能吸收有害气体和抗污染。有些植物如仙人掌、仙人球、令箭、荷花、兰花，在夜间不仅不呼出二氧化碳，反而还会吸收二氧化碳，在净化室内空气时，有制造氧气、杀菌的效果。所以合理利用植物进行室内空气的净化，不仅美化和净化了居室环境，而且还达到了陶冶情操的作用。

（二）具有净化空气污染功能的植物

具有净化功能的植物主要有：

（1）金绿萝和吊兰在消除甲醛方面效果明显；

（2）扶郎花、菊花和铁树则能消除空气中的苯；

（3）栀子花和石榴花则可吸收二氧化硫；

（4）蒲葵、鱼尾葵、菊花等对氯化氢有很好的净化作用；

（5）柑橘、海桐花、无花果等花卉抗氟和吸氟能力很好；

（6）女贞子花的吸氟能力比一般花木高160倍；

（7）洋绣球、秋海棠、文竹等在夜间能吸收二氧化硫、二氧化碳等有害气体；

（8）茉莉花、月季花等能昼夜释放香精油和负离子，既能清洁空气，又能调节精神，使人消除疲劳，对减轻神经衰弱效果较好；

（9）仙人掌能在夜间吸收二氧化碳，制造氧气，增加空气中负离子的浓度，对患有高血压及精神不振的人大有好处；

（10）月季能吸收氟化氢、苯、硫化氢、苯酚、乙醚等气体；

（11）杜鹃是抗二氧化硫等污染较理想的花木；

（12）木槿能吸收二氧化硫、氯气、氯化氢等有毒气体；

（13）紫薇对二氧化硫、氯气、氟化氢等有害气体有吸收作用。

（三）办公室内适宜种植的花卉

随着办公自动化的普及，打印机、复印机等设备的应用，加上地毯、壁纸、黏合剂等，不同程度地污染了室内空气。要有效治理办公室污染，最简单有效的方法就是摆放盆栽花卉，因为绿色植物是办公室内有害物质的"吞噬者"。办公室的污染物质，可通过观赏植物叶片背面的微孔道被吸入植物体内，而且花卉根部共生的微生物也能自动分解污染物，并被根部吸收。

为了有效清除办公室内多种污染物，应同时摆放不同种类的花木，每 10 m² 的面积至少摆放治污花木1～2种。适宜在办公室内种植的观赏植物有：

（1）吊兰、非洲菊、无花观赏类，它们主要吸收甲醛，也能分解复印机、打印机排放出的苯，并能吸收尼古丁。

（2）耳蕨、常春藤、铁树、菊花能分解3种有害物质，即存在于地毯、绝缘材料、胶合板中的甲醛，隐匿于壁纸、印刷油墨溶剂中对肾脏有害的二甲苯，藏身于染色剂和洗涤剂中的甲苯等。

（3）红颧花：能吸收二甲苯、甲苯和存在于化纤、溶剂及油漆中的氨。

（4）龙血树（巴西铁类）、雏菊、万年青：可清除来源于复印机、激光打印机和存在于洗涤剂和黏合剂中的三氯乙烯。

四、室内不宜放置的植物

在居室中摆上几盆植物，不仅起到了美化环境的作用，也能让人身心愉悦。然而，有些植物是不宜在居室中放置的。

（1）报春叶片的毛会造成有些人的皮肤过敏。

（2）虎刺梅的刺，碰到皮肤上使人感到发痒。

（3）夜来香在晚上会散发出大量刺激嗅觉的微粒，闻之过久，会使高血压和心脏病患者感到头晕目眩、郁闷不适，甚至病情加重。

（4）松柏类花木的芳香气味对人体的肠胃有刺激作用，不仅可使人感到厌恶和恶心而影响食欲，而且会使孕妇感到心烦意乱，头晕目眩。

（5）夹竹桃可以分泌出一种乳白色液体，长时间接触会使人中毒，其花香容易引起昏睡、影响少儿智力发育等症状。

（6）郁金香的花有毒碱，过多接触易引起毛发脱落。

（7）兰花的香气会令人过度兴奋而引起失眠，故不宜放在卧室内。

（8）紫荆花所散发出来的花粉如与人接触过久，会诱发哮喘症或使咳嗽症状加重。

（9）含羞草体内的含羞草碱是一种毒性很强的有机物，人体过多接触后会使毛发脱落。

（10）百合花所散发出来的香味如闻之过久，会使人的中枢神经过度兴奋而引起失眠。

（11）洋绣球花所散发的微粒，如与人接触，会使人的皮肤过敏而引发瘙痒症。

（12）黄花杜鹃的花朵含有一种毒素，一旦误食，轻者会引起中毒，重者会引起休克，严重危害身体健康。

复习与思考题

1. 简述纤维过滤器的过滤机理。
2. 影响纤维过滤器性能的主要因素有哪些？
3. 物理吸附和化学吸附分别有何主要特征？
4. 影响吸附剂性能的主要因素有哪些？
5. 非平衡等离子体有哪些主要的产生方法？
6. 试述等离子体的净化机理。
7. 影响光催化反应的因素有哪些？
8. 光催化技术治理室内空气污染有哪些主要特点？
9. 静电除尘有哪些特点？
10. 臭氧在室内空气净化中有哪些应用？
11. 空气负离子对人体健康有哪些作用？

室内空气净化器

【知识目标】

本章要求学生了解主要的室内空气净化器；熟悉室内空气净化器的类型、工作原理及其净化作用；熟悉主要的室内空气净化材料及其作用；能正确使用室内空气净化器和室内空气净化材料进行室内空气污染治理。

使用空气净化器，是改善室内空气质量、创造健康舒适的办公室和住宅环境十分有效的方法。空气净化器从最早出现到现在，经历了几个不同阶段。

第一代产品：这是最早出现在市场上的净化器，这些以物理性能设计的净化器，具有过滤、吸附处理杂质等功能，可以有效地净化室内空气中的悬浮物和少部分有害物质。但是，对室内空气中的异臭异味、病原菌、病毒以及装饰装修造成的空气污染根本无法消除。同时，这些采用物理方法实施净化的产品，在过滤和吸附过程中慢慢地就会饱和直至失去功效。缺点是要定期清洗过滤网，以免造成二次污染。

第二代产品：20 世纪 80 年代初，净化器的第二层次产品进入市场，并广泛用于家庭、宾馆、商店、学校、机关以及医院的病房。第二代产品在第一代产品的物理性能的基础上，增加了静电除尘、负离子发生器、臭氧发生器等功能。这种多功能净化器不仅可以消烟除尘，而且具有消毒、杀菌、除臭去味和去颜料色素以及消除一氧化碳等有害气体的功能。但是，第二代净化器仍然存在着不能分解有机污染物的弊病。缺点是臭氧发生器不能人机同室，所以使用起来不太方便。

第三代产品：近年来，空气污染治理专家在多年科学研究的基础上，采用先进的纳米技术，成功地研制出了高效率催化和光催化净化技术。

第一节　室内空气净化器的分类

一、按净化器的净化原理分类

根据净化原理有物理式、化学式、静电式、健康功能、复合式等净化器。

1. 物理式净化器

物理式净化器主要用于可吸入颗粒物和气态污染物的净化，主要特征是以过滤网为主要过滤手段，以及采用活性炭吸附各种有害气体。这种类型的净化器，通过过滤、吸附等功能，可以有效地净化室内空气中的悬浮物和部分有害物质。目前空气净化器使用的高效率空气微粒过滤材料 HEPA（High Efficieney Particulatc Air）可以有效清除 0.3 mm 左右的颗粒物，其捕捉人体可吸入浮游污染物的效率最高可达 99.97%，是世界上公认的较好的空气净化过滤材料，也是目前最有效的清除空气中悬浮颗粒污染物的过滤材料。

目前，我国已有厂家生产净化器产品，大多数是机械过滤、活性炭吸附、臭氧和空气负离子发生器。国际上生产净化器的厂家有霍尼韦尔、东芝、日立、夏普、飞利浦等厂家，也仍属于生产物理性能的产品。物理式净化器要定期清洗或更换过滤网。

物理吸附式净化器是利用活性炭类的高比表面积、高孔隙率吸附材料对有害气体进行吸附。普通的活性炭分粒状活性炭和纤维状活性炭，活性炭具有良好的吸附性能，它们对室内气体的吸附属物理性吸附，吸附一旦达到饱和，稳定性很差，容易脱附，要经常更换滤芯。如果要延长活性炭更换周期，须加大活性炭的用量，增加厚度，这样又会造成设备阻力增大，降低净化器的净化能力。

2. 化学式净化器

化学吸附式净化器主要用于气态污染物的净化，它是在物理吸附材料表面浸泡活性化学物质以及分子筛（天然、人工合成的）从而对有害气体进行化学性吸附，因而吸附稳定，不易脱附。尤其是改性活性炭，可以对室内空气中不同特性的有害物质进行选择性吸附净化。吸附剂视室内空气中有害气体的浓度确定更换周期，并不能再生。这种空气净化器通常以活性炭、硅胶、分子筛和氧化铝等作为载体，浸渍一些活性化学物质，或者与这些活性化学物质混合，经过适当的处理制备成复合净化材料。

化学式净化器的优点是能够同时对多种空气污染物起到催化氧化、中和及吸附作用，对这些空气污染物的去除效果显著；污染物浓度低时，去除效果也很好；环境温度变化不会引起已经吸附的污染物脱附。缺点是消耗试剂多，使用寿命受限制。

化学性净化方式主要原理为催化氧化分解空气中的有机污染物。另外还有一些净化剂、涂料等产品。

（1）冷触媒技术。催化技术也被称为冷触媒技术，以多元多相催化为主，结合超微过滤，从而保证在常温常压下使多种有害有味气体分解成无害无味物质，由单纯的物理吸附转变为化学吸附，边吸附边分解，提高了吸附污染颗粒物的种类，提高了吸附效率和饱和容量；不产生二次污染，大大延长了吸附材料的使用寿命。催化材料的寿命是普通材料的 20 倍以上，可以对室内氨、硫化氢、醛类等有害气体等进行催化分解。在催化反应过程中，冷触媒产品本身并不直接参与反应，反应后冷触媒不变化不丢失，因此一旦使用后在无外力破坏的情况下，有效期长达 8 年以上。冷触媒主要成分均为食品、药品添加剂，产品无毒、无腐蚀性、不易燃；反应生成物为水和二氧化碳，不产生二次污染。是面向未来、最适于健康家居的安全、环保产品。冷触媒对甲醛的分解效果明显，又有甲醛克星之称。

（2）光触媒技术。光催化是一种高科技产物，具有分解有机污染物的功能，是全方位的空气净化方法。具有光催化功能的光半导体材料（TiO_2）在光的照射下，钛原子上的电子被激发，形成电子穴，空气中的水、氧气被分解为氢氧自由基和负二价氧离子，具有极强的氧化能力，这种能力能使有害物质分解成二氧化碳和水，达到治理污染、杀菌、除异味等功能。

光触媒需要用紫外光来激发，紫外光本身有杀菌作用，但同时也存在直接照射人体时会造成一定的伤害的危险。另外，光触媒在对空气净化时要求气流的速度很慢，这样才有较好的分解效果，这就阻碍了其在风量较大的净化器里的使用。

3. 静电式净化器

静电式净化器依靠电场吸附空气中的颗粒物，主要利用高压电造成强电场使空气中的颗粒带电或使分子电离，这样带电粒子就可以吸附在集尘装置上（如一系列的平板上），或在使用带静电过滤网的空气净化器中，微粒被吸附在滤网纤维上。

静电式净化器只能对空气中的粒子起到一定的净化作用，对有害气体没有清除效果。静电式净化器容易产生有害臭氧。

4. 健康功能空气处理设备

具有健康功能的室内空气处理设备包括负离子发生器、臭氧发生器等。

（1）负离子发生器

负离子对人的健康及生态的重大影响，已为国内外医学界专家通过临床实践所验证。当代科学揭开了生物电的奥秘，生物体的每一个细胞就是一个微电池，细胞膜内外有 50～90 mV 的电位差，如果"细胞电池"得不到充分的电荷补充，机体的电过程就难以继续维持，因而影响到机体的正常活动，产生老化和早衰。

负离子发生器也可以使房间中的微粒带电，然后吸附在墙上、地板、桌面上，但摩擦振动又能使这些微粒重新悬浮在室内空气中，一般情况下这种设备含有一个集尘器来收集这些微粒。负离子发生器能去除室内空气中一些微粒，但它们不能去除异味，并且在去除大一点的微粒如花粉等室内过敏原上效率很低。

（2）臭氧发生器

臭氧可以杀灭细菌。但臭氧作为肺的一种刺激物可以由负离子发生器及一些电子式空气净化器间接产生，也可以由臭氧发生器直接产生，在通常使用情况下负离子发生器或其他产生臭氧的空气净化器能产生高于人体健康所限水平的臭氧。所以空气净化器规定了臭氧产生量的限值。

市场上许多空气净化器也是"臭氧发生器"。根据美国肺部协会的报告,臭氧对肺是一个强有力的威胁,暴露在一定水平的臭氧下会加剧与肺相关的疾病,尤其对老人、小孩以及哮喘、慢性肺病患者的危害更大。

根据美国《消费者》杂志 1992 年的一份报告,美国家居安全与健康协会和美国环保局都断定台式或房间内臭氧发生器在提高空气质量上并无效果,研究表明使用臭氧发生器后一些空气污染物会降低,但同时另一些污染物升高。

已有的关于臭氧对人体健康危害的证据表明,并无最低臭氧水平的安全底线,因此美国肺部协会不建议使用臭氧发生器。

（3）其他功能空气处理设备

除上述空气净化器和空气处理设备外,还有一些其他功能的空气处理设备,如抗过敏、防螨等空气处理设备。

5. 复合式净化器

是指将以上功能选择性叠加的空气净化设备。

二、按净化器的净化对象分类

室内空气净化器按去除对象可分为除尘式室内空气净化器和除气式室内空气净化器。

第二节　主要的室内空气净化器

一、除尘式室内空气净化器

除尘式室内空气净化器按除尘方式又可分为静电式室内空气净化器和机械式室内空气净化器。一般而言,这类空气净化器的除尘效率与除尘方式、粉尘粒径、浓度以及处理风量有关。

（一）静电式室内空气净化器

静电式室内空气净化器是利用阳极电晕放电原理,使气流中的颗粒物带正电荷,然后借助库仑力作用,将带电粒子捕集在集尘装置上,从而达到净化空气的目的。该除尘器由离子化装置、集尘装置、送风机和电源等部分构成。离子化装置采用阳极电晕放电产生正离子,目的是使粉尘迅速而有效地带上正电荷。用阳极电晕放电,并用细金属丝制作放电电极,这样可以减少臭氧发生量,避免产生二次污染。但极间施加电压一般不超过 12 k V/cm,以 4 kV/cm 左右为宜。

集尘装置使带电尘粒从下气流电场通过并迅速地吸附在负极上。采用金属平板电极结构时，施加的电压略低于离子化电压。粒径为 1 μm 的尘粒向集尘极迁移速度为 25 mm/s。该除尘器除尘效率较高，能捕集小于 0.01～0.1 μm 左右微粒，压力损失小。

静电空气过滤器为国外应用较多的高性能空气过滤器。一些发达国家如美国、日本等，前几年已开发生产出采用 64 MD 级别以上半导体元件、空气过滤效率达90%（0.12～0.17 μm）以上的超高效空气过滤器。国内企业在这方面与国外还有很大差距。

1. 除尘式空气净化器发展概况

我国也是较早生产和使用电除尘器的国家之一。1954 年我国首次仿制了第一台电除尘器，1965 年我国开始自行研发电除尘器技术。通过对通用系列产品多年使用经验的总结，结合自己的研究成果，并充分吸收国外在电除尘器方面的先进技术，针对我国各工业部门的需要，先后开展了新型电除尘样机的研制和电除尘系列产品的设计，这些电除尘器的设计使我国电除尘技术水平步入全新的发展阶段。

随着我国经济建设的发展，室内空气污染问题日益突出，科研人员将工业除尘技术应用到民用室内空气净化，取得了良好效果，这也为我国的电除尘器的使用提供了十分广阔的前景，市场容量大，经济前景喜人。

我国是国际上首次提出将静电吸附式空气消毒洁净器作为医院规范的空气消毒设备的国家。由于静电吸附式空气消毒洁净器具有在有人场合下持续进行消毒的特殊功能，已引起美国、德国、西班牙、新加坡等国家专家的重视。1993 年，我国公开了名为《静电灭菌型空气净化机》的专利，在此基础上衍生的同类产品有 10 余种之多。初步统计，国内已有近 1 亿元的销售额，大约有 1 万台应用于医院、公共场所、企事业办公室等场合，使用时间最长的已达 9 年。该类产品从发明到被列为国家消毒技术规范，历时 7 年整，获得了医学临床专家、教授与广大用户的首肯。

组合式静电场技术的核心是一种特殊设计的线电场，它能持续不断地产生浓度为 108 个/cm³ 的正离子，流经该电场的细菌处于正离子的包围之中，且能在极短时间内获得饱和电量。正离子发生器发生的正离子不仅浓度高，而且具有极高的速度。带负电的细菌在高浓度、高能量的正离子浸润作用下，会迅速发生电解反应。这是一个能量释放过程。由于快速的能量释放，细菌的细胞壁会遭受严重的破坏，进而死亡或失去繁殖能力。

2. 静电除尘的工作原理

静电场中的阴极线在高压静电的作用下产生电晕放电，电晕层中产生大量的负离子，负离子在静电场的作用下，不断地向阳极运动。当空气通过电场时，粉尘受到负离子的碰撞带上电荷，带上电荷后的粉尘同样受到静电场的作用，向阳极（集尘极）运动，到达阳极后释放电荷，粉尘被吸附在阳极，空气中的尘埃减少。静电除尘器的基本工作过程，通常分为四个阶段：

第一阶段，通以高压直流电，使电极系统的电压超过临界电压值（亦称门限电压值）时就产生电晕放电现象，即电子发射到电晕极表面的邻近气体层内。

第二阶段，使电极间的气体电离化，在电晕区以外的气体中形成电子和负离子；气体中的尘粒与负离子相碰撞和扩散使尘粒带上电荷。

第三阶段，在电场力的作用下带负电荷的尘粒趋向沉降电极。

第四阶段，带负电荷的尘粒与沉降电极接触后失去电荷，成为中性而黏附于沉降电极表面。

静电除尘器的电场力是在高达几万伏甚至十几万伏的高压作用下的静电场中形成的，当带粉尘的气体进入电除尘器时，通过气体电离→粉尘带上电荷→带上电荷的粉尘被捕集和完全吸附→从集尘极上清除粉尘，从而达到净化室内空气的作用。

3. 静电除尘器的结构特征

按对尘粒处理方式分类，可分为干式除尘器和湿式除尘器。干式除尘器是指在干燥状态下进行除尘，必须定期清除集尘极上的粉尘。湿式除尘器是指在集尘极上喷淋水膜，通过水膜和水冲洗掉集尘极上的粉尘。

按气流流动方向分类，可分为立式除尘器和卧式除尘器。

按集尘极板的结构分类，可分为平板式除尘器和管式除尘器。平板式除尘器是指集尘极由多组平行的金属平板组成，放电极安装在每组集尘极板的中心。管式除尘器是指集尘极由一根根截面呈圆形、方形、六角形的钢管组成，放电极安装在集尘极的中心。

按集尘极和放电极的配置分类，可分为单区除尘器和双区除尘器。单区除尘器是指集尘极和放电极装配在同一区域内，荷电和捕集在同一区域内完成。双区除尘器是指荷电和捕集在结构不相同的两个区域内完成，在第一区内安装放电极，在第二区内安装集尘极。

另外还有宽间距除尘器和附加槽型除尘器。宽间距除尘器是指结构上与普通除尘器无区别，仅正负极板间距较大（为 300~800 mm），电压很高，电晕充分，电晕肥大现象明显减缓，效率高，造价低。附加槽型除尘器是指在除尘器电场尾端，附加槽型极板，利用逃逸出来粒子的残余电荷进行静电捕集，可提高 1%~5% 的效率。

（二）机械式室内空气净化器

机械式室内空气净化器是用多孔性过滤材料把粉尘过滤收集下来。含有粉尘的空气通过滤材时，粉尘就会与细孔四周的物质相碰撞，或者扩散到四周壁上被孔壁吸附而从空气中分离出来，使空气净化。它主要由过滤集尘装置和送风机构成。

空气过滤技术是通过将滤料制成不同形式的过滤器实现对空气的过滤。为增加过滤器有效面积、优化过滤性能，空气过滤器的结构形式已由单一的单板形发展到褶状板形或筒形、长圆柱形、堆叠圆盘形及矩阵形。国产的高效过滤器最早诞生于1964年，到了20世纪80年代初，国外过滤器开始进入我国，它促进了国产过滤器的发展。近年来，国内已开始研究驻极体静电空气过滤器。所谓驻极体是指能长期储存电荷的电解质材料，即采用一些方法使纤维长期具有电荷，利用静电捕集机理提高过滤器捕集效率。目前，国产过滤器的生产存在生产标准和检测标准不统一、效率测试方法不严格、产品规格花样繁多及尺寸不统一等问题。同时，在微电子及精密机械行业，高效过滤器的净化效果已无法满足要求，国产亚高效、超高效过滤器还有待进一步开发。这些问题需采用规范管理及增加研究投入的办法来加以完善和解决。目前高效空气过滤器常应用于住宅、办公、商业及工业建筑的洁净室、激光外科手术室、空调器等场合。

空气过滤器的集尘装置用多层纤维叠层材料、无纺布和滤纸等作为滤料。其除尘效率取决于集尘装置的结构，效率较高。家庭、办公室的悬浮颗粒物浓度很低，空气净化器长时间运行，滤材表面也不会形成粉尘沉积层，具有使用寿命长的特点。

空气过滤器的滤料是将分散于弥散的流体中的固体颗粒分离出来的多孔材料，弥散的流体可以是气体或液体。滤料的种类有纤维滤料、微孔滤膜及覆膜滤料。滤料决定着过滤过程的效果和效益，它的发展决定着空气过滤技术的发展。现在，滤料已经广泛地应用于室内、室外空气质量的控制。此外，在空调的新风过滤、循环空气的处理及利用方面以及环境保护等各行各业都需广泛使用过滤技术和合成纤维滤料。

目前，滤料的发展趋势是：由二维结构的机织过滤布向三维结构的非机织过滤布发展；由短纤维化机织过滤布向长丝过滤布发展；由复丝加捻过滤布向单丝过滤布发展；由常规化纤过滤布向高性能、多功能、高质量的过滤布发展；由合成纤维滤料向覆膜滤料发展等。

过滤理论的研究还不够完善，国内有关过滤机理的研究文献很少。不同结构过滤器的捕集效率和压力损失的理论计算，空气及多分散颗粒分布参数对捕集效率及压力损失的影响，过滤器的负荷特性对捕集效率及压力损失的影响及滤料的结构特性对捕集效率及压力损失的影响等问题，都有待研究解决。因此，过滤理论的进一步研究对空气过滤技术的发展具有深远的意义和重大实用价值。

二、除气式室内空气净化器

除气式室内空气净化器是指能够去除室内空气中有害气体的空气净化器，它的除气效率取决于除气材料及气体种类。

这类能够去除室内空气中有害气体的空气净化器，按其净化机理大体上又可分如下几种：

除气式净化器
- 物理吸附法
- 化学法
  - 中和法
  - 氧化法
  - 催化分解法
- 光催化分解法
- 离子化法
  - 电晕放电
  - 等离子体
  - 负离子
- 遮盖法
- 冷凝法
- 湿式除气法

1．物理吸附性空气净化器

这种净化器用多孔性、表面积大的活性炭、硅胶、氧化铝和分子筛等作为有害气体吸附剂，主要用于去除空气中的氨气、二氧化碳、硫化氢和挥发性有机化合物等。气体与固体吸附剂依靠范德华力的吸引作用而被吸附住。吸附技术是目前去除挥发性有机化合物最常用的控制技术，但这些材料对去除二氧化氮、一氧化碳的效果不大，除臭也比较困难，并且吸附容易达到饱和，已经吸附的有害气体，在一定条件下又会重新释放出来。不过，这类净化器也有在污染物的浓度较高或较低时均可使用、吸附剂容易脱附进行再生利用等优点。其中活性炭是一种广谱吸附剂，可吸附大多数气态污染物。

2．化学式空气净化器

近年来，这种空气净化器已经被广泛用于去除室内空气中的有害气体。以活性炭、氧化铝和分子筛等作为载体，浸泡某些活性化学物质，或与这些化学物质混合，经过一定工艺处理、成型，制成复合净化材料，具有显著的优点。对多种臭气处理时，能够起到催化分解、中和及吸附作用，污染物浓度较低时，去除效果也很好，环境温湿度变化不会引起脱附作用，可在温度低于80℃，相对湿度小于85%下使用。

（1）中和法。利用气体与吸附剂发生中和反应从而达到去除室内有害气体的方法。例如，用碱性物质可去除空气中的二氧化碳，用酸性物质可去除空气中的氨气。其优点是吸附牢固、反应不可逆，缺点是消耗试剂较多，使用寿命较短。

（2）氧化法。利用臭氧、次氯酸钠和高锰酸钾等氧化剂与空气中的二氧化硫、硫化氢、硫醇和氢氧化物等发生化学作用，从而把这些污染物从空气中去除的方法。其优点是可去除空气中的许多有害气体和臭气，对二氧化硫、氮氧化物的去除效率可达 50%～60%，反应不可逆。缺点是消耗试剂较多，过剩的氧化剂容易造成二次污染。

（3）催化法。用含有钯等催化剂的复合净化材料，把空气中的有害气体进行催化氧化，生成对人体无害或危害很小的物质的方法。例如，将一氧化碳催化氧化为二氧化碳，把臭氧催化分解为氧气。其优点是在常温或较低的温度下可以去除许多有害气体，并且可以用在污染物浓度较高的场合。缺点是空气中不允许有使催化剂本身发生反应的物质，并且催化剂的价格也比较贵。

3. 光催化分解法空气净化器

光催化技术是近年发展起来的用于去除空气污染物的新技术。光催化净化是基于光催化剂在紫外线照射下具有的氧化还原能力来净化污染物。光触媒是一种光催化型纳米材料，构成光触媒的关键材料是纳米级二氧化钛，主体结构是锐钛型晶体和适量的金红石晶体组合成特殊混合结构。这种材料进行纳米级表面排列，显示纳米材料特殊性，既不同于宏观特性，也不同于微观性（原子，分子）。这种纳米材料吸收 300 nm 左右的紫外光，产生能级跃迁，能够催化水及氧气进行复分解反应（通常条件下水与氧气不能发生复分解反应，更精确地说水与氧气复分解反应速度极慢，几乎不能进行反应），产生活性氧（即负氧离子及氢离子）。它具有极强的氧化能力，可以分解有机物，并且净化光触媒层面的有害物质（例如：分解细菌、真菌、臭气、油污、甲醛、二氧化硫、苯类、氮氧化物、氨及一氧化碳等），将有害物质转化成二氧化碳、水、无机物等无害物质。光触媒的光分解化合作用能够产生大量活性氧，可以快速且持续地对附着的发臭、有害物质进行反复持久地重复分解，形成良性循环式的空气净化功能；可以完全消除房间异味及空气中传播的过敏源等，并且持续消除不断产生的新的有害气体，从而彻底消除甲醛、苯类、氨类等有害气体；克服了以往消除有害气体治标不治本，仅仅使用芳香剂去遮盖人们对异味的感觉，却无法从本质上彻底消除有害气体的做法。据中国科学院的测试数据显示，光催化净化技术能够清除 95% 以上的有害物质。

光催化分解法是具有广泛前景的新型空气净化技术，具有能耗低、二次污染低和具有能分解一些难去除的空气污染物等优点。

光催化空气净化器由壳体、净化部分、风机、电控四个部分组成，采用纳米技术将催化剂镀在特定载体上，用特定波长的紫外光源照射催化剂。通过风机的作用，含有有害气体的空气以特定的速度经过催化剂，载体上的催化剂在紫外光的照射下与有害气体发生化学反应，达到净化的目的。此技术的关键在于催化剂的使用量和气体在催化剂上的停留时间。任何技术都有局限性，光催化技术的缺点是如果催化剂微孔被堵塞，就会大大降低它的净化效率。为了减少灰尘堵塞催化剂微孔，保证催化剂的净化效率，延长催化剂的使用寿命，一般先通过一层前置过滤网和过滤材料，把较大的微粒子过滤掉；然后采用静电除尘及活性炭吸附办法，进行多层防护，最后经光催化反应，分解空气中的有害细菌及有机物。光催化的优点在于不存在吸附饱和现象，使用寿命成倍提高，降低了运行成本，相应的净化效率较高。

二氧化钛（TiO₂）在近紫外线区吸光系数大，具有光活性高，光催化作用持久，而且化学性质稳定，硬度高，耐磨耗性好，对人体和环境无害，资源丰富，价格低等优点。因此，TiO_2 也是具有广阔应用前景的理想的光催化剂。

4. 离子化法空气净化器

（1）负离子发生器。利用离子化技术净化空气的方法种类较多，一般可用微波放电、直流电弧放电、低压脉冲放电和高压脉冲放电。

从空气净化的原理上讲，负离子发生器不能真正地净化除尘，但是可增加空气的清新感，洁净的空气中有适量的负离子，已成了空气质量好坏的重要指标。

（2）等离子空气净化器。等离子空气净化器是一种对室内空气杀菌消毒型的空气净化装置，在使用过程中没有任何动力噪声。由于常规的空气净化器采用高效过滤材料和活性炭过滤吸附催化空气中污染物的原理，使用一段时间后要对粗过滤网进行清洗，更长一些时间还要更换净化器内的滤材组件，以保证设备的净化效果。而等离子空气净化器的工作原理完全不同，因此设备可长期使用，无须更换净化滤材。

5. 遮盖法空气净化器

利用散发芳香物质遮盖空气中的恶臭，方法简单，但不能达到直接净化有害气体和脱臭的效果。

6. 湿式除气法空气净化器

湿式除气法主要用于油烟污染的净化治理。其原理是当含灰气流冲击到挡板上时，气流中沉降力大的尘粒被分离出来，烟气转弯带走的尘粒由于离心力而分离出来。湿式除气法空气净化器除尘除油机理主要有以下几种。

（1）惯性碰撞除尘（前 S 型挡板）。含尘气流在运动过程中遇到物体的阻挡（如挡板、纤维、水滴等）时，气流要改变方向进行绕流，细小的尘粒会随气流一起流动，粗大的尘粒具有较大的惯性，它会脱离流线，保持自身的惯性运动，这样尘粒就和物体发生了碰撞而从烟气中分离出。这种现象称为惯性碰撞。

当含灰气流冲击到挡板上时，气流中较大的尘粒首先被分离出来，烟气转弯带走的尘粒则由于离心力而分离出来，烟气转变方向流向出口，此时烟气中携带的尘粒粒径已比较小。

前 S 型挡板为若干曲率半径很小的铝合金板并联而成。惯性除尘装置利用离心力来分离油烟气。分离沉降的速度与粒径平方、烟气速度的平方成正比，与旋转气流的半径成反比。含尘烟气在方向转变前的速度越高、方向转变的曲率半径越小时，越能捕集细小的尘粒，其除尘效率越高，但其阻力也越大。

如果在挡板上淋水形成水膜，可进一步提高除尘效率，因此喷淋室的第一排喷嘴的喷淋方向设计成喷向 S 型挡板。尘粒在旋转气流中获得离心力而离开主气流抛向壁面，刚好和某一高度喷淋而下形成的水膜相遇，尘粒被水膜黏附并随之流入隔油隔灰池，净化后的烟气则进入喷淋室。由于烟气中分离出来的灰粒很快被水膜黏附并及时排出，因此，分离出来的灰粒不会被烟气再次带走，从而提高了装置的除尘效果。

（2）喷淋室湿式除尘除油。在喷淋室中，尘粒的捕集是惯性、扩散碰撞和拦截。液滴、液膜、气泡等洗涤含尘烟气，使尘粒黏附和相互凝集而将尘粒进行分离。水滴通过高速喷嘴雾化成无数小水滴，含尘气流在运动过程中与液滴相遇，在喷淋液滴装置的前面，气流开始改变方向，绕过液滴流动，而惯性较大的大尘粒则要继续保持其原来直线运动的趋势。极细的粉尘，惯性较小，其扩散效果较好，它不断产生脉动并离开原来的流线，水滴对其有拦截作用，极细的粉尘被黏附而分离。

除尘效果与尘粒粒径、密度以及液滴的相对运动速度成正比，与气体黏度、液滴直径成反比。即尘粒流速越高，与水滴的混合越强烈，尘粒与液滴的相对运动速度越大，尘粒对水滴的惯性碰撞越有效，特别是粒径较大的尘粒，其质量和惯性力较大，又因其沉降速度大，从而和烟气形成的相对速度较大，能有效地通过惯性碰撞，最后黏附于水滴上。尘粒直径和密度确定以后，吸附值的大小取决于尘粒与液滴间的相对速度和液滴的直径，要提高吸附值，必须提高气、液相的相对运动速度和减小液滴直径，但并不是液滴直径愈小愈好，液滴直径过小，液滴容易随气流一起运动，减小了气、液相的相对运动速度。实验表明，液滴直径约为捕集粒径的150倍时，效果最好，过大或过小都会使除尘效率下降。

由此可见，烟气的流速、喷嘴类型与布置密度、喷嘴孔径与喷嘴前水压、烟气与水的接触时间、烟气与水滴的运动方向等均是影响喷淋室除尘效果的因素。经过实验证明，喷淋室设为3排喷嘴较好，第1排喷向S型挡板，后2排对喷；喷嘴的个数即喷嘴的密度，可根据具体情况确定，以保证喷淋出的水珠能覆盖整个喷淋室断面，并且不互相叠加为好。

（3）脱水装置。后挡板仍为S型挡板，夹带水滴的烟气通过挡水板的曲折通道时，由于惯性作用，水滴就会与挡水板表面发生碰撞，并聚集在挡水板表面上形成水膜，然后沿挡水板向下流到池底。

（4）隔油隔灰池。喷淋废液的处理采用隔油隔灰池。该装置根据油、水、尘粒的不同密度分阶段地分离出尘粒和油。喷淋废液从隔油隔灰池的一端流入，经尘粒、油污分离后，清水经水泵提升至净化设备，循环使用。

隔油隔灰池的工艺流程：喷淋废液流入隔油隔灰池进口端的滤框，粒径较大的尘粒被截留在框内，余液流经位于不同水平位置的隔油板，以较低的流速（2～5 mm/s）流经隔油池。由于流速降低，相对于水的密度小于1.0而粒径较大的油品杂质得以浮到水面上，最终附着在隔油板上，而相对于水的密度大于1.0的尘粒杂质则沉于池底。为保证再次进入净化设备内清水的质量，在隔油隔灰池出口处设置吸油毡隔栅，将前几道未去除的浮油吸附，清水则被水泵提升至净化设备，同时在水泵上安装调节阀作为旁通。

废水在隔油隔灰池内的停留时间和水平流速是决定隔油隔灰效果的关键因素，也是隔油池计算与设计的主要参数。流速越小，冲击负荷越小，小粒径的尘粒越易于沉积，浮油在隔油板上的附着则更趋稳定，但需隔油隔灰池的容积较大。

隔油隔灰池的工艺管道分4个部分：① 循环水管：隔油隔灰池的出口端与循环水管相连，处理后的清水经水泵提升至净化装置，作为喷淋水循环使用，可节约水资源。② 回水管：湿式惯性除尘装置中的含灰含油废水通过回水管流入隔油隔灰池的滤框中。③ 补水管：循环水对烟气进行净化处理时，隔油隔灰池中的水量将逐渐减少，为了保持隔油隔灰池的水位及有足够的喷淋水量，设补水管外接浮球阀自动补水。④ 排污管：在池底设置排污管，可方便清洗。在实际运转中，需要每天清洗隔油隔灰池，定期更换池中的吸油毡。

将净化处理后的烟气排放到室外，这也是一种具有实用意义的烟气净化技术，是利用大气扩散技术将污染物排放浓度扩散并进一步稀释。另外，还可以运用其他一些方法进行净化治理，例如运用冷却浓缩方法捕集恶臭气体成分来达到脱臭的目的。

7．臭氧净化器和净化臭氧的净化器

臭氧在宇宙中有两种：一种是大自然臭氧；另一种是环境臭氧。大自然臭氧有保护地球、防止紫外线伤害人类的作用。大自然臭氧主要存在于离地面 20～30 km 大气层的平流层中，是由大气中的氧分子受到太阳紫外线长期照射的作用而形成的。目前，这个保护层正在遭到人类的破坏，人类在冷气、冰箱、电子零件、塑胶发泡剂等方面使用一种氟氯碳化物（简称 CFCs），由于其稳定性高、不易起化学变化而被大量推广，结果成为臭氧层的最大杀手。

（1）利用臭氧净化室内环境。臭氧具有强杀菌能力和脱臭能力，只要使用得当也会为人类提供许多好处。随着科学技术的进步，臭氧制造机已经开发出来，人们采取紫外线法和电流放射法人工产生臭氧，广泛用于食品加工厂和医院的室内杀菌和净化，也被用于游泳池的水净化和蔬菜水果、鱼类等的杀菌。目前，已研制出的家用臭氧消毒机具有高效、小型、安全、实用的特点，使臭氧应用走向家庭。由于这种技术充分利用了臭氧的氧化能力，所以，这类空气净化器大都具有杀菌、脱臭和净化室内空气的作用。但是，利用臭氧净化室内空气污染需要的条件是：首先，臭氧发生器的一次发气量要达到一定浓度；其次，要合理计算房间空间和处理时间；再次，不要在空气中残留氮氧化物；最后，臭氧发生器工作处理时不要人机同室。

（2）净化臭氧的空气净化器。由于臭氧是一种室内环境污染物，特别是办公用的复印机在使用过程中也能产生臭氧，它们是室内环境臭氧的主要来源，市场上有专门净化复印机臭氧的净化器。该净化器将臭氧净化、空气净化和释放负离子等功能有机结合为一体，将复印机工作时产生的大量臭氧（O_3）还原成为氧气（O_2）。

第三节　空气净化器标准的制定与实施

2002 年国家发布了针对家庭和公共场所使用的室内空气净化器的性能测定标准：《空气净化器性能的测定》（GB/T 18801—2002）。规定了空气净化器的型式、基本参数、技术要求、试验方法、检验细则、标志、包装和贮存等指标。

一、制定空气净化器国家标准的意义和目的

近年，在我国住宅和办公大楼等建筑物内，不断地出现建筑物综合征、建筑物关联症和化学物质过敏症。室内空气中的生物污染物和化学污染物是引发这些疾病的主要原因；生物污染物来源于死的或活的有机体，如细菌、真菌和原生动物等。化学污染物来源于建筑材料、家用化学品、家具、办公设备等，如氨、甲醛和挥发性有机化合物等。在室内通风条件不好时，这些污染物就会在室内积聚，造成严重污染，空气净化器就是用于净化室内空气的设备之一。由于空气净化器有改善和提高室内空气质量的作用，因此，近年来在我国也有了长足的发展。随着新净化技术的运用，空气净化器的功能和种类越来越多样化，急需规范市场。

二、室内空气净化器的性能和主要控制指标

（1）风量。有送风机的空气净化器需测定风量，测量值允许为额定风量的 10%。额定风量为空气净化器在额定频率和额定电压条件下运行的处理风量。这是沿用送风机以送风量表示性能的习惯做法制定的。采用热球风速计测定，在空气净化器出风口处均布五个测量点分别测量，取其平均值。

（2）噪声。规定空气净化器的 A 计权声功率级噪声不大于 55 dB。该标准值参照家用空调器室内机噪声标准值制定的。这相当于一般宾馆饭店和医院候诊室允许的噪声。按《家用电器噪声声功率级的测定》（GB 4214—1984）的有关规定进行测定。

（3）寿命。使用寿命规定为 8 500 h。空气净化器每天连续工作 24 h，累计运转一年（365 天）计算得出。

（4）洁净空气量。规定悬浮颗粒物的洁净空气量测定范围如下：

- 标准粉尘：$0.3 \sim 10 \ \text{m}^3/\text{min}$；
- 香烟烟雾：$0.3 \sim 9 \ \text{m}^3/\text{min}$；

    方法精密度（可信度）：95%：

- 标准粉尘：$\pm 0.3 \ \text{m}^3/\text{min}$；
- 香烟烟雾：$\pm 0.3 \ \text{m}^3/\text{min}$；
- 单次试验洁净空气量允许标准偏差（可信度 95%）应小于 10%。

对于其他空气污染物暂时不作详细规定，待条件成熟后，再作修正补充。

对于空气净化器的性能，用洁净空气量指标来表示时，按式（5-1）计算：

$$CADR = V(K_e - K_n) \qquad (5\text{-}1)$$

式中：CADR——洁净空气量，m^3/min；

　　　V——实验室容积，m^3；

　　　K_e——总衰减常数，min^{-1}；

　　　K_n——自然衰减常数，min^{-1}。

这个标准中用洁净空气量作为室内空气净化器的性能指标，是参照美国 ANSI/AHAM AC-1-1988 标准提出的。

洁净空气量是一项涉及空气净化器产品使用特征并能够反映其净化能力的性能指标。洁净空气量这项性能指标适用于评价采用任何已知原理制作的空气净化器，包括内装配送风机的和不装配送风机的空气净化器。不仅适用于评价空气净化器去除悬浮颗粒物的能力，也适用于评价去除其他空气污染物的能力。空气净化器可去除的每一种空气污染物都有一个相应的洁净空气量数值。所以说，洁净空气量为比较和评价各种型号的空气净化器提供了一种科学方法，也为用户选购空气净化器提供了方便。

计算洁净空气量的理论基础是根据待试验气体浓度在稀薄状态下所遵守的指数稀释方程：

$$C_t = C_0 e^{-Kt} \qquad (5\text{-}2)$$

式中：C_t——在时间 t 时的浓度，mg/m^3；

　　　C_0——在时间 $t=0$ 时的初始浓度，mg/m^3；

　　　t——时间，min；

　　　K——衰减常数，min^{-1}。

方程式（5-1）中空气污染物自然衰减常数 K_n 和在空气净化器运行时的总衰减常数 K_e 就是依据方程式（5-2）求出的。不难看出，在规定的环境条件下，对于可去除的污染物的洁净空气量仅取决于空气净化器本身的特征。

对采用不同原理制作的空气净化器进行试验，它们去除悬浮颗粒物（如香烟烟雾），去除有害气体污染物（如二氧化硫、二氧化氮、硫化氢、甲醛和苯等）的试验结果表明，在空气净化器运行过程中，这些空气污染物浓度的降低遵循方程式（5-2），浓度的自然对数 $\ln C_t$ 与时间 t 之间呈显著相关，相关系数 $r^2 \geq 0.98$。用本标准方法对指定产品进行重复试验时，再现性好，方法可靠。

利用 CADR 值可比较准确地评估空气净化器运行一定时间后，室内空气污染物的去除效果。方程式（5-2）可改成下式：

$$C_t/C_0=\mathrm{e}^{-qt/V} \tag{5-3}$$

式中：q —— 用于降低室内空气污染物浓度的清洁空气流量，$\mathrm{m}^3/\mathrm{min}$。

在运算时，用某种空气污染物的 CADR 值代替 q 值，按方程式（5-3）进行计算即可求出容积为 V 的室内空气净化器运行 t 时间，该种空气污染物的去除率。

利用 CADR 值又可以方便准确地评估空气净化器适用于多大的房间。按空气净化器运行 1 h，待去除的室内空气污染物浓度降低 90% 考虑，以指数方程式（5-3）为依据进行计算，可求出空气净化器对去除该种空气污染物所适用的房间容积（m^3）：

$$V=60\,\mathrm{CADR}/2.3\approx26\,\mathrm{CADR} \tag{5-4}$$

房间高度按 2.7 m 计算，适用的室内面积（m^2）为：

$$S=26\,\mathrm{CADR}/2.7\approx10\,\mathrm{CADR} \tag{5-5}$$

① 试验用的颗粒物。空气净化器去除不同的空气污染物，其洁净空气量也各异。可供选用的悬浮颗粒物有道路尘、香烟烟雾和花粉，由于它们的粒径范围不同，试验所得出的洁净空气量也不可能一致。

② 试验用的气体。空气净化器去除的有害气体污染物的种类是相当广泛的，实验时，可以从中选择能够反映出其去除性能的典型代表气体作为试验用气体。这些有害气体的浓度可采用各自的空气质量标准检验方法和卫生标准检验方法进行测定。初始浓度选择在环境和卫生标准所规定的最高容许浓度的 5～10 倍为宜。气体浓度应使用响应快、恢复也快的仪器测定。

③ 洁净实验室。实验室是参照美国 IEC-335-2-65-1993 和 ANSI/AHAM AC-1-1988 标准而设计的，容积为 30 m^3。空气泄漏量应小于 0.05 次/h。为了减少对试验气体的吸附作用，本标准采用铝型材料和玻璃为主体结构，地板用不锈钢板。

④ 粉尘仪。用光散射式数字粉尘仪测定空气中的悬浮颗粒物（标准粉尘或香烟烟雾），数据再现性好，测定香烟烟雾浓度的自然衰减和香烟烟雾在空气净化器运行时浓度的总衰减的结果遵循指数方程式（5-2）。

(5) 净化效率。空气净化器的净化效率采用洁净空气量与额定风量的比值表示，即：

$$y=\mathrm{CADR}/Q \tag{5-6}$$

式中：y —— 净化效率，%；

Q —— 额定风量，$\mathrm{m}^3/\mathrm{min}$。

净化效率是表示空气净化装置在额定风量下除去空气污染物的效率的高低，这是一项衡量室内空气净化器质量的性能指标。它的制定参照评价过滤材料的性能指标，但试验方法不一样。空气净化器对可去除的空气污染物的净化效率应≥50%。

（6）其他指标。所列的四个安全检验项目（绝缘电阻、电器强度、泄漏电流、接地电阻）是为产品出厂检验而定的。就标准的安全要求而言，在进行型式检验和抽检时，空气净化器不仅要满足以上四项安全指标，同时还应全部满足《家用和类似用途电器的安全　通用要求》（GB 4706.1—2005）和《家用和类似用途电器的安全　空气净化器的特殊安全要求》（GB 4706.45—1999）所规定的安全项目的检验。这其中包括臭氧浓度不得超过 0.1 ng/m^3（0.05×10^{-6}）。

另外，要求部件应无毒、无异味、坚固、耐用，外观不应有指纹、划痕、气泡和缩孔等缺陷，电源电压在 198～242 V 之间波动，空气净化器应能正常工作。

第四节　空气净化器的正确选择和使用

一、影响空气净化效果的主要因素

（1）滤材。超强的净化效果来自于优质的滤材。通常使用的滤材存在种种局限，如无纺布、滤纸等既要保证很好的通透性，又要能有效过滤空气中的有害物质，二者很难兼顾；活性炭虽有很强的吸附能力，但很容易饱和，随着污染物的沉积，净化效果明显下降。

（2）风机。高效的净化效率来自于强劲的进、出风量。无论是哪一种净化方式，都需要空气通过净化装置，这就要求净化器要有良好的空气循环，而风机是循环系统的能量来源，由于要降低噪声，因此，市场上的多数净化器采用功率较低的风机，从而影响了净化效率。

二、正确选择室内空气净化器

（1）滤材。好的过滤材料吸附 0.3 μm 以上污染物的能力高达 99.9%以上。如果室内烟尘污染较重，可选择除尘效果较佳的空气净化器。

（2）净化效率。较大房间应选择单位净化风量大的空气净化器，例如 15 m^2 的房间应选择单位净化风量在 120 m^3/h 的空气净化器。

（3）使用寿命。随着过滤材料趋于吸附饱和，净化器的吸附能力将下降，所以消费者应该选择具有再生功能的净化过滤胆（含高效催化活性炭），以延长其寿命。

（4）房间格局影响净化效果。空气净化器的进出风口有 360°环型设计的，也有单向进出风的，若在产品摆放上不受房间格局限制，则应选择环型进出风设计的产品。

（5）需求。根据需要净化的污染物质种类选择空气净化器，HEPA 对烟尘、悬浮颗粒、细菌、病毒有很强的净化功能；催化活性炭对异味、有害气体净化效果较佳。

（6）售后服务。净化过滤材料失效后需到厂家更换，所以消费者应该选择售后服务完善的厂家生产的产品。

三、正确使用室内空气净化器

（1）在家中要经常启动空气净化器清洁空气，与空调器联合使用效果最佳。

（2）要做好净化器的清洁和保养，清洗信号灯亮时表示集尘已满，要清洗集尘极板。

（3）应将净化器放在干燥通风的地方，15 m^2 的房间，每天开机 2 h 即可。

（4）使用空气净化器治疗呼吸道疾病时，应在医生指导下进行，出血性疾病患者不宜使用。

第五节　室内空气净化材料

室内空气净化材料是近年来适应室内环境污染市场需要发展起来的。在短短的几年里，开发出了空气清新剂、异味清除剂、甲醛捕捉剂、苯清除剂等多种产品。目前，各种新型的光触媒、冷触媒材料成为新产品开发的热点，不断有新产品投入市场，成为我国目前室内空气污染治理的主要产品。

一、室内空气净化材料的分类

目前我国市场上的室内空气净化材料名目繁多，空气净化材料可根据净化原理、使用方法和净化材料特性等进行分类。

（一）按照净化材料的净化原理和所用材料分类

按照净化材料的净化原理和所用材料来区分，基本上可以分为物理类净化材料、化学类净化材料和生物类净化材料三大类。

（1）物理类净化材料：包括采用活性炭、硅胶和分子筛进行过滤、吸附的净化材料。

（2）化学类净化材料：主要指利用氧化、还原、中和、离子交换、光催化、络合等作用进行净化的材料。

（3）生物类净化材料：包括用微生物、酶进行生物氧化、分解的净化材料。

在净化材料的物理类中的活性炭、化学类中的光触媒、生物类中的生物酶使用最为普遍，也最具代表性。表 5-1 列出各类净化材料的作用和特点。

表 5-1　各类净化材料的作用和特点

净化材料类型	作用	特点	代表产品
物理类	过滤、吸附	使用安全、简便，但效果较慢	吸附室
化学类	络合、氧化分解	见效快，但使用时应注意安全	甲醛消除剂、光触媒
生物类	生物氧化、分解	安全，不会造成二次污染，使用有条件	酶可邦

（二）按照净化材料的使用方法分类

按照净化材料的使用方法，可以把目前我国市场上的室内空气净化材料大致分为六种。

1．封闭型材料

要求产品具有超强的渗透能力和封闭能力，一方面将聚合醛类物质渗透到板材中；另一方面在任何材料表面形成一层具有一定硬度和耐候性的膜，对不能渗透或无法治理的部分起到强大的封闭作用。

2．熏蒸型材料

该类产品是由承载液、反应液和激发剂组成的。激发剂激发承载液的挥发，载着反应液渗透到室内的每一个角落，几乎能和所有的有害气体反应。使用时将该除味剂稀释后分装在容器内，置于封闭的空间里使用，2～4 天后再通风，即可消除各种异味，包括氨、苯、甲醛等有机挥发物。其渗透力相当强，可直达其他产品不易治理的地方，直接消除污染源和挥发在空气中的各种有机挥发物，达到全面的标本兼治的效果。本产品在使用时会产生刺激性气味，因此在该封闭空间内不要久住。另外，该产品最好在入住前使用，入住后主要在家具内使用，使用时要关闭柜门和抽屉，而房间门和窗户则要打开。

3．雾态喷剂型材料

这类产品是配合高效无毒的天然试剂直接分解空气中的各类有害气体和异味，生成无毒无害的物质。在室内空间使用此类产品后，可有针对性地去除装修后装修材料及建筑本身所产生的甲醛、苯、氨气等有毒气体，并对居室内产生的异味，如烟酒味、霉味、臭味等刺激性气味有全面清除作用。该喷剂使用方便，一喷即可，特别适用于通风差的场所（酒吧、歌舞厅、咖啡厅、饭店等）的日常净化处理。

4．熏香型材料

该产品是采用纯天然精油配合温和的燃烧剂和富氧剂，利用特制的燃烧器皿，通过 500℃ 高温产生含负离子的芳香气体，以消除空气中的各种有机挥发物、细菌、螨虫、"二手烟"等对人体的危害，达到净化空气，美化环境的目的。

5．液态刷剂喷剂型材料

这类产品利用具有较强渗透能力的物质作为承载体，将能够使甲醛稳定的有机物输送至板材中。使不稳定的醛类聚合物稳定下来以达到中和的目的。使用时将中和型喷刷剂直接喷刷在家具中裸露的板材表面，直接渗透进入板材内部，主动中和板材中的游离甲醛，具有强大的消除甲醛的能力。

6. 固体吸附型材料

以活性炭和分子筛为主要材料，此类产品具有无毒、无味、无腐蚀、无公害的特点。由于所用材料与空气中异味有极强的亲和力，属纯物理吸附，无化学反应。放入需要净化的房间、家具橱柜中或者冰箱内，能去除家庭、办公室、新购置家具带来的有害气体和异味。

7. 涂料添加型材料

这类添加剂适用于水性涂料和内墙乳胶漆，可用于家庭、宾馆、学校、会议室、医院以及娱乐场所等地的内墙，将其添加在内墙乳胶漆中涂刷，既能有效去除家庭装饰材料、家具中释放的甲醛、苯类、氨等有毒有害气体，还可去除由于吸烟、烹调、空调环境等造成的各种异味。此类产品使用方便，可以在涂料的生产过程中添加，也可以直接添加到市场上出售的成品涂料中，只需搅拌均匀即可。

（三）按净化材料特性分类

（1）物理吸附型净化材料：以物理吸附为主的材料，如活性炭、沸石，其缺点是吸附材料易饱和，所以产品的使用寿命短，且污染物会产生二次回放，净化不彻底；

（2）化学吸附型净化材料：以化学吸附、化学中和或者催化反应为主的净化材料，如以活性炭或沸石为载体，加入各种化学反应物质产生化学反应的净化材料，其不足之处是使用不方便，需经常更换材料；

（3）离子交换型净化材料：高分子聚合物中引入离子交换基，以离子交换的方式净化空气，如磺醇基上的离子交换。

（4）负氧离子净化材料：在有源的状态下通过各种方式电离空气，从而形成负氧离子而达到净化空气的目的。该方法是目前家庭中使用得最多，但用户却忽视了一个重要的问题，就是机器在生产负氧离子的同时能产生对人体有害的氮氧化物和臭氧，形成二次污染。同时从空气中电离出氧离子后回放到空气中容易还原，并不能真正增加空气中的氧含量。

（5）光催化材料：光催化材料是净化功能材料的一场革命，以玻璃、陶瓷等作为载体，加入 TiO_2 等光催化剂，在紫外光照下使空气中的水分和氧气转化为活性氧自由基，然后这些游离的自由基使 SO_2、NO_x 等污染气体转化成各种无害的气体或酸类。但是因其需紫外光激活，所以在使用中受到一定程度的限制。

（6）稀土激活纳米 TiO_2 光催化材料：该材料用稀土做激活剂来代替紫外光使光催化材料产生活性自由基从而净化空气，它综合了物理吸附、化学吸附、光催化等多种反应的优势。但由于该种稀土具有放射性，对人体有一定的毒害作用，因此在安全性上存在问题。

（7）喷抹型化学反应材料：该材料主要利用一种化学物质与有害气体如甲醛发生化学反应而去除有害气体的原理，使用时要采用喷洒、涂抹的形式，如甲醛喷刷净，但它只能去除一种气体而对其他气体却无能为力。同时在使用上也不方便，因装修材料长期释放有害气体，所以必须经常喷涂。

（8）纳米型多功能健康材料——空气净化素：由带电的几种天然材料为主料与其他原料混配后，能永久释放负离子，并能有效去除家庭装饰材料、家具中释放的甲醛、苯类、氨等有害气体，是一种多功能健康材料。其特点为：① 纯天然材料，无毒、无味，无任何副作用；② 功效奇特，立竿见影；③ 效果持久，一次投入，永久受益；④ 使用便捷。

二、室内空气净化涂料

建筑涂料以其色彩丰富艳丽、施工安全方便、易于翻新和成本低廉等优点，既满足了对建筑物的装饰要求，又对建筑物起到一定的保护作用，因此在建筑物的内外墙装饰中承担着重要的角色。具有空气净化功能的涂料可净化及抑制各种有害气体，降低室内 VOCs、NO_2、NH_3 的浓度，增加空气中负离子的数量等。目前室内空气净化涂料主要有以下几种类型。

1. 用稀土激活无机抗菌净化剂制成的内墙涂料

经研磨，将稀土激活无机抗菌净化剂按一定比例掺到内墙乳胶涂料中搅拌即可制得空气净化涂料。用这种涂料涂刷能降低 VOCs 浓度，而且迅速衰减。

通过试验发现，用这种涂料涂刷的试验房内空气中 NO_2 的 24 h 平均浓度为 $0.035\,9 \times 10^{-6}$，低于国家标准 GB/T 17096—1997 规定的最高允许浓度值（0.1 mg/m³，即 0.049×10^{-6}）26.7%；对照房间 24 h 内 NO_2 平均浓度为 $0.057\,8 \times 10^{-6}$，高于国家标准 18%。用这种功能涂料涂刷的试验房的 NH_3 净化率为 42.96%，明显高于对照房的 14.79% 的净化率。

2. 用纳米 TiO_2 制成的内墙涂料

使用 TiO_2 光催化剂作为内墙涂料的填料，它的紫外线区域为 $A < 380$ nm，由于室内荧光灯表面的辐射量为 0.2 mW/cm²，所以在明亮的室内也有光催化效果。这种功能涂料中的光催化剂能使有机或无机污染物在光催化作用下发生氧化还原反应，生成 H_2O、盐等物质，达到减害及无害化，从而净化环境。在太阳光下它对空气中的 NO_x 的降解率很高，NO_2 几乎被全部降解。

在室内很弱的自然紫外光作用下，TiO_2 光催化效果也很好，当 NO_2 浓度小于 0.1 mg/m³ 时，降解率仍可达 80% 以上。

3．A 型纳米复合涂料

赵石林等研制的 A 型纳米复合涂料是由电气石及纳米催化剂复合而成。用大气离子浓度相对标准测量装置测得空气负离子释放量如下：实验室中空气负离子浓度为 20 个/cm^3；涂刷该复合涂料的木板底材上空气负离子平均浓度 1 087 个/cm^3，减去空气中负离子浓度，实际结果为 1 067 个/cm^3；涂刷该复合涂料的水泥底材上空气负离子平均浓度为 1 023 个/cm^3，减去空气中负离子浓度，实际结果为 1 003 个/cm^3。可见，该涂料也具有较好的空气净化效果。

三、活性炭

1．活性炭的发展状况

人类何时开始使用炭质材料作为吸附剂尚不清楚。但是，公元前 1550 年古埃及已有用木炭作为药物的记载。从 18 世纪开始，谢勒（1773 年）和方塔纳（1777 年）首先科学地证明了木炭对气体有吸附能力。随后，洛维茨（1785 年）记载了木炭对各种液体具有脱色能力。在成为现代制造活性炭方法基础的奥斯特雷杰科专利（1900 年，1901 年）的推动下，1909 年欧洲首次制造出粉末状活性炭。

活性炭在液相中的应用就是从这个时期开始的，最初用于脱色，后来认识到在制造过程中常使用粉末状活性炭以后，随后的蒸发、过滤、结晶等操作更容易进行，并且具有提高产品纯度和稳定性等许多脱色以外的优点，从而使其应用范围不断扩大。1927 年美国芝加哥市首先使用活性炭净化自来水，以除去水源中混入的苯酚与消毒用的氯气反应而生成的氯酚，为活性炭的应用开辟了一个新的巨大的市场。

第一次世界大战时，活性炭开始应用于气相吸附中，因当时战场上使用毒气，相应地开始研究防毒面具用活性炭。这不仅促进了气相吸附用活性炭的工业生产，而且促进了通过用各种金属盐类浸渍活性炭来分解有毒气体的研究，开创了活性炭作为催化剂或催化剂载体的研究。

此后，活性炭的应用范围不断扩大。时至今日，活性炭在工业部门及环境保护中获得了广泛的应用，与人们的日常生活有着越来越密切的关系。

2．活性炭的吸附原理及分类

活性炭的吸附原理是在其颗粒表面形成一层平衡的表面浓度，再把有机物质杂质吸附到活性炭颗粒内。使用初期吸附效果很高，但时间一长，活性炭的吸附能力会不同程度地减弱，吸附效果也随之下降。

活性炭的种类很多，按原料不同可分为植物原料炭、煤质炭、石油质炭、骨炭、血炭等；按制造方法可分为气体活化法炭（即物理活化法炭），化学活化法炭（即化学药品活化法炭），化学—物理法活性炭；按外观形状可分为粉状活性炭、不定型颗粒活性炭、定型颗粒活性炭、球形炭、纤维状炭、织物状炭等；按用途可分为气相吸附炭、液相吸附炭等。

3. 活性炭的特点

活性炭与其他吸附剂如硅胶、沸石、活性白土等相比，具有许多特点。

（1）有较发达的孔隙结构，比表面积大。活性炭具有发达的孔隙结构；除了活性分子筛以外，孔径分布范围较广，能吸附分子大小不同的各种物质。同时，具有大量的微孔，因而比表面积很大，吸附力也大。活化方法对制得活性炭的孔隙大小有很大影响。

（2）活性炭的表面特性。活性炭的表面特性因活化条件的不同而不同，高温水蒸气活化的活性炭，表面多含碱性氧化物，而氯化锌活化的活性炭，表面多含酸性氧化物，后者对碱性化合物的吸附能力特别大。活性炭具有的表面化学特性，孔径分布和孔隙形状不同，是活性炭具有选择性吸附的主要原因。

（3）催化性质。活性炭作为接触催化剂用于各种异构化、聚合、氧化和卤化反应中。它的催化活性是由于炭的表面和表面化合物以及灰分等的作用。

活性炭在化学工业中常用做催化剂载体，即将有催化活性的物质沉积在活性炭上，一起用做催化剂。这时，活性炭的作用并不限于负载活化剂，它对催化剂的活性、选择性和使用寿命都有重大影响，它具有助催化的作用。

（4）化学性质稳定、容易再生。活性炭的化学性质稳定，能耐酸、耐碱，所以能在较大的酸碱度范围内应用；活性炭不溶于水和其他溶剂，能在水溶液和许多溶剂中使用；活性炭能经受高温高压的作用，由于它的催化活性，在有机合成中常作为催化剂或载体。

活性炭使用失效时，可用各种方法多次反复再生，使其恢复吸附能力，再用于生产。如果再生得法，可达到原有的吸附水平。

4. 影响活性炭吸附的因素

影响吸附的因素有三方面：活性炭方面、吸附质方面和外部条件方面。

（1）活性炭方面。理想的活性炭要具有在多孔中能容纳最大质量的吸附质的内表面和大孔容。微孔多的活性炭倾向于吸附小分子，大孔多的活性炭倾向于吸附较大的分子。因此，总表面和孔容的数据不能用来评估活性炭的有效性。

（2）吸附质方面。一般有机物的吸附随着相对分子质量的增加而增加，直至分子太大进入不了炭孔。非极性有机物较极性有机物更易从水溶液中被吸附，有其他有机物混存时会影响吸附，一般无机物不易被吸附。易液化或高沸点的气体较易吸附。混合气体中，纯净状态下易被吸附的气体优先被吸附。

（3）外部条件方面。温度影响扩散速率和吸附平衡，扩散速率与黏率有关，提高温度会提高扩散速率，而缩短达到平衡的时间，但是最终的吸附量也较低。压力增高，气体的吸附量增大，尤其常压下吸附性较小的气体，这是变压吸附的基础。

pH 会影响溶液中有色物的吸附。许多有色化合物在不同 pH 下会改变结构和色泽，在不同的 pH 下用同样的活性炭处理同样的溶液，一般在较大的 pH 下有较佳的吸附。

由于活性炭制造时活化条件的不同而导致 pH 有差异。为配合应用，活性炭 pH 可在制造时调整。

四、光触媒

光触媒也叫光催化剂，是一类以二氧化钛（TiO_2）为代表的，在光的照射下自身不起变化，却可以促进化学反应，具有催化功能的半导体材料的总称。TiO_2 作为一种光触媒，在吸收太阳光或照明光源中的紫外线后，在紫外线能量的激发下发生氧化还原反应，表面形成强氧化性的氢氧自由基和超氧阴离子自由基，可把空气中游离的有害物质（各种有机化合物和部分无机物）及微生物分解成无害的二氧化碳和水，从而达到净化空气、杀菌、除臭等目的。光触媒对于温度没有严格的限制，常温条件下就可以发生氧化还原反应。

一般来说，光触媒必须在紫外线的照射下才能发挥作用。如果不能获得太阳光照，若想激活光触媒，则必须另外加上紫外灯。紫外灯的选择应该是波长在 254 nm 或者 365 nm 的效果比较好。至于在自然光和日光灯等微弱光源甚至是无光的条件下，光触媒则不能正常发挥其功效。

光催化剂效应，又称"本多—藤岛效应"，是日本的本多健一和藤岛昭两位学者发现的。1967 年本多健一教授和他的研究生藤岛昭在做金属实验时发现：用二氧化钛和白金做电极放在水里用光照射，即使不通电也能够把水分解为氧气和氢气。20世纪 70 年代初发生"石油危机"后，藤岛昭想利用该反应制取氢、氧等清洁能源，但生成率很低。不过，在研究过程中藤岛昭发现，二氧化钛这种物质在紫外线照射下能够产生强大的氧化作用，这类似于植物的光合作用。因此，他转而研究氧化钛在保护环境方面的作用，利用氧化钛光催化剂的强大氧化能力来杀菌、消毒、除臭和去污等。在藤岛昭等科学家多年的努力下，如今氧化钛这种光催化剂的用途越拓越宽，已经引起了人们的充分重视。

自"本多—藤岛效应"发现以来，经过近 30 年的努力，光触媒材料的应用研究已经取得了突破性进展，特别是近几年来，光触媒材料的防污、抗菌、脱臭、空气净化、水处理以及环境污染治理等方面已经开始得到了广泛应用，并已形成了相当规模的产业。

在日本，许多厂家应用各自的技术，把氧化钛制成粉末或者溶液、凝胶体、泥浆状、涂料、颗粒、薄膜等各种形态的材料，开发出各种环保产品，如抗菌瓷砖、防污建材以及水质净化、食品保鲜等器具，并且还应用它的超防水性和超亲水性研究开发了防雾玻璃、防雾树脂等。此外，科学家们还在研究开发用它治疗癌症、制作印刷版等方面的技术。

目前中国、美国、德国、法国和韩国等也开始对这一新技术进行研究。对光催化剂氧化钛的研究开发正在迅速展开，二氧化钛作为光功能材料的性能在不断地提高。

光触媒的发展可以分为两代：第一代是光催化剂，即必须在紫外光的照射下才能够发生催化反应，分解有机物；第二代是复合催化剂，即在二氧化钛中加入一些铜、银等金属元素增加其活性，在自然光作用下也可发生催化反应。

1．光触媒的特点

（1）杀菌、防霉。光触媒表面的氢氧自由基能破坏细胞膜使细胞质流失，从而造成细菌死亡和抑制病毒的活性，故能杀灭各种细菌、病毒，有效分解霉菌。

（2）除臭。通过氢氧自由基分解空气中的有机气体，可除去空气中的臭味。

（3）净化空气。对空气中的甲醛、苯、氨及其他挥发性有机化合物有强大的氧化分解作用，使之变为二氧化碳和水，从而达到净化空气的效果。另外，光触媒还能释放负氧离子，还人们一个真正绿色的生存环境。

（4）亲水防污。由于光触媒涂层的高亲水性，可形成防雾涂层，同时由于其强大的氧化作用，可氧化掉表面的油污，保持自身清洁。

（5）防紫外线。二氧化钛光触媒具有吸收紫外线的特性，可使被涂面免遭紫外线的老化作用，大大延长被涂面的使用寿命。

2．光触媒的优点

（1）安全无毒。光触媒采用具有光催化作用的二氧化钛为主要成分，二氧化钛经美国食品药物管理局（FDA）认可，准许在口香糖、巧克力、饮品等食品中添加，二氧化钛在化妆品和饮品中的应用也已有相当长的时间，至今还没有发现不良反应。

（2）长久有效。产品施工后，牢固地与被喷刷物结合，若不刻意强行刮除或遮盖，便一直发挥作用（本身不参与化学反应），且长久有效。日本规定，经营用车辆每个月要做一次消毒工作，但凡是经过光触媒施工后的车辆，可于五年内不再做任何消毒工作。

（3）无损基材。因光触媒具有对有机物和部分无机物分解的能力，可采取先进有效的技术措施，使施工表面不具备产生分解的条件，从而保证不分解被施工表面。

（4）施工性好。本产品的科研人员通过深入掌握第一手施工要求和了解已有光触媒产品在施工过程中存在的问题，千方百计想办法改善施工性能，如光触媒空气净化液产品几乎可用于喷涂室内装饰的各种材料上；光触媒涂料在施工中，具有十分显著的易涂性和优异的流平性、表干和复涂时间短及具有弥盖微裂纹性能。

3．光触媒的缺点

光触媒的缺点有：受光照条件的限制；反应速度相对较慢；生产成本高，市场价格比较昂贵；产品加工工艺还不算成熟。另外，近年来，一些专家对光触媒的安全性也提出疑问，有待于进行深入的研究。

4．光触媒产品的种类

目前光触媒产品的种类可大致分为两类：

（1）主动净化产品。光触媒空气净化机（家用、商用）、汽车专用空气净化器等。

（2）被动净化产品。各种品牌的光触媒喷剂、光触媒饰物、自洁净玻璃、光触媒陶瓷、光触媒地砖等。

光触媒被动净化产品的净化效果并不十分理想。因为光触媒的催化作用发挥得如何跟风速有很大的关系。二氧化钛涂层只能分解与其表面接触的有机物，若气体流动过快，接触时间过短，则效果甚微；但若气体流动过慢，还不如利用经常的通风换气改善室内空气质量来得快。而主动净化产品可以通过人为地控制风速来调整光触媒的净化效果。

目前市场上利用光触媒喷涂剂治理室内空气污染主要有几种途径，包括室内各个角落的光触媒处理；室内墙壁光触媒涂层；房间玻璃上的光触媒涂层等。但无论经过了怎样的光触媒处理，都必须在紫外光的照射下才能够达到净化空气的目的。

经过特殊处理的光触媒材料，如卫生陶瓷制品，产品外观容易产生瑕疵，而且其主要在卫浴房间使用也减少了光照的机会。地面瓷砖由于表面经常累积灰尘以及和外界频繁发生摩擦，净化效果也不显著。

居室中的光照量直接决定了其是否适合，以及适合哪种光触媒空气净化方案。诸如房间中的窗户很小，而且是里外双层的，玻璃是防紫外线的，房间背阴，或者有密封阳台阻隔室内采光等问题的，都不适合做光触媒处理。只有室内采光时间长，而且光照强度相对较大的长期密闭房间才比较适合。所以我们首先要对自己的住所有个明确的了解。

两种房间不适合做光触媒处理。一种是在采光方面不符合要求的，另一种是经常开窗通风的房间也没有必要。

不需要将房间中所有物品的表面都做光触媒处理。一方面家里的不同物品由于其特定的摆放位置决定了在接受光照时的不同待遇，有些做了处理不但没什么效果，而且还浪费金钱；另一方面由于二氧化钛的强氧化性可能损坏针织品、家具，所以喷涂在玻璃、陶瓷、石灰墙表面没有问题，但若喷涂在壁纸等物品上就应该小心些。

光触媒喷涂在玻璃上的效果相对好些，因为它得到的光照最多。室内的空气是流动的，空气慢慢接触二氧化钛的表面而逐渐被净化，最终完成净化空气的任务。

5．光催化的性能

光催化是目前最优越的空气净化技术，其性能可通过一定的试验——循环净化试验来验证。循环净化试验是在铝合金玻璃箱中进行的，但在铝合金玻璃箱中仍然存在电线、电器等有机物质。在铝合金箱（45～48 L）循环评价实验中，甲醛（37%～40%，100 μl）注入量为 37～40 mg[理论含量为（820～880）×10^{-6}]，2 层 40 目催化剂，面积 150 cm^2。从试验结果可见，随着净化时间的增加，甲醛含量几乎是以指数曲线的形式下降。这表明光催化净化反应是比较快的，对净化速度起主要控制作用的是气体的扩散过程。当净化 5 h 后，其含量基本是本底含量（部分由有机物分解所产生）。从色谱图还可以看出，长时间照射引起了有机物的分解，产生了有机残留气体（包括甲醛等）。

光催化剂不仅具有净化 VOCs 的功能，同时还具有广谱的杀菌性能。研究结果证明在 4 000～8 000 lx 的荧光灯照射下，光催化剂纸显示出很好的杀菌性能。金色葡萄球菌和大肠杆菌均能被完全杀灭。而在空白实验中，细菌却大量繁殖。该结果说明光催化剂在荧光灯辐照下就具有很好的杀菌性能。

纳米光催化技术是新一代空气净化技术，它不仅具有优异的化学净化作用，同时还具有优异的生物净化效果。根据日本权威统计，在日本纳米光催化技术用于空气净化的市场总值 2001 年已经达到了 4 亿美元，欧洲市场达到了 2 亿美元。

五、生物酶

1. 微生物的特点

微生物是一类形态微小、结构简单、必须借助显微镜才能看清它们面目的生物。它包括原核微生物、真核微生物，还包括非细胞型的病毒和类病毒。因此，微生物不是分类学上的概念，而是一切微小生物的总称。

（1）微生物种类多、分布广、代谢类型多样。目前已确定的微生物种数还只有 10 万种左右，但近些年来由于分离培养方法的改进，微生物新种的发现正快速地增长。前苏联微生物学家伊姆舍曾估计："目前我们所了解的微生物种数，至多也不超过生活在自然界中的微生物种数的 10%。"如果这一估计不错的话，将来的某一天，微生物的种数可能会超过目前动、植物种数之和。

在地球上，微生物的分布可以说是无微不至，无孔不入，无远不达。微生物只怕"火"，地球上除了火山的中心区域外，从生物圈、土壤、水圈直至大气圈、岩石圈，到处都有微生物的足迹。例如，美国科学家发现了太平洋深达 10 000 m 的海底温泉中有一个不依赖太阳能的独特生态系统。支持这一生态系统的生产者是一类硫细菌。它们以地壳中逸出的硫化氢气体为能源，以二氧化碳为碳源，在 100℃ 高温、1 140 个大气压和厌氧条件下进行自养生活。这类硫细菌的数量达每毫升海水 100 万～100 亿个。大量的硫细菌供养了海底的虫、贝和蟹等无脊椎动物。

微生物的代谢类型极其多样，"食谱"之广是任何生物都不能相比的。凡自然界存在的有机物，都能被微生物利用、分解。有些微生物还能利用有毒物质如酚、氰化合物作为营养，同时将有毒物质转化、分解为简单化合物，如水、二氧化碳等。在环境污染治理中，科研人员经过长期的努力，采用科学的分离、培养方法，寻找和培养出了用于处理各种污染物质的微生物菌种。

（2）微生物繁殖快、代谢强。在生物界中，微生物具有最高的繁殖速度，尤其是以二分裂方式繁殖的细菌，其速度更是惊人。如某些微生物如果始终处在最合适的条件下，则 24 h 可由一个细菌产生 2.2×10^{43} 个后代，假如一个细菌的质量为 10^{-12} g，那么这时的总质量将达到 2.2×10^{31} t。当然，由于种种限制，这种几何级数增殖速度最多也只能维持几个小时。因此，在环境污染治理中，特选微生物能很快达到所需的数量，可有效治理被污染的环境。同时，微生物的代谢强度也特别大。由于微生物形体微小，表面积大，有利于细胞吸收营养物质和加快新陈代谢。我们可以用表面积和体积之比来表示生物的代谢活跃程度。例如，乳酸杆菌表面积与体积比约为 120 000，65 kg 重的人表面积与体积比约为 0.3，乳酸杆菌 1 h 内生成的乳酸约为其体重的 1 000～10 000 倍，但一个人如要产生相当于体重 1 000 倍的代谢物则需要 40 年。我们利用微生物这一特性可使环境中的污染物迅速得到降解。

（3）微生物的变异性。微生物的个体一般呈单细胞或接近单细胞，它们通常都是单倍体，加之它们繁殖快、数量多，并与外界直接接触，因此，微生物具有易变异的特点。微生物易变异的特点固然会引起菌种的退化，但科学家利用这一特点，选育出特定的微生物，以分解难降解的有机物，如人工合成的杀虫剂、洗涤剂、塑料等。

2. 微生物对污染的降解能力

迄今为止，已知的环境污染物达 10 万种之多，其中大量的是有机物。所有的有机污染物，可根据微生物对它们的降解性，分成可生物降解、难生物降解和不可生物降解三大类。作为一个整体，微生物分解有机物的能力是惊人的。可以说，凡自然界存在的有机物，几乎都能被微生物所分解。

半个世纪以来，人工合成的有机物大量问世，有些具有很好的化学稳定性。因此，微生物一接触这些陌生的物质，开始时难以降解也是不足为怪的。但由于微生物具有极多样的代谢性和很强的变异性。变异后的微生物一部分消亡，一部分将适应新的环境，使那些难降解的有机物得到降解。因此通过驯化和特选，可以找到能降解这些人工合成有机物的微生物，利用它们来净化环境。

（1）微生物的共代谢，又称协同代谢。一些难降解的有机物，通过微生物的作用能改变化学结构，但并不能用做碳源和能源，它们必须从其他有机物获取大部分或全部的碳源和能源，这样的代谢过程谓之共代谢。也就是说，有些不能作为唯一碳源与能源被微生物降解的有机物，当提供其他有机物作为碳源或能源时，这些有机物就有可能因共代谢作用而被降解。微生物的共代谢作用可能存在三种情况：① 降解其他有机物，提供能源或碳源；② 与其他微生物协同作用；③ 由其他物质的诱导产生相应的酶系。

共代谢作用的存在，大大增加了一些难降解物质在环境中被生物降解的可能性。

（2）微生物对污染物的降解与转化。有机物被微生物摄取之后，通过代谢活动，一方面被分解，并提供微生物生命活动所需的能量；另一方面被转化，合成新的原生质（或称细胞质），使微生物自身生长繁殖。

（3）微生物降解污染物的主要特性：

① 具有很强的吸附能力。微生物进入被污染的环境后，由于微生物体形微小，表面积大，从而可以大量吸附有机物。

② 具有很强的分解、氧化有机物的能力。被微生物吸附的大分子有机物质，在微生物细胞分泌的胞外酶的作用下，变成小分子的可溶性的有机物质，然后透过细胞膜进入微生物细胞，这些被吸收的营养物质，再由胞内酶的作用，经过一系列生化途径，氧化为无机物并放出能量，这就是微生物的异化作用。与此同时，微生物利用氧化过程中产生的一些中间产物和呼吸作用释放的能量来合成细胞物质，这就是微生物的同化作用。在此过程中，微生物不断生长繁殖，有机物也就不断地被氧化分解。

③ 适用范围广。由于微生物具有代谢类型多样和生长繁殖快、易变异等特性，使得许多种被污染的环境能用生物方法来净化，并且进一步开发利用的潜力还相当大。

3. 酶的特点

酶是活细胞产生的具催化能力的一类特殊蛋白质。酶的催化作用功能需要适宜的温度才能很好地发挥。酶的催化活性除了受温度的影响外，还受到酸碱度等条件的影响。酶作为生物催化剂，除了具有上述一般催化剂的性质外，还具有以下重要特性。

（1）高效性。催化反应的速度比一般的无机催化剂高 10^7 倍左右，有的酶催化反应速度极快，如碳酸酐酶催化二氧化碳与水合成碳酸的反应是已知最快的酶催化反应之一，每一个酶分子在 1 秒钟内可以使 10^5 个二氧化碳分子发生水合反应。

（2）专一性。一种酶只能作用于某一类或某一种特定的物质使其发生反应，如麦芽糖酶只能催化麦芽糖分解成葡萄糖，胃蛋白酶只能催化食物中蛋白质的分解。

（3）多样性。酶的种类繁多，目前已知的有 2 000 多种。正是由于酶对反应的专一性，成千上万的化学反应就需要许多的酶分别在各自代谢途径的特定位置上发挥作用，保证新陈代谢有条不紊地进行。每一种酶都具有高效性和专一性，从酶家族的整体上看呈现出多样性。但酶都是在活细胞的核糖体上合成的，并且酶的基本组成单位都是氨基酸。

生物体内时时刻刻都在进行着新陈代谢。只有在新陈代谢的基础上，生物体才能表现出生长、发育、遗传和变异等基本特征。新陈代谢是活细胞中全部化学反应的总称，其中的每一个反应都是在酶的催化作用下进行的。科学研究表明，所有的酶在适宜的条件下，都能使生物体内复杂的化学反应迅速地进行，而酶本身并不发生变化。

酶的活性需要适宜的条件。酶催化效率的高低，又称酶的活性。酶的活性与温度和 pH 有着密切的关系，在最适宜的温度和最适宜的 pH 下，酶的活性最高。温度和 pH 偏高或偏低，酶的活性都会明显降低。实际上，过酸、过碱和高温都能使酶的分子结构遭到破坏而失去活性。

4. 生物酶用于净化室内空气污染的特点

生物酶就是对微生物的优选、驯化并进行提取，有针对性地添加了酶制剂以及营养物质和矿物质的一种生物工程复合产品。由于酶的加入，极大地提高了产品的性能。酶所起的两个关键作用就是酶本身对有机物具有极大的降解能力以及酶还是一种能力巨大的生物化学催化剂。

生物酶产品有许多是制剂，当按一定比例遇水稀释后，生物活性被激活。产品经喷雾器喷洒成的雾状液滴均匀地分布在污染物的表面，一方面由于特选生物菌和酶的结合，有益菌群数量呈指数级增长，庞大的微生物菌及酶会极快地降解和分解掉有机物；另一方面，还可加入营养物质和矿物盐，这样就能够帮助和维持微生物的营养平衡，使微生物一进入治理系统，就能有一个良好的生存环境，使其在治理系统中始终保持旺盛的活力。生物酶用于室内环境污染的净化治理，具有以下特点。

（1）无二次污染。生物酶产品所含特选微生物以污染物中的有机营养物质为食物，当污染物得到净化后，这些微生物会随着污染物的降低而逐渐减少，直至消亡，转化成为无害的二氧化碳、水等简单化合物，不会造成任何二次污染。使用生物酶产品，可以较迅速地去除臭味，降解有机物。

（2）适应范围广泛。生物酶通过微生物和酶的结合，增加了微生物对环境的适应性，使其适应温度和 pH 的范围较原来有所扩大。同时，在低氧的环境中也能较好地发挥作用。

（3）使用简便。生物酶产品一般情况下用稀释剂稀释后便可以直接喷洒，操作简便。

（4）治理成本低。生物酶产品一般不用额外购买庞大设备，综合治理成本和动态投资成本较低，而治理效果较显著，具有标本兼治的特点。

（5）纯绿色环保产品。生物酶产品采用天然菌种和酶复合而成，不含任何化学药品或转基因产品成分，无毒、无腐蚀性，更无污染性，代表着生物环保产业发展的未来方向。

使用生物酶进行室内环境的净化治理，既可以有效降解对人体有害的有机物（甲醛、苯等），又可以起到抑菌的作用，一般也不会造成二次污染。所以生物酶不仅可以用于居民家里，还可用于医院、宾馆、饭店、学校等公共场所。

六、甲醛消除剂

1. 甲醛消除剂的分类

近几年来，由于甲醛对人体的危害日渐被消费者关注和重视，于是甲醛消除剂便应运而生。目前市面上的甲醛消除剂用来消除室内环境和人造板中的甲醛，其原理有三类。

（1）采用化学物质和甲醛进行化学反应，达到消除甲醛的目的，但质量低劣的产品有可能在使用以后生成新的有毒物质，形成二次污染。

（2）在不改变化学成分的基础上吸收甲醛，降低空气中的甲醛含量，但这样的方式治标不治本，甲醛容易被再一次释放出来。

（3）采用溶剂物质喷涂到装饰材料上形成致密保护膜以后，使甲醛、苯类等有害物质不能挥发出来，尽管这种方式不能消灭甲醛，但它却是最有效的方法。因此，消费者在选购时一定要认真阅读产品说明书。

2．甲醛消除剂的主要用途

（1）用于消除胶合板、中密度板、大芯板、刨花板等人造板材中的游离甲醛。

（2）消除装修后家具、衣柜、复合地板、汽车衬垫、地毯等中的游离甲醛。

（3）对已装修装饰的居室，喷雾在空气中，消除室内空气中的游离甲醛，净化装修后的室内空气。

3．甲醛消除剂的使用方法与注意问题

购买的甲醛消除剂最好是能把甲醛彻底分解的产品，而不是仅有吸收功能，最好还具有形成致密保护膜的功能；选择的消除剂最好是无色或浅色，以免使用后在家具、板材上留下痕迹；购买时一定要看清它是否通过国家有关部门的质量检测。使用甲醛消除剂最好在装修之初，这样的效果比装修完毕以后再使用好得多。

甲醛捕捉剂仅仅针对消除甲醛，而不能清除苯、氨、TVOCs等多种有害气体，其使用是将甲醛捕捉剂直接喷或刷在装修板材上，与甲醛发生一定的化学反应被清除掉，生成另一种化学物质，而不能分解甲醛气体分子使之变成无害物质，并对持续散发的有害气体无能为力，且墙壁、地板、沙发等不能使用，是一种使用范围有限，使用一次只能反应较短一段时间，不能达到真正长久性消除，一般只能用于简单的应急处理手段。

七、具有净化室内空气功能的建筑装饰装修材料

1．能够净化室内空气的建筑装饰装修材料

近年来，我国和世界上的许多发达国家，如日本、美国、西欧等一直致力于对保护环境建筑及保健环境建筑装饰装修材料的研究。日本开发的光催化材料是净化功能材料的一场革命。将玻璃、陶瓷等作为载体，加入 TiO_2 光催化剂，在紫外线光照下，使空气中水分和氧气转化为活性氧自由基，然后这些游离的自由基使 SO_2、NO_x 等污染气体转化成无害的气体或酸类。利用光催化剂原理净化空气，不用动力，也不用化工原料，只以紫外线为条件。日本的大谷石是具有除臭、吸湿功能的天然的净化材料。此外，沸石和铁多孔体等都可作净化空气的材料，但它们都不能解决长期使用的问题。至今，只有光催化净化技术才能对空气进行长期

的净化作用。

2．具有保健抗菌功能的建筑装饰装修材料

自然界中无机物转化成有机物主要是靠植物光合作用，而有机物转化成无机物是微生物在起主要作用。因此，生态环境除了气、水、土壤环境以外，还包括微生物环境。但是微生物带给人类健康的隐患和威胁却不容忽视。据世界卫生组织1998年统计数字表明：1995年，因细菌传染造成的死亡人数为1 700万人。1996年，在日本发生的全国范围内的病源性大肠菌 O-157 感染事件，曾一度引起全世界的恐慌。因此，日本掀起了"抗菌热"，不仅在医院、公共场所和住宅，连生活用品和生产工具都逐步采用抗菌材料。抗菌剂的年销售量超过了210亿日元，生产厂总计100家以上，抗菌制品年销售量达500亿日元以上。日本最大的两家建筑用瓷和卫生瓷的公司 INAX 和 TOTO 的产品现已大部分改为抗菌制品。抗菌材料的起源可追溯到古代人们用的银或铜容器，这种容器中留存的水不易变质，20世纪开始用于衣、食、住方面以控制有害微生物。20世纪80年代出现抗菌、防臭的纤维制品后，抗菌制品陆续涉及木材、涂料、塑料、金属、食品、化妆品以及电话、计算机、文具、玩具等人们日常接触的物品。抗菌材料可分为无机抗菌材料和有机抗菌材料。后者使用寿命短，且对人体有害，不易用于建筑材料。下面将对无机抗菌材料分别加以说明。

（1）金属氧化物都有一定程度的抗菌性。抗菌效果依次为：AgO、CuO、ZnO、CaO、MgO。

（2）含金属离子的、以硅酸盐为载体的抗菌剂（第一代）。金属离子的抗菌效果依次为：As、Co、Ni、Cu、Zn、Pe……常用的是 As、Cu、Zn 等。

（3）光催化抗菌净化材料（第二代）。光催化抗菌或净化都是利用其方便性。

（4）稀土激活保健抗菌材料（第三代）。为了弥补上述抗菌的不足和更为方便地使用，中国建筑装饰装修材料研究院研制了新一代的抗菌材料，它采用了稀土离子和分子的激活手段，充分利用了光催化作用的抗菌效果，达到并提高了多功能抗菌效果。

抗菌材料的应用领域有涂料、塑料制品、保鲜、纤维、无纺布制品、衣料、搪瓷制品、金属板、建筑卫生陶瓷以及陶瓷制品等。

3．具有多种净化保健功能的建筑装饰装修材料

（1）保健型瓷砖。日本东陶公司研制出了一种新型瓷砖，该瓷砖采用光催化剂技术，在瓷砖表面制作了一层具有抗菌作用的膜，这种膜可有效地抑制细菌的繁殖，防止霉变的发生。这种保健型瓷砖，特别适用于医院、食品厂、食品店以及浴室、厨房、卫生间等。

（2）可调节室内湿度的壁砖。日本铃木产业公司开发出了具有调节湿度性能的建筑用壁砖。这种新产品采用在北海道开采的硅藻岩制作而成。由于它是多孔构造，具有吸收并释放出空气水分的功能。在气温20℃的环境下，贴有这种壁砖的房间里的湿度可保持在60%，它的吸收并释放出湿气的能力为木材（例如杉木）的15倍。因此，房间里贴这种壁砖，在潮湿季节可防止壁面出现水珠或生霉。

（3）可保持室内最佳湿度的新型墙体材料。日本大建工业公司成功开发出了一种能自动调节室内湿度的新型墙体材料。据称这种墙体材料只需使用室内面积的10%左右，即可将室内湿度保持在50%，这种墙体材料在湿度为50%以下时，基本不吸收水分，但当室内湿度超过50%时，即开始吸湿；相反，当室内湿度过低，它还会放出湿气。此种墙体材料的组成为：在水泥系为主的材料中夹着2～3层由黏土系材料制成的板，中间混入了吸湿的填充物（氯化钠），层与层之间的间隔为$(10\sim50)\times10^{-10}$ m，可见层间的间隔相当狭窄，由其中的微细气孔吸收和放出湿气。大建工业公司计划生产两种用途的墙体材料：一种为一般居室用的墙体材料；另一种为厨房、浴房、壁橱用的墙体材料。

（4）可净化空气的预制板。日本研制出的一种建筑用混凝土预制板可以净化汽车排出的废气。实验结果证明，这种预制板可以清除空气中80%的氮氧化物。预制板表面涂有含有氧化钛的涂层。氧化钛涂层在阳光照射下经过化学反应可以清除空气中的有害物质。

（5）除臭涂料。瑞典一家公司成功研制出一种能有效除臭的新型涂料。把这种涂料抹在墙壁、天花板或物品上，会形成具有细小微孔的海绵薄层。一家制革工厂的墙壁和设备采用这种新型涂料后，车间空气中的硫化氢含量可减少到一般情况的24%。

（6）抗菌自洁玻璃。日本一家公司已经生产出一种不用擦洗的抗菌自洁玻璃。它是采用目前成熟的镀膜玻璃技术（磁控溅射、溶胶—凝胶法等）在玻璃表面覆盖一层TiO_2薄膜。这层TiO_2薄膜在阳光下，特别是紫外线的照射下，能自行分解出自由移动的电子，同时留下带正电的空穴。空穴能将空气中的氧激活变成活性氧，这种活性氧能把大多数病菌和病毒杀死，同时，它能把许多有害物质以及油污等有机污物分解成水和二氧化碳，从而实现消毒和玻璃表面的自清洁。在居室中使用，还可有效地消除室内的臭味、烟味和人体的异味。

（7）能吸收氮氧化物的涂料。日本一家研究所研制出一种能吸收氮氧化物的涂料。只要将它涂在道路的隔声墙和大楼的外墙上，就能有效吸收汽车等所排放出的氮氧化物。该新型涂料是由光催化物质氧化钛与活性炭及硅胶搅拌加工而成的二氧化钛。一旦与紫外线相遇，就会产生易引起化学反应的活性氧，使氮氧化物氧化，变成硝酸。氧化钛有很强的氧化作用，但掺入涂料后可使氮氧化物氮化，从而使光催化失效，加入含烷氧基硅烷类硅胶即可消除上述缺点。

复习与思考题

1. 室内空气净化器有哪些主要类型？

2. 空气净化器的发展经历了哪几个阶段？

3. 制定空气净化器国家标准的意义和目的是什么？

4. 怎样表示空气净化器的净化效率？

5. 空气净化器有哪些主要的评价指标？

6. 有哪些主要因素影响室内空气净化器净化效果？

7. 怎样正确选择室内空气净化器？

8. 使用室内空气净化器应注意哪些方面？

9. 目前市场上的室内空气净化材料有哪些主要类型？

10. 活性炭的吸附原理是什么？活性炭的吸附有何特点？影响活性炭吸附的因素有哪些？

11. 光触媒产品有哪些种类？光触媒有何特点和优点？

12. 光催化的主要机理是什么？

13. 微生物处理污染物具有哪些主要特性？

14. 甲醛消除剂有哪些种类？有何用途？

15. 使用甲醛消除剂时应注意哪些主要问题？

作业场所空气污染净化技术

【知识目标】

本章要求熟悉作业场所主要的空气污染物及其来源，了解作业场所空气污染物对人体健康的危害，理解作业场所主要除尘技术和有毒有害气体净化技术的原理，清楚作业场所粉尘和毒物的概念及其分类，掌握作业场所粉尘和有毒有害气体控制净化方法的技术要点及特点。

第一节　作业场所空气污染物的来源及危害

一、作业场所空气污染物的来源

（一）粉尘

1. 粉尘的概念

"粉尘"或"尘"是一种通俗的对能较长时间悬浮于空气中的固体颗粒物的总称。实际上，悬浮于空气中的固体颗粒物有多种名称。"粉尘"这个名词只是指那些由固体物料经机械性撞击、研磨、碾轧而形成的固体微粒，这些固体微粒经气流扬散而悬浮于空气中，其粒径大都在 $0.25\sim20~\mu m$，其中绝大部分为 $0.5\sim5~\mu m$。另外一种悬浮于空气中的固体微粒系从物料燃烧或金属熔炼过程中产生的，物料燃烧时产生未充分燃烧的微粒或残存有不燃的灰分，金属在熔炼过程中会产生氧化微粒或升华凝结产物，这些微小固体颗粒物随热气流扬散至空气中，一般称为"烟"或"烟尘"，其粒径一般小于 $1~\mu m$，其中较多的粒径为 $0.01\sim0.1~\mu m$。溶液经蒸发、冷凝或受到冲击亦能形成溶液粒子，这种液态颗粒形成之初不能叫做"尘"，只能叫做"雾"或"霾"，其粒径一般为 $0.05\sim50~\mu m$，但当溶剂蒸发之后，溶质将凝结成固体微粒子，这种悬浮于空气中的固体微粒子仍应称为"尘"，例如喷漆作业所产生的漆尘等。此外，大气中一些气态化学物质，在特定条件下，经过复杂的物理、化学反应也形成固态的微小粒子。

2. 粉尘的分类

（1）按粉尘的成分分类

① 无机粉尘。包括矿物性粉尘、金属性粉尘及人工无机性粉尘。

② 有机粉尘。包括动物性粉尘、植物性粉尘和人工有机性粉尘（合成纤维、有机染料粉尘等）。

③ 混合性粉尘。是指上述两种或多种粉尘的混合物。混合性粉尘在生产过程中会常常遇到，如铸造厂用混砂机混碾物料时产生的粉尘，既有石英砂和黏土粉尘，又有煤尘；又如用砂轮机磨削金属时产生的粉尘，既有金刚砂粉尘，又有金属粉尘。

（2）从卫生学角度分类

① 呼吸性粉尘。又称可吸入性粉尘，是指能进入人体的细支气管到达肺泡的粉尘微粒，其粒径在 5 μm 以下。由于呼吸性粉尘能到达人的肺泡，并沉积在肺部，故对人体健康的危害最大。

② 非呼吸性粉尘。又称不可吸入性粉尘。

③ 有毒粉尘。如锰粉尘、铅粉尘等。

④ 无毒粉尘。如铁矿石粉尘等。

⑤ 放射性粉尘。如铀矿石粉尘等。

（3）按粉尘的生产工序分类。各种不同生产工序使用或生产不同的物料，产生不同的粉尘，因此，不仅可以按形成粉尘的物质分类，而且可以按使用并生产各种不同物质的工序分类。例如铅冶炼过程中产生铅粉尘，进而可以区分为铅烧结粉尘、铅熔炼粉尘、铅铸锭粉尘。由于不同生产工序往往产生不同粒径、不同物性的粉尘，因此，这种分类对准确选择粉尘防治措施是有益的。

根据工序性质不同可以概括地将粉尘做如下分类。

① 一次性粉尘。指的是由粉尘源直接排出的那一部分粉尘。

② 二次性粉尘。指的是经一次收集未能全部排除而散发出的粉尘，相应的各种移动、零散的粉尘点，均称为二次粉尘或是无组织排放粉尘。

3. 作业场所中粉尘的来源

许多工业生产部门，如冶金行业的冶炼厂、烧结厂、耐火材料厂；机械行业的铸造厂；建筑行业的水泥厂、石棉制品厂、砖瓦厂；轻工行业的玻璃厂、陶瓷厂；纺织行业的棉纺厂、麻纺厂；电力行业的火力发电厂；化工行业的橡胶厂、农药厂、化肥厂等，在生产过程中均产生大量粉尘。归纳起来，粉尘的来源主要有以下几个方面。

（1）固体物料的机械粉碎和研磨等加工过程，如球磨机将煤块磨成煤粉。

（2）粉状物料的运输、筛分、混合和包装等过程，如用皮带运输机和提升机转运物料或者向料仓卸料。

（3）固体表面的加工过程，如用砂轮机磨削刀具或用喷砂清理黏附在铸件表面的黏砂等。

（4）粉状物料的成形过程，如用压砖机对模具中的粉料进行冲压使之成形。

（5）物质的加热和燃烧过程以及金属的冶炼和焊接过程，如煤在锅炉中燃烧后所产生的烟气就夹着大量粉尘。

4．粉尘产生和传播过程

粉尘的产生和传播过程，就是尘粒从静止状态变为悬浮于周围空气中的状态，称为"尘化"过程。这种尘化过程，大体上有如下几种情况。

（1）剪切压缩造成的尘化过程。物料在进行上下往复振动时，疏松的物料受到挤压，使物料间隙中的空气猛烈挤压出来，当这些气流向外高速运动时，由于气流和粉尘的剪切压缩作用，带动粉尘一起逸出。

（2）诱导空气造成的尘化过程。物体或块、粒状物料在空气中高速运动时，能带动周围空气随其流动，这部分空气称为诱导空气，例如砂轮磨光金属时，在砂轮高速旋转下甩出的金属屑和砂轮粉末会产生出诱导空气，使磨削下来的细粉末随其扩散。

（3）热气流上升造成的尘化过程。当热设备表面温度很高时，它会形成一股向上运动的热射流，在有粉末状散发物的情况下，粉尘也会随之上升。同时也会卷吸周围空气，并在室内形成对流，使粉尘不断扩散。此外，还存在综合性尘化作用，例如皮带输送机输送的物料从高处下落到地面时，由于物料流与周围空气产生的剪切作用，空气会被卷进物料流中，物料流逐渐扩散，相互的卷吸作用使粉尘不断向外飞扬。

通常把上述粉尘产生过程称为"一次扬尘"，引起一次尘化作用的气流称为尘化气流。但由于室内横向气流或其他原因所形成的气流，使已飞扬的粉尘进一步扩散，或者已沉降于地面、设备和平台上的粉尘再次飞扬，这种气流称为二次气流，这一过程称为"二次扬尘"。

5．产生粉尘的主要生产工艺过程

（1）物料破碎。物料破碎是指对块状物料进行粗碎、中碎，通常采用的设备是颚式破碎机、双辊破碎机、锤式破碎机等。当干性物料往机中倒料和破碎过程中，都有粉尘飞扬，这些粉尘较粗，其中粒径较大者迅速沉降，粒径细者便向周围空间扩散。

① 颚式破碎机。它用于破碎较硬的物料，当进料落差较小（小于 1 m）时，采用直接给料。当高差较大（大于 1 m 时），采用溜槽给料，或者经格筛给料。在工作时，进料口处都会产生粉尘。在破碎机的下部将物料排至受料设备（如带式输送机或斗式提升机的卸料点）时，也会产生大量粉尘，并与落差大小有关，落差越大，粉尘飞扬越严重。

② 双辊破碎机。当物料从溜槽落下给料时，带入的空气随物料进入破碎机，在

进料口处产生很大的增压，产生扬尘，在卸料口处也有扬尘。

③ 锤式破碎机。锤式破碎机在高速旋转时，在加料口处吸入空气并从卸料口处鼓出，形成较大的增压，有时竟达 20～30 Pa，致使粉尘大量飞扬，这是一种产尘非常严重的设备。

④ 圆锥式破碎机。它在工作时也会产生粉尘，但它具有坚硬的外壳，只要将进料口严格密闭，产尘并不十分严重。

（2）物料粉碎。物料粉碎是对已经粗碎、中碎的物料进行研磨加工，使粒度更细。物料粉碎的典型设备是干碾机、球磨机等。

① 干碾机。这是耐火材料厂原料粉碎的主要设备之一。在工作时，由于物料携带气流及机械转动造成增压而使粉尘飞扬，为防止粉尘进入车间，常将整个碾子整体密闭。

② 球磨机。这是一种应用甚为广泛的粉碎设备。它具有密闭的外壳，但由于物料携带气流进入及磨碎时水分蒸发而形成设备内部增压，使粉尘从进料口、人孔、出料处外逸。球磨机又分间歇式和连续式两种，间歇式球磨机从机壳上人孔处加入物料，磨碎后的物料仍从人孔卸出，这种设备在进料、卸料时产生的粉尘非常严重。连续式球磨机又分长筒式和短筒式两种，这种球磨机主要是在进料口和卸料口处产生粉尘。

（3）物料筛分。物料筛分是对已经破碎、粉碎了的物料进行筛分，合格者进入下一步工艺设备中去，粗料则返回重新破碎或粉碎。由于筛子的上下振动或转动，物料在翻滚，故粉尘飞扬十分严重。主要设备是振动筛、多角筛或滚筒筛等。

① 振动筛。分为平底振动筛、电磁振动筛。在向筛上给料时，随物料一起带入的空气冲击筛面扬起粉尘，又由于筛面的剧烈振动，微细的粉尘也被扬起，这是一个重要产尘点。

② 多角筛或滚筒筛。这类设备是利用筛子旋转，以及筛子的倾斜和筛内导流片，使物料在筛内移动而进行筛分的。这类设备在工作过程中产生大量粉尘，对其常采用整体密闭措施。

（4）物料运输。物料运输常用的设备是皮带运输机、刮板运输机、提升机和螺旋运输机等。在这些设备的进料、卸料和转运点处，均产生大量的粉尘。当输送物料粒度愈细、温度愈高、卸料或转运点高差愈大时，粉尘飞扬愈严重。

① 皮带运输机。受料时，由于物料的下落及物料携带气流冲入受料点，形成局部增压，增压程度随落料高度的增高、溜槽与水平面所形成的角度的增大而加大。在整个运输过程中，由于皮带托辊引起的跳动及物料与空气的相对运动而扬起粉尘，当运输粉状物料时更为严重。若运输距离较长，或需改变运输方向时，便由若干个皮带机组成运输系统，以致出现许多皮带机的转运点，由于物料从高处下落，引起粉尘的飞扬。在皮带机末端的卸料口处，同样存在落差，粉尘飞扬也十分严重。

②刮板运输机。刮板运输机的进料、卸料口处的产尘情况与皮带运输机的情况相类似。

③提升机。常见的是斗式提升机。这是一种垂直运输物料的设备，本身具有密闭的外壳。在提升机底部，受料时产生大量的粉尘；从机顶倒卸物料时，同样产生大量的粉尘。当输送物料温度高、颗粒细时则更甚。故一般在底部和上部设局部吸风口，当提升机高度不大时，有的从中部抽风，控制内部保持一定的负压，从而达到防尘的目的。

④螺旋运输机。这是一种密闭的粉状物料输送设备。但在受料口处，由于局部增压，当密闭性能不好时，粉尘也会外逸。在卸料口处，由于物料的溜卸，也会产生粉尘的飞扬。

（5）物料混合。物料混合常用的设备有混合机、混砂机、混碾机等。开始向机内送进物料时，机内空气则从不严密处逸出，并伴有粉尘。当设备运转后，机内搅拌器在旋转，粉尘弥漫整个机内空间，并形成一股旋转气流，粉尘便从设备的操作孔和不严密处逸出。

（6）物料的溜卸和贮存。当从运输设备上卸料时，物料从高位设备上向下溜卸，物料在溜槽内翻腾，粉尘便经溜槽的不严密处外逸。当下落至盛装物料容器时，更是粉尘滚滚。一般存储物料是采用料斗（仓），当物料进入料斗后，物料占去料斗的空间，空气便从进料口和不严密处排出，随之带出大量的粉尘。

（7）物料的包装。有的粉状物料加工的成品最后工序是包装。例如，水泥、面粉、奶粉、矿石粉、炭黑、滑石粉、磷肥、尿素、粉剂农药等生产过程都有物料包装工序。工艺先进的采用自动包装机，工艺落后的采用人工包装。无论是自动包装还是人工包装，当物料进入料袋后，排出的空气都会带出物料，同时从喷灰嘴与出灰管连接处的缝隙和出灰闸板处冒出，以及挂袋包装时，从喷灰嘴与纸袋缝隙处冒灰，造成粉尘飞扬。不过自动包装的进料、缝袋及搬运全由机械来完成，便于密闭抽风；而人工包装是由操作者来完成，工人劳动条件十分恶劣。

（二）化学毒物

1. 毒物的概念

凡少量化学物品进入人体后与人体组织发生化学或物理化学作用，并在一定条件下破坏正常生理机能，引起某些暂时性或永久性的病变的，把这种化学物品称为毒物。

生产劳动过程中使用或产生的能造成职工身体受损害的化学物品，称为生产性毒物。是否对人体有害，接触量是关键，所以国家为保护劳动者的身体健康制定了《工作场所有害因素职业接触限值》这一国家卫生标准。生产性毒物是导致作业场所空气污染的重要因素；生活中亦经常接触化学物品，有时亦发生中毒，如药物中毒、食物中毒等，称之为生活性毒物；战争中所用化学武器亦是化学物品，亦可致中毒，将其称为军用毒剂。

2．化学毒物的分类及存在状态

（1）化学毒物的分类

生产性毒物的分类很多，按物理形态分类可分为气体、蒸气、气溶胶；按毒作用性质分类通常可分为窒息性毒物、刺激性毒物、麻醉性毒物和全身性毒物四类；按化学性质通常分为金属与类金属、刺激性气体、窒息性气体、有机化合物、农药等几类：

① 金属、类金属毒物。如汞、铬、铍、锰、铅、砷等。

② 刺激性气体。指对人体呼吸道、皮肤、黏膜产生强烈刺激作用的有毒气体，常见的有氯气、氨气、光气、氮氧化物、二氧化硫等。

③ 窒息性气体。指吸入体内能导致机体窒息的气体，常见的有硫化氢、氰化氢、一氧化碳等。

④ 有机化合物。如苯、四氯化碳、硝基苯、氨基苯、三硝基甲苯等。

⑤ 农药类毒物。如有机磷、有机氯等。

（2）化学毒物的存在状态

毒物在生产过程中能以多种形式出现，同一化学物质在不同行业或不同生产环节呈现的形式又各有不同。主要的存在形式有：原料、中间产品（中间体）、辅助材料、成品、副产品或废弃物、夹杂物。此外，生产过程中的毒物还可以分解产物或反应产物的形式出现。例如，磷化铝遇湿自然分解产生磷化氢；用四氯化碳灭火器消防时，四氯化碳与明火或灼热金属物体接触时氧化生成光气。

生产性毒物在环境中可以固体、液体、气体或气溶胶的形态存在。就其对人体的危害来说，以固体、液体两种形态存在的毒物，如果不挥发，又不经皮肤进入，则影响较小，而以气态、蒸气以及气溶胶形态存在的化学毒物对人体的危害较大。

① 气体。指常温、常压下呈气态的物质，如硫化氢、二氧化硫等。

② 蒸气。由固体升华或液体蒸发而成，前者如碘、硫等，后者如苯、汽油等。凡是沸点低、蒸气压大的液体都易成为蒸气。对液态物质进行加热、搅拌、喷雾、通气及超声处理时可加速挥发；暴露面积大亦能促进挥发，例如，喷漆作业中的苯、丙酮、醋酸酯类等的蒸气。

③ 气溶胶。指沉降速度可以忽略的固体粒子、液体粒子或固体和液体粒子在气体介质中的悬浮体，粉尘、烟及雾统称为气溶胶，例如，电镀时的铬酸雾；金属酸洗时的硫酸雾。

3．作业场所化学毒物的来源

作业场所化学毒物可来源于原料的开采与提炼；材料的搬运与储藏；材料的加工及准备；加料与出料；成品处理与包装；辅助操作，如采取样品、检修设备；生产中使用，如农业生产中喷洒杀虫剂等生产过程。作业场所常见化学毒物及其来源见表 6-1。

表 6-1 作业场所常见化学毒物及其来源

	常见化学毒物	污染物发生源	常见化学毒物	污染物发生源
金属及类金属毒物	铅	炼铅、铅盐制取、蓄电池制造、油漆配料、树脂制备、铅铬黄制取、铅铬绿制取、搪瓷色素备料、搪瓷色素煅烧、玻璃色素熔制	甲醇	固体酒精制取、玻璃纸制取、脂肪烃合成、甲醇加氢氯化、溴甲烷合成、卤代烃合成、甲醇气相氨化、脂肪胺合成、甲醇合成、酯类合成、丙烯酸甲酯制取、甲醇羰基化、甲醇醚化、醚类合成、甲醇氧化、醛类合成
	汞	炼汞、汞洗涤、汞电解、汞蒸馏、氯化汞合成、压汞试验、盐水汞电解、汞制剂制取、温度计制造、血压计制造与修理	氯乙烯	氯乙烯精制、氯乙烯合成、氯乙烯聚合、氯乙烯汽提、聚氯乙烯发泡、壁纸发泡、合成革发泡、电缆电线挤塑
	锰	锰铁烧结、锰铁高炉冶炼、焊条烘焙、锰矿筛分、高锰酸钾制取、硫酸锰制取、锰电解、电弧焊、气体保护焊	二硫化碳	二硫化碳电炉制取、二硫化碳甲烷制取、二硫化碳液化、有色矿浮选、选矿药剂制取、黏纤磺化
	镉	锌镉熔炼、镉烟冷凝、镉渣、镉铸型、镉化物制取、荧光粉制取、镉红煅烧、镉红制取、玻璃上色、镍镉电池装配、镀镉	有机化合物 · 丙烯腈	丙烯腈精制、己二胺制备、分散染料合成、脂肪胺合成、丙烯酰胺合成、丁腈橡胶聚合、丁腈橡胶回收
	铍	金属铍冶炼、氧化铍冶炼、铍真空熔铸、氧化铍烧结、铍粉制取	有机锡	热稳定剂合成、塑料备料、塑料筛分研磨、塑料捏和、塑化
	钡	锌钡白制造、涂料配制、X 射线检查的造影剂制取、镀件纯化、钢材淬火	甲苯、二甲苯	二甲苯精制、油漆调配、油漆稀料、油漆熬炼、树脂溶解、油漆包装、树脂制备、油墨调配、农药制造、甲苯硝化、刷胶
	砷	有机砷杀菌剂合成、稀有金属冶炼	苯胺	偶氮染料、显色剂制造、化学分析检验
	铬酸盐	电镀、钢铁、制革、染料、油漆、照相材料、火柴制造	苯的氨基及硝基化合物	有机氯杀菌剂合成、硝基苯氢化、苯胺精制、染料制造、胺类中间体合成、硝基中间体合成、酚类中间体合成、酮类中间体合成
	砷化氢	锌钡白制取、有色金属冶炼、氯化物制取、锌盐制取	苯	芳烃抽提、苯（甲苯）分离、苯烃化、环己烷合成、刷胶、油漆

常见化学毒物	污染物发生源		常见化学毒物	污染物发生源
刺激性气体	氯气	卤水净化、自来水消毒、纸浆漂白、盐水电解、液氯灌装	窒息性气体	一氧化碳	岩巷爆破、井下通风、炼焦、煤气制造、石灰砖瓦炉窑、高炉吹炼、气体保护焊
	二氧化硫	酸性气燃烧、硫黄捕集转化、脱硫、脱硫醇、硫化物焙烧、二氧化硫净化、二氧化硫转化、橡胶硫化		硫化氢	皮革鞣制、化学制浆、黑液蒸发、硫化氢燃烧、硫氢化钠制取、石油炼制、焦化工业、二硫化碳电炉制取
	光气	氨基类杀虫剂合成、多菌灵合成、聚碳酸酯合成、甲基异氰酸酯合成、一氧化碳氯化、光气纯化、合成药酰化		氰化氢	氰化钠制取、氰化亚铜制取、炼焦、煤气制造、氢氰酸盐制取、氰化镀锌、氰化镀镉、氰化镀银、氰化镀铜
	氮氧化合物	浓硝酸合成、氨氧化、氧化氮氧化、硝酸吸收、岩巷爆破、金银提纯	农药	有机磷农药、氨基甲酸酯类农药、拟除虫菊酯类杀虫剂	农药的合成、包装、喷洒
	氨气	合成氨、制冷、发酵、氨基酸制取、炼焦			

二、作业场所主要空气污染物的危害

（一）粉尘在呼吸道的沉积

粉尘可随呼吸进入呼吸道，进入呼吸道内的粉尘并不全部进入肺泡，可以沉积在从鼻腔到肺泡的呼吸道内。影响粉尘在呼吸道不同部位沉积的主要因素是尘粒的物理特性（如尘粒的大小、形状及密度等），以及与呼吸有关的空气动力学条件（如流向、流速等），不同粒径的粉尘在呼吸道不同部位沉积的比例也不同，尘粒在呼吸道内的沉积机理主要有以下几种。

（1）截留。主要发生在不规则形状的粉尘（如云母片状尘粒）或纤维状粉尘（如石棉、玻璃棉等），它们可沿气流的方向前进，被接触表面截留。

（2）惯性冲击。当人体吸入粉尘时，尘粒按一定方向在呼吸道内运动，由于鼻咽腔结构和气道分叉等解剖学特点，当含尘气流的方向突然改变时，尘粒可冲击并沉积在呼吸道黏膜上，这种作用与气流的速度、尘粒的空气动力学直径有关。冲击作用是较大尘粒沉积在鼻腔、咽部、气管和支气管黏膜上的主要原因。在这些部位上沉积下来的粉尘如不及时被机体清除，长期慢性作用就可以引起慢性炎症病变。

（3）沉降作用。尘粒可受重力作用而沉降，沉降的速度与粉尘的密度和粒径有关。粒径或密度大的粉尘沉降速度快，当吸入粉尘时，首先沉降的是粒径较大的粉尘。

（4）扩散作用。粉尘粒子可受周围气体分子的碰撞而形成不规则的运动，并引起在肺内的沉积。受到扩散作用的尘粒一般是指 0.5 μm 以下的尘粒，特别是小于 0.1 μm 的尘粒。

尘粒在呼吸系统的沉积可分为三个区域：① 上呼吸道区（包括鼻、口、咽和喉部）；② 气管、支气管区；③ 肺泡区（无纤毛的细支气管及肺泡）。一般认为，空气动力学直径在 10 μm 以上的尘粒大部分沉积在鼻咽部，10 μm 以下的尘粒可进入呼吸道的深部。而在肺泡内沉积的粉尘大部分是 10 μm 以下的尘粒，特别是 2 μm 以下的尘粒。进入肺泡内的粉尘空气动力学直径的上限是 10 μm，这部分进入到肺泡内的尘粒具有重要的生物学作用，因为只有进入肺泡内的粉尘才有可能引起肺尘埃沉着病。

（二）粉尘从肺内的排出

肺脏有排出吸入尘粒的自净能力，在吸入粉尘后，沉着在有纤毛气管内的粉尘能很快地被排出，但进入到肺泡内的微细尘粒则排出较慢，前者称为气管排出，主要是借助于呼吸道黏液纤毛组织，纤毛摆动时，不仅可将阻留在气道壁黏液中的尘粒，而且也能将吞噬粉尘的尘细胞向上推出，而黏附在肺泡腔表面的尘粒，除被巨噬细胞吞噬外，还可通过巨噬细胞本身的阿米巴样运动及肺泡的缩张转移至纤毛上皮表面，通过纤毛运动排出，绝大部分粉尘通过这种方式排除。后者称为肺清除，主要是由肺泡中的巨噬细胞将粉尘吞噬，成为尘细胞，使其受损、坏死、崩解、尘粒游离，再被吞噬，然后运至细支管的末端，经呼吸道随痰排出体外。纤维粉尘（如石棉尘）还可穿透脏层胸膜进入胸腔。人体通过各种清除功能，可使进入呼吸道的 97%～99%的粉尘排出体外，只有 1%～3%的尘粒沉积在体内。长期吸入粉尘可使人体防御功能失去平衡，清除功能受损，而使过量粉尘沉积，造成肺组织损伤，形成疾病。

关于粉尘在肺内的清除速率，有人用放射性气溶胶进行过研究，发现吸入的尘粒大部分在 24 h 内被清除。粉尘从肺内的排出速度与尘粒的大小和沉着的部位有关。

（三）粉尘对人体的致病作用

生产性粉尘由于种类和性质不同对机体引起的危害也不同，一般常引起的疾病包括以下几个方面。

1. 呼吸系统疾病

（1）肺尘埃沉着病（尘肺病）。肺尘埃沉着病是指由于吸入较高浓度的生产性粉尘而引起的以肺组织弥漫性纤维化病变为主的全身性疾病。关于肺尘埃沉着病的发病机制，曾提出过多种学说，但至今仍不完全清楚。一般认为粉尘被吸入后，巨噬细胞吞噬粉尘，吞噬细胞成为尘细胞，由于粉尘的毒性作用，在酶的参与下，细胞本身消化死亡，细胞内的粉尘又游离出来被另一巨噬吞噬，继而又死亡，如此循环往复，导致大量巨噬细胞死亡，并释放出多种细胞因子，如肿瘤坏死因子、成纤维细胞生长因子、白细胞介素、表皮细胞因子等，最终形成肺组织纤维化。

在我国，肺尘埃沉着病是危害接尘作业工人健康的最主要疾病，为国家法定职业病。据国际劳工组织（ILO）的资料，印度肺尘埃沉着病患病率为 55%，拉丁美洲国家为 37%，美国 100 多万接尘工人中约 10 万人可能患肺尘埃沉着病。目前，我国接尘工人超过 600 万，累计检出肺尘埃沉着病病人达 558 624 例，已死亡 133 226例，病死率为 23.90%，现存活 425 392 例；另外，有可疑肺尘埃沉着病者达 60 多万，每年新发生肺尘埃沉着病病人 1.5 万～2 万例。肺尘埃沉着病人数占我国职业病总病例数的 79.55%，由肺尘埃沉着病造成的死亡人数已超过工伤死亡数，造成了巨大的社会影响和经济损失，影响到劳动力资源和国家建设的持续发展。因此，做好肺尘埃沉着病的防治工作刻不容缓。

由于粉尘的种类和性质的不同，吸入后对肺组织引起的病理改变也有很大的差异。常见肺尘埃沉着病按其病因可分为以下几种。

Ⅰ.硅沉着病（旧称硅肺）　硅沉着病是肺尘埃沉着病中最严重的一种职业病，它是由于吸入含结晶型游离二氧化硅粉尘所引起的一种肺尘埃沉着病。

采掘作业凿岩、爆破、运输，修建铁路、水利等工程开挖隧道，采石等作业均可产生大量石英等岩尘。在石粉厂、玻璃厂、耐火材料厂等生产过程的原料破碎、研磨、筛分、配料等工序以及机械制造业中铸造车间的原料粉碎、配料、铸型、打箱、清砂、喷砂等生产过程和陶瓷厂原料车间均可产生大量粉尘，如不注意防尘，粉尘浓度超过国家卫生标准，就可能发生硅沉着病。

硅沉着病是一种慢性进行性疾病，其发病一般比较缓慢，其发病工龄多在接触硅尘后 5～10 年，有的可长达 15～20 年，这与吸入的粉尘浓度以及粉尘中游离二氧化硅含量有关，但在吸入高浓度和高游离二氧化硅含量的粉尘时，其发病及进程可以很快，一般在 1～2 年内可以发病，称为速发型硅沉着病。另有部分病例，接触较高浓度粉尘，时间不长即脱离粉尘作业，此时 X 射线胸片未发现明显异常，然而在从事非接尘作业若干年后才发现硅沉着病，称为晚发型硅沉着病。因此，对那些调离硅尘作业后的工人，还应定期进行体检，以便早期发现其中的硅沉着病病人。

当吸入高游离二氧化硅含量的粉尘时，其病理改变是以肺组织纤维化为主，典型病变就是硅结节。典型硅结节是由一层层排列的胶原纤维所构成，具有洋葱头横切面的形状，也有胶原纤维排列无规则的非典型结节。早期的硅结节具有较细的胶原纤维，排列得比较疏松，纤维之间存在数量较多的尘细胞和成纤维细胞。经过的时间越长结节越成熟，胶原纤维的量越多，而且粗大和密集，但细胞成分逐渐减少，最后可全部为胶原纤维所代替。硅结节可随其本身的增大而互相融合。粉尘中游离二氧化硅含量较低时，可形成非典型的硅结节，胶原纤维排列呈放射状或不规则形，并可形成间质性纤维化病变。

硅沉着病病人的早期症状比较少见，有些人无任何自觉症状，而Ⅱ、Ⅲ期硅沉着病病人则大多数均有症状，但症状的多少和轻重与肺内的病变程度并不完全平行，其症状主要为气短，早期硅沉着病病人在体力劳动或上坡走路时就会感到气短。多数病人随病情进展，或有合并症时，出现气短、胸闷、胸痛、咳嗽、咳痰等症状。

Ⅱ. 硅酸盐肺　硅酸盐肺是由于长期吸入含有结合二氧化硅（即硅酸盐）粉尘所引起的肺尘埃沉着病。其中最常见的有石棉肺、滑石肺、云母肺尘埃沉着病、水泥肺尘埃沉着病等。

石棉肺尘埃沉着病是典型的硅酸盐沉着病。它是由于长期吸入石棉粉尘所引起的一种肺尘埃沉着病，主要是肺脏弥漫性间质纤维化病变。

石棉属于硅酸盐类，是一种具有纤维结晶状结构的物质，含有镁和少量的铁、铝、钙、钠等氧化物和结合型二氧化硅的矿物。纤维长度多为 2～3 cm，有的长达 100～200 cm，具有耐酸、耐碱、耐热、隔热、保温、坚固耐拉、绝缘等性能，工业用途很广。

接触石棉纤维机会最多的是石棉的加工和处理，以及石棉矿的开采、选矿和运输等。在石棉加工厂的开包、轧棉、梳棉和织布；造船厂的修造和运输；建筑业的石棉器材制造、电器绝缘及废石棉的再生产；石棉制品的粉碎、切割、磨光及钻孔等生产过程均可产生大量的石棉粉尘。此外，应用石棉制品的行业也有接触石棉粉尘的可能。

石棉纤维粉尘所致的石棉肺发展比较缓慢，平均发病工龄多在 10～15 年，脱尘后仍可发现有晚发性石棉肺。影响其发病的主要因素除石棉种类、纤维长度、石棉粉尘浓度、接触时间、接触量外，还与作业场所是否还混有其他粉尘以及接触者个体素质有关。柔软而弯曲的温石棉纤维易被呼吸道阻留、断裂和溶解；直而硬的青石棉、铁石棉纤维易进入呼吸道深部，难溶并能穿透脏胸膜，致病较重。过去认为，只有长 15～20 μm、直径 3 μm 的长纤维才能引起肺组织纤维化病变；而目前看法，直径小于 5 μm 的短纤维粉尘也具有一定的致肺纤维化能力。

肺间质性弥漫性纤维化是石棉肺的基本病理改变，另外，还有胸膜增厚及胸膜斑等，一般很少有结节状的纤维化病变。在显微镜下，在肺组织中可见裸露的石棉纤维和石棉小体，其长度为 10～300 μm、粗 1～5 μm 不等。

吸入石棉粉尘除能引起石棉肺外，还与肿瘤的发生有着密切的关系。接触石棉粉尘的工人发生癌症的危险度增加，特别是肺癌。流行病学调查表明，石棉作业工人和石棉肺患者并发肺癌率高于一般人群，尤以吸烟者更高。另外，间皮瘤的发生率也明显增高，较一般人群高100～280倍，多见于接触青石棉者，说明其致癌性强于其他石棉品种。从接触石棉到发生间皮瘤的潜伏期可长达13～63年，平均为42年。

Ⅲ．炭素系肺尘埃沉着病　长期吸入含炭粉尘所致。包括煤肺尘埃沉着病、石墨肺尘埃沉着病、炭黑肺尘埃沉着病及活性炭肺尘埃沉着病。

煤肺尘埃沉着病是常见的炭素系肺尘埃沉着病。煤尘中含有5%以下游离二氧化硅的粉尘称为单纯性煤尘。在生产过程中长期吸入煤尘引起的肺尘埃沉着病称为煤肺。煤肺多见于煤矿采煤工、选煤厂选煤工、煤球制造工、车站和码头煤炭装卸工等工种。煤肺发病工龄多在20～30年，病情进展缓慢，危害较轻。在煤炭开采过程中，由于煤矿岩层含游离二氧化硅量有时可高达40%以上，矿工作业工种调动频繁，故采矿工人所接触的粉尘多为煤硅混合性粉尘。生产中长期吸入大量煤硅粉尘所引起的以肺纤维化为主的疾病称为煤硅沉着病，是煤矿工人尘肺最常见的一种类型，发病工龄多在15～20年，病发展较快，危害较重。除此，煤矿工人还可患硅沉着病，多为接触岩石的开矿建井工人，发病工龄为10～15年，进展快，危害严重。根据卫生部等[（87）卫防字第60号]《职业病范围和职业病处理办法的规定》中的规定，我国煤工肺尘埃沉着病是煤肺和煤硅沉着病的总称。

Ⅳ．金属肺尘埃沉着病　长期吸入某些金属性粉尘也可引起肺尘埃沉着病，如铝肺尘埃沉着病。铝可分为金属铝、氧化铝及铝合金等，金属铝是质软易煅的轻金属，密度为2.7 g/cm³，分颗粒状及片状两种。氧化铝是氢氧化铝煅烧后形成的无水氧化铝。

金属铝及其合金广泛应用于造船、电子、建筑、汽车及航空工业中。氧化铝主要是供电解铝用。长期吸入铝尘可以引起铝肺尘埃沉着病。肺脏的病理改变主要是以铝尘细胞灶与纤维细胞灶为主。纤维组织增生不明显。由于铝尘种类和性质的不同引起病变的程度也有不同。金属铝与合金铝的致病作用比氧化铝强。

铝肺尘埃沉着病的症状主要是咳嗽、胸闷、气短、咳痰等，并随病程的延长而逐渐加重。

（2）肺粉尘沉着症。有些粉尘，特别是金属性粉尘，如钡、铁和锡等粉尘，长期吸入后可沉积在肺组织中，主要产生一般的异物反应，也可继发轻微的纤维化病变，对人体的危害比硅沉着病、硅酸盐肺小，在脱离粉尘作业后，有些病人的病变可有逐渐减轻的趋势。但也有人研究认为，某些金属粉尘也可引起肺尘埃沉着病。

（3）有机粉尘引起的肺部其他疾患。许多有机性粉尘吸入肺泡后可引起过敏反应，如吸入棉尘、亚麻或大麻粉尘后可引起棉尘病。也有些粉尘可引起外源性过敏性肺泡炎。如反复吸入带有芽孢霉菌的发霉的植物性粉尘，可引起农民肺、蔗渣肺尘埃沉着病等。又如吸入禽类排泄的粉尘可引起禽类饲养工肺等。

有机性粉尘的成分复杂，有些粉尘可被各种微生物污染，也常混有一定含量的游离二氧化硅及无机杂质等，所以各种有机粉尘对人体的生物学作用是不同的。如长期吸入木、茶、枯草、麻、咖啡、骨、羽毛、皮毛等粉尘可引起支气管哮喘。

有些有机性粉尘中常混有砂土及其他无机性杂质，如烟草、茶叶、皮毛、棉花等粉尘中常混有这些杂质，长期吸入这种粉尘可以引起肺组织的间质纤维化，叫做混合性肺尘埃沉着病。

2．其他系统疾病

接触生产性粉尘除可引起上述呼吸系统的疾病外，还可引起眼睛及皮肤的病变。如在阳光下接触煤焦油、沥青粉尘时可引起眼睑水肿和结膜炎。粉尘落在皮肤上可堵塞皮脂腺而引起皮肤干燥，继发感染时可形成毛囊炎、脓皮病等。有些纤维状结构的矿物性粉尘，如玻璃纤维和矿渣棉粉尘，长期作用于皮肤可引起皮炎。也有一些腐蚀性和刺激性的粉尘，如砷、铬、石灰等粉尘，作用于皮肤可引起某些皮肤病变和溃疡性皮炎。

三、化学毒物对人体健康的危害

（一）急性中毒

急性中毒是指毒物一次或短时间（几分钟至数小时）大量进入人体而引起的中毒，如急性苯中毒、氯气中毒，主要表现如下。

1．神经系统

（1）中毒性类神经症。轻度急性中毒或急性中毒恢复期经常出现的症状有：① 神经衰弱综合征主要表现是睡眠障碍、精神不振、头痛、头晕、四肢无力、易于疲劳、记忆力减退等；② 植物神经功能失调，以交感神经亢进为主者，主要表现是心悸、胸闷、心动过速、血压不稳、多汗、易惊、两手震颤、面色苍白、肢端发冷、麻木、腹胀、便秘等；以迷走神经功能亢进为主者，主要表现是流涎、恶心、呕吐、食欲不振、腹泻便溏、心动过缓、尿频、眩晕或晕厥等。

（2）中毒性周围神经病。可分为多发性神经炎型、神经炎型及颅神经型。最常见的是多发性神经炎型，如有机磷、氯丙烯、正己烷、二硫化碳、砷、铊中毒时，患者四肢呈对称性周围感觉或运动障碍，一般下肢重于上肢。

（3）中毒性脑病。早期出现恶心、呕吐、周身无力、嗜睡或失眠等；精神障碍主要表现癔病样综合征、意识障碍、抽搐、植物神经症状，如大汗、大小便失禁、高热、瞳孔改变等。中枢神经系统在急性中毒时可缺乏特殊的定位体征，临床表现为头痛剧烈、频繁呕吐、躁动不安、意识障碍加重、反复抽搐、双瞳孔缩小、收缩压上升、脉搏呼吸变慢，颅内压增高。

2．呼吸系统

轻度中毒立即引起急性鼻炎、咽喉炎、气管炎与轻度肺水肿，如氨、硫酸二甲酯中毒等；中度及重度中毒时，表现为咳嗽频繁，咳大量泡沫样痰、胸闷、气喘，并有紫绀，在胸部听到大量细小或中等的水泡音，胸部 X 片可见弥漫性点状或片状阴影；极重度病例（如氯气中毒时）有时立即死亡。

3．五官

表现为咽干、皮肤红肿和发炎、眼结膜炎和眼痛等现象。

（二）慢性影响

由于长时间接触有毒有害物质而形成中毒现象，其病症可能经过数年或数十年后才显露出来，形成职业病。可能引起的健康损害归纳如下。

（1）神经障碍。如头痛、头晕、睡眠障碍等。

（2）呼吸系统。引发咳嗽、咳痰、气短、呼吸困难、哮喘、气管炎等肺部疾病。

（3）损害肝脏及肾脏。出现黄疸、肾炎、肝功能衰竭、中毒性肝炎等症状。

（4）消化系统。出现胃肠功能失调、呕吐、腹绞痛等症状。

（5）造血系统。引起血细胞减少、贫血等。

（6）泌尿及生育系统。引发肾病、不孕不育症等。

（7）致癌。可致肺癌、白血病、膀胱癌、皮肤癌等。

第二节 作业场所粉尘的净化技术

作业场所防尘综合措施包括以下几个方面。

（一）优化厂房布局

（1）产尘车间在工厂总平面图上的位置，对于集中采暖地区应位于其他建筑物的非采暖季节主导风向的下风侧；在非集中采暖地区，应位于全年主导风向的下风侧。

（2）厂房主要进风面应与夏季风向频率最多的两个象限的中心线垂直或接近垂直，即与厂房纵轴成 $60°\sim90°$。

（3）对 I、II、III 型平面的厂房，开口部分应朝向夏季主导风向，并在 $0°\sim45°$。

（4）在考虑风向的同时，应尽量使厂房的纵墙朝南北向或接近南北向，以减少西晒，在太阳辐射热较强及低纬度地区尤须特别注意。

（二）工艺方法和工艺布置合理化

（1）采用新工艺、新设备、新材料，利用机械化、自动化来消灭尘源或减少粉尘飞扬是最重要的措施。在工艺改革中，首先应采取使生产过程不产生粉尘危害的治本措施，其次才是产生粉尘以后通过治理减少其危害的治标措施。例如，用压力铸造、金属模铸造代替型砂铸造，用磨液喷射加工新工艺取代沿用近一个世纪的磨料喷射加工方法，可以从根本上消除粉尘的污染和对人体的危害；采用配备有气力输送设备的密闭罐车和气力输送系统储运、装卸和输送各种粉粒状物料，用风选代替筛选，能避免在储运、装卸、输送和分级过程中粉尘的飞扬；采用高效的轮碾设备可以减少砂处理设备的台数，从而减少扬尘点；采用高压静电技术对开放性尘源实行就地抑制，可以有效地防止粉尘扩散，使作业点的含尘浓度大大降低；以不含或少含游离二氧化硅的物料或工艺代替游离二氧化硅含量高的物料或工艺也是从根本上解决粉尘危害的好办法，如用游离二氧化硅含量很低的石灰石砂代替游离二氧化硅含量很高的石英砂制作型砂，可以大大减轻粉尘对人体的危害。

（2）工艺布置必须合理，在工艺流程和工艺设备布局时，应使主要操作地点位于车间内通风良好和空气较为清洁的地方。一般布置在夏季主导向风的上风侧。严重的产尘点应位于次要产尘点的下风侧。在工艺布置时，尽可能为除尘系统（包括管道敷设、平台位置、粉尘的集送及污泥处理等方面）的合理布置提供必要的前提条件。

（三）粉尘扩散的控制

1. 密闭控制

密闭控制是对产尘点的设备进行密闭，防止粉尘外逸的措施，它常与通风除尘措施配合使用。所有破碎、筛分、清理、混碾、粉状物料的运输、装卸、储存等过程均应尽量密闭。密闭装置必须做到不妨碍操作，并以便于拆卸检修、结构严密坚固等为原则。根据不同的扬尘特点，采取不同的密闭方式，一般分为局部密闭、整体密闭和密闭小室。例如，某耐火材料厂的硅砖车间原设有整套通风除尘装置，由于密闭不好，车间内含尘浓度仍高达 400 mg/m³。设备进行严格密闭后，尘浓度降到 2～3 mg/m³。国外玻璃行业的粉料加工、称量、配料、混合等工序，广泛采用电子计算机控制，在密闭通风的条件下进行，不但提高了产量和质量，而且粉尘危害也得到控制。目前，一些技术发达的国家（如英、美、瑞士等国）已出现无人车间、无人生产线。在粉尘浓度很高、劳动条件十分恶劣的作业中，使用机械手或机器人隔离操作，从而避免了粉尘与人体的直接接触、防止了发生肺尘埃沉着病的可能。

2. 消除正压

粉尘从生产设备中外逸的原因之一是由于物料下落时诱导了大量空气，在密闭罩内形成正压。为了减弱和消除这种影响，各种密闭装置除均应保持有足够的空间外，尚需采取下列措施。

（1）降低落料高差。按照物料颗粒尺寸，空气诱导量分别与降落距离的 1/2 或 2/3 次幂成比例，距离越短，物料诱导空气量就越少。

（2）适当减少溜槽倾斜角。可以增加颗粒与溜槽壁之间的摩擦或碰撞，以降低诱导空气的能量。

（3）隔绝气流，减少诱导空气量。在溜槽内采取挡板型溜槽隔流装置。

（4）降低下部正压。可采取如下方法：①　连通管法。将下部正压区和上部负压区连通，进行泄压，使空气循环流通。②　将导料槽的空间增高，形成缓冲箱。③　在导料槽上加长缓冲箱，其中设迷宫挡板，使空气可以迅速排出而达到泄压的目的。

3．消除"飞溅"现象

如图6-1（a）所示，虽然密闭罩内有排风，但由于飞溅作用，含尘空气高速冲击罩壁，结果从孔隙中逸出。采用较大密闭罩时，使得含尘气流在到达罩壁上的孔口之前已消耗掉了能量，这样便可减少或不再外逸，如图6-1（b）所示。飞溅和诱导空气造成扬尘的区别在于后者会使含尘空气从任何位置的孔口逸出，而飞溅仅从发生飞溅处附近的孔口向外流动。为了克服这种现象，首先应避免在飞溅区域内有孔口，装置较宽大的密闭罩，如在皮带运输机的受料点下部不采用托辊，而改用钢板，则可以避免皮带因受到物料冲击而下陷，以致在导料槽和皮带之间形成间隙，而这往往是造成粉尘外逸的原因。如果将皮带运输机的受料点的排风罩做成双层，对防止飞溅效果更显著。

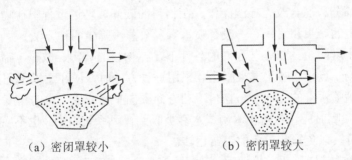

（a）密闭罩较小　　　　　　　（b）密闭罩较大

图6-1　从密闭罩内飞溅

（引自：路乘风，防尘防毒技术. 化学工业出版社，2004）

4．消除空气扰动

造成扬尘的另外一个原因是由于设备的转动、振动或摆动而产生的空气扰动。为解决此类问题，可将设备进行整体密闭或采用密闭小室。这种装置应做得宽大些，并避免把排风口设在直接扬尘处。由于空气只是在密闭装置内被搅动，所以风量不必很大，但罩子的气密性要好。其措施有：门斜口接触；法兰垫料；砂封盖板；毡封轴孔、柔性连接；堵眼糊缝等。

（四）静电消尘与湿法消尘

1. 静电消尘

静电消尘装置是建立在电除尘和尘源控制方法的基础上，它主要包括高压供电设备和电收尘装置（包括密闭罩和排风管）两部分。直接利用生产设备的密闭罩和排风管作为阳极，在其空间中装设电晕线，并接上高压电源，就构成简易的电除尘器。含尘气流通过电场，在高压（60～100 kV）静电场中，气体被电离成正、负离子，这些离子碰到尘粒，使之带电。带正电的粉尘很快回到负极电晕线上，带负电的尘粒趋向正极（密闭罩和风管的内壁），采取简易振打或自行脱落，掉落到皮带上或料仓中，净化后的气体经排风管排出。这种装置的特点是效率高（一般都在99%以上）、设备较简单、施工方便、运行可靠、管理方便、粉尘容易回收，用于产尘点分散的工艺流程之中，显得特别灵活。它无须管网复杂的除尘系统，但必须有一套整流升压的供电设备，造价较高。

2. 湿法消尘

在工艺允许的条件下，可以首先采用湿法消尘的措施来达到防尘的目的，这是一种比较简便和有效的措施。水对大多数粉尘有良好的亲和力，如将物料的干法破碎、研磨、筛分、混合改为湿法操作，在物料的装卸、转运过程中往物料中加水，可以减少粉尘的产生和飞扬。一般有喷水雾及喷蒸汽降尘两种方法。

（1）喷水雾防尘。在工艺允许的条件下，在物料的装卸、破碎、筛分、运转等过程中，在扬尘点采用喷水雾来降尘。采用这种方法时，应注意以下几点。

① 喷嘴喷水雾的方向可与物料流动方向顺向平行或成一定的角度。

② 布置喷嘴时应注意防止水滴或水雾被吸到排风系统中去，也不应溅到工艺设备的运转部分，以免影响设备的正常运转。

③ 喷嘴到物料层上面的距离不宜小于 300 mm，射流的宽度不应大于物料输送时所处空间位置的最大宽度。在排风罩和喷嘴之间应装橡皮挡帘。

④ 喷水管可配置在物料加湿点。水阀应和生产设备的运行实行连锁。

（2）喷蒸汽降尘。凡是用蒸汽作为介质进行消尘的措施统称为蒸汽消尘。其基本原理是：将低压饱和蒸汽喷射到产尘点的密闭罩内之后，由于蒸汽本身的扩散作用，一部分凝结在尘粒表面，增加尘粒间的凝聚力；另一部分凝结成水滴与尘粒凝并，从而加速粉尘沉降，使粉尘丧失飞扬的能力。

蒸汽消尘装置如图 6-2 和图 6-3 所示。

用蒸汽消尘时要注意以下几点：

① 蒸汽消尘适用于煤、焦炭等弱黏性粉尘的产尘点。黏性粉尘潮湿后，易黏结在密闭罩上，不宜采用蒸汽消尘。

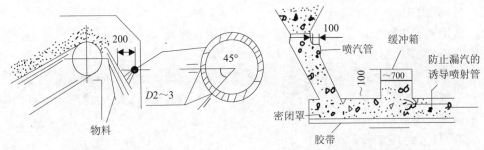

图 6-2　胶带运输机头部蒸汽除尘装置　　图 6-3　胶带运输机密闭罩蒸汽除尘装置

（引自：路乘风，防尘防毒技术．化学工业出版社，2004）

② 蒸汽除尘受季节和地区的气象条件影响较大，如夏季或南方地区，由于天气炎热物料温度高，使蒸汽冷凝的效果就较差，因而湿润物料或尘粒，防止粉尘飞扬的效果也不显著。同时受到汽源的影响，例如应用采暖汽源时冬季可以用蒸汽除尘，而夏季往往就不能用。此外，还要考虑防止造成操作区温度过高，影响操作条件等弊病。因此，蒸汽除尘在一般情况下不能作为常年的独立除尘措施，而往往是作为配合其他除尘措施中的一种辅助除尘措施，或者是交替使用的除尘措施，如夏季用喷雾除尘，冬季用蒸汽除尘等。

③ 蒸汽喷射管应设在不受物料冲击的位置，以免损坏或造成喷汽孔堵塞。一般要求喷汽管距物料表面 150～200 mm。

④ 为防止蒸汽从密闭罩漏入室内，可在罩上设缓冲箱，如图 6-3 所示。

⑤ 蒸汽消尘不宜与通风除尘同时使用。

⑥ 蒸汽消尘停止运行后，管道中会积存大量凝结水，必须妥善考虑凝结水排除措施。

⑦ 密闭罩应涂刷防锈漆。

⑧ 蒸汽消尘供汽管的阀门最好能与生产设备以简单的方法（机械的或电气的）实现连锁。

（五）通风除尘

采用通风除尘系统来使工作地点的粉尘浓度达到国家卫生标准是工厂防尘工作的又一重要措施。通常采用局部排风的除尘系统，对其排气进行净化处理后排入大气。有时也辅以机械的全面排风（如屋顶通风器或轴流风机）或自然排风（如利用通风天窗排气）。

通风除尘系统的形式应根据工艺设备布局、生产流程和厂房结构等条件来确定，通常可分为以下三种类型。

1. 就地式

就地式通风除尘系统是将除尘器或除尘机组直接设置在产尘设备上,就地捕集和回收粉尘。

这种系统布置紧凑、结构简单、维护管理方便,能同时达到防止粉尘外逸和净化含尘气体两个目的。目前只在某些产尘设备,如混砂机、皮带运输机转运点、料仓上得到应用。

2. 分散式

分散式通风除尘系统是将一个或数个产尘点作为一个系统,除尘器和风机安装在产尘设备附近,一般由生产操作工人看管,不设专人管理。这种系统具有管路短、布置简单、阻力容易平衡、风量调节方便等优点,但粉尘后处理比较麻烦。它适用于产尘设备比较分散并且厂房有安装除尘设备位置的场合,如烧结厂、铸造厂等。机械加工车间则多采用单机除尘,即每台机床配一台除尘机组,含尘气体经过净化后直接排入车间内。

3. 集中式

集中式通风除尘系统是将多个产尘点或整个车间甚至全厂的产尘点全部集中为一个系统,设专门除尘室,由专人负责管理。这种系统处理风量大,便于集中管理,粉尘后处理比较容易;但管路长而复杂,阻力不容易平衡,风量调节比较困难。它适用于产尘设备比较集中并且有条件设置除尘室的场合。对于多产尘点的多层厂房,可将最上一层楼层全部用做除尘室,将各楼层的产尘点都接到顶部除尘室内,净化后排入大气。

(六)消除二次尘源

在生产过程中产生的粉尘除了大部分被吸尘罩、高压静电抑尘装置等防尘设施所捕集或抑制外,从产尘设备密闭罩的缝隙或开放性尘源逸散到车间空气中的粉尘,最终将沉积于地面、墙壁、建筑构件和设备上,形成二次尘源。据相关资料介绍,在工业厂房中,当尘源有良好的密闭和有效的排风时,每小时单位平方米所沉积下来的粉尘有 $1\sim5$ g,在严重扬尘情况下可达 $5\sim20$ g,在敞开的产尘设备附近,可达到几十克。粒径较大的尘粒($4\sim10$ mm)在个别地点上的沉降率可高达 $300\sim1\,300$ g/($m^2 \cdot h$)。这些积尘由于机器设备的振动或转动车辆的来往、人员的走动以及车间内气流(由于通风或冷热气流对流所形成的气流)的带动就会再次飞扬(即二次扬尘),散布到整个车间,使车间空气的含尘浓度显著增加。所以,消除二次尘源仍是防尘工作重要的一环。

这些积尘不宜采用一般的清扫方法,更不能用压缩空气去吹,否则将会造成大范围的污染。最简便而又经济有效的一种方法是用水冲洗,但这种方法不是任何场合都适用。当受到生产或工艺条件限制不宜采用水冲洗的方法时,可采用真空清扫的方法。

1. 厂房水冲洗

厂房水冲洗就是利用水冲洗设施，用水冲洗厂房内的积尘表面，以达到消除二次尘源、防尘二次扬尘的目的，也是保证车间空气达到卫生标准的必要手段。

为实现厂房水冲洗，建筑物外围结构的内表面应做成光滑平整的水泥砂浆抹面。地面和各层平台均应考虑防水，并有不少于 1%坡度的坡向排水沟或下水的箅子。各层平台上的孔洞（安装孔、楼梯口等）要设防水台。对禁止水湿的设备应设置外罩，所有金属构件均应涂刷防锈漆。北方地区应设采暖设备，建筑物外围结构内表面温度应保持在 0℃以上。供水点（即喷头）应根据设备配置情况布置，要保证能够冲洗到所有应该冲洗的地点；在不被设备或建筑物隔挡的情况下，每个供水点的作用半径以 10～15 m 为宜；供水压力不低于 2×10^5 Pa，每个供水点的供水量为 1.5 L/s，用水量按每冲洗 1 m^2 耗水 6 L 计算，冲洗周期根据具体情况确定，一般每班冲洗 2～4 次。

2. 真空清扫

真空清扫就是依靠风机或真空泵的吸力，用吸嘴将积尘（连同运载粉尘的气体）吸进吸尘装置，经除尘器净化后排入室外大气或回到车间空气中。真空清扫吸尘装置主要有集中式和移动式两种。集中式适用于清扫面积较大、积尘量大的场合，它运行可靠，只需少数人员操作；移动式真空清扫机是一种整体设备，它由吸嘴、软管、除尘器、高压离心式鼓风机或真空泵等部分组成，适用于积尘量不大的场合，使用起来比较灵活，主要用来清扫地面、墙壁、操作平台、地坑、沟槽、灰斗、料仓和机器下方许多难以清扫的角落，并能有效地清除散落的金属或非金属碎块、碎屑和各种粉尘。主要设备有 IS 150 移动式清扫器、S-3 型真空清扫器、大型真空清扫车等。

（七）除尘技术概述

从含尘气流中将粉尘分离出来的设备称为除尘器。除尘器按其工作机理不同，可分为机械式除尘器、湿式除尘器、过滤式除尘器和电除尘器四大类。

1. 机械式除尘器

机械式除尘器是一类利用重力、惯性力和离心力的作用将尘粒从气体中分离的装置。这类除尘装置主要包括重力沉降室、惯性除尘器和旋风除尘器。

（1）重力沉降室。重力沉降室是通过重力作用使尘粒从气流中沉降分离的一种除尘装置。它的结构如图 6-4 所示，含尘气体由断面较小的风管进入沉降室后，由于流道截面积扩大而使气体流动速度大大降低，在流经沉降室的过程中，尘粒便在重力作用下缓慢向灰斗沉降，分离了部分尘粒的气体从出口风管流出，达到除尘的目的。

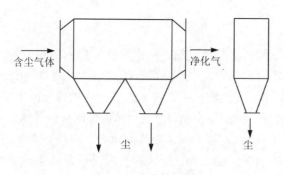

图 6-4　重力沉降室

重力沉降室的主要优点是：结构简单、造价低、维护管理容易、阻力小（一般为 50～150 Pa）；主要缺点是：体积庞大，除尘效率低（一般只有 40%～50%），清灰麻烦。鉴于以上特点，重力沉降室主要用于捕集那些密度大、粒径大于 50 μm 的粗粉尘，在多级除尘系统中常作为高效除尘器的预除尘。

（2）惯性除尘器。惯性除尘器是使含尘气流冲击在挡板上，气流方向发生急剧变化，借助尘粒本身的惯性力作用使其与气流分离的装置。

①惯性除尘器的除尘机理。图 6-5 是含尘气流冲击在两块挡板上时尘粒分离的机理。当含尘气流冲击到挡板 B_1 上时，惯性大的粗尘粒（d_1）首先被分离下来，被气流带走的尘粒（d_2，且 $d_2 < d_1$），由于挡板 B_2 使气流方向转变，借助离心力的作用也被分离下来。若设该点气流的旋转半径为 R_2，切相速度为 u_t，则尘粒 d_2 所受离心力与 $d_2{}^3 \cdot u_t{}^2 / R_2$ 成正比。显然这种惯性除尘器除借助惯性力作用外，还利用了离心力和重力的作用。

②惯性除尘器的分类。惯性力除尘器有碰撞式和反转式两类。

碰撞式惯性除尘器一般是在气流流动的通道内增设挡板，当含尘气流流经挡板时，尘粒借助惯性力撞击在挡板上，失去动能后的尘粒在重力的作用下沿挡板下落，进入灰斗中。挡板可以是单级，也可以是多级（图 6-6）。多级挡板交错布置，一般可设置 3～6 排。在实际工作中多采用多级式，目的是增加撞击的机会，以提高除尘效率。这类除尘器的阻力较小，一般在 100 Pa 以内。尽管使用多级挡板，但该类除尘器的除尘效率也只能达到 65%～75%，是一种低效除尘器。

反转式惯性除尘器又称为气流折转式惯性除尘器，又分为弯管型、百叶窗型和多层隔板塔型三种（图 6-7）。弯管型和百叶窗型反转式惯性除尘器与冲击式惯性除尘器一样，都适于安装在烟道上使用。塔型反转式惯性除尘器主要用于分离烟雾，能捕集粒径为几微米的雾滴。由于反转式惯性除尘器是采用内部构件使气流急剧折转，利用气体和尘粒在折转时所受惯性力的不同，使尘粒在折转处从气流中分离出来。因此，气流折转角越大，折转次数越多，气流速度越高，除尘效率越高，但阻力也越大。

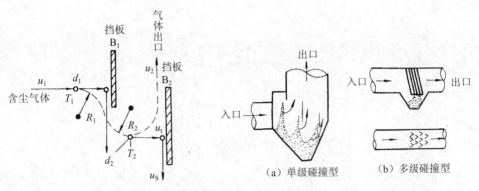

图 6-5　惯性除尘器分离机理示意图　　　图 6-6　碰撞式惯性除尘器

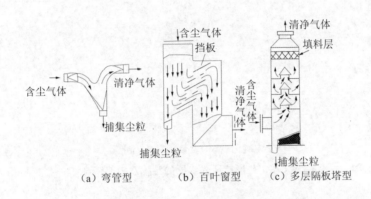

图 6-7　反转式惯性除尘器

　　惯性除尘器的结构简单，阻力较小，其除尘效率虽然比重力沉降室要高，但还是属于低效率除尘器，一般常用于一级除尘或作为高效除尘器的前级除尘，其压力损失因结构形式的不同而差异较大，为 100~1 000 Pa。惯性除尘器适用于捕集粒径在 10 μm 以上的金属或矿物性粉尘，对黏结性和纤维性粉尘，因易堵塞，故不宜采用。

　　（3）旋风除尘器。旋风除尘器是使含尘气体做旋转运动，借作用于尘粒上的离心力把尘粒从气体中分离出来的装置。旋风除尘器的特点是：结构简单，造价和运行费较低，体积小，操作维修方便；压力损失中等，动力消耗不大，除尘效率较高；可用各种材料制造，适用于粉尘负荷变化大的含尘气体；性能较好，能用于高温、高压及腐蚀性气体的除尘，可直接回收干粉尘；无运动部件，运行管理简便等。旋风除尘器历史较久，现在一般用来捕集 5 μm 以上的尘粒，除尘效率可达 80%左右。

① 工作原理。普通旋风除尘器由筒体、锥体和进气管、排气管等组成，其构造如图 6-8 所示。

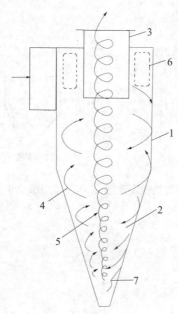

1—筒体；2—锥体；3—排气管；4—外旋流；
5—内旋流；6—上旋流；7—回流区

图 6-8　普通旋风除尘器的结构及内部气流

含尘气体由进口切向进入后，沿筒体内壁由上向下做圆周运动，并有少量气体沿径向运动到中心区内。这股向下旋转的气流大部分到达锥体顶部附近时折转向上，在中心区域旋转上升，最后由排气管排出。这股气流做向上旋转运动时，也同时进行着径向的离心运动。一般将旋转向下的外圈气流称为外旋流，将旋转向上的内圈气流称为内旋流，把外旋流变为内旋流的锥顶附近区域称为回流区。内旋流与外旋流旋转方向相同，在整个流场中起主导作用。气流做旋转运动时，尘粒在离心力作用下，逐渐向外壁移动。到达外壁的尘粒，在外旋流的推力和重力的共同作用下，沿器壁落至灰斗中，实现与气流的分离。

此外，当气流从除尘器顶向下高速旋转时，顶部压力下降，使一部分气流带着微细尘粒沿筒体内壁旋转向上，到达顶盖后再沿排气管外壁旋转向下，最后汇入排气管排走。通常将这股旋转气流称为上旋流，上旋流携带细尘汇入内旋流排走。

② 影响除尘效率的因素。影响旋风除尘器效率的因素有：二次效应、尺寸比例、进口风速和烟尘的物理性质。

Ⅰ. 二次效应　所谓二次效应是指被捕集的粒子重新进入气流的现象。其主要原因是粒子被反弹回气流或沉积的尘粒被重新吹起。通过环状雾化器将水喷淋在旋风除尘器内壁上，能有效地控制二次效应。

Ⅱ．尺寸比例　旋风除尘器的各个部件都有一定的尺寸比例，尺寸比例的变化影响旋风除尘器的效率和压力损失等。在结构上，影响性能的因素有筒体直径、排出管直径、筒体和锥体高度、排尘口直径及除尘器底部的严密性等。表 6-2 给出了旋风除尘器尺寸比例变化对性能的影响情况。

表 6-2　旋风除尘器尺寸比例变化对性能的影响

比例变化	性能趋向		投资趋向
	压力损失	除尘效率	
增加旋风除尘器的直径	降低	降低	提高
增加筒体	稍有降低	提高	提高
增大入口面积（流量不变）	降低	降低	—
增大入口面积（流速不变）	降低	降低	降低
增加锥体的长度	稍有降低	提高	提高
增大锥体的排出孔	稍有降低	提高或降低	—
减小锥体的排出孔	稍有提高	提高或降低	—
增加排出管伸入器内的长度	提高	提高或降低	提高
增大排气管直径	降低	降低	提高

a．筒体直径　由计算离心力的公式可知，在相同的转速下，筒体的直径越小，尘粒受到的离心力越大，除尘效率越高。但筒体直径越小，处理的风量也就越少，并且筒体直径过小还会引起粉尘堵塞，因此筒体的直径一般不小于 0.15 m。同时，为了保证除尘效率，筒体的直径也不要大于 1 m。在需要处理风量大的情况时，往往采用同型号旋风除尘器的并联组合或采用多管型旋风除尘器。

b．排气管直径　减小排气管直径可以减小内旋涡直径，有利于提高除尘效率，但减小排气管直径会加大出口阻力。一般取排气管直径为筒体直径的 0.4～0.65 倍。

c．筒体和锥体高度　实验表明，增加筒体长度虽然可以增加尘粒在旋风除尘器内的停留时间，有利于沉降。但由于外旋涡向心的径向运动，会使下旋的含尘外旋涡气流在下旋过程中不断进入净化后的上旋内旋涡中而造成返混。在锥体部分，由于断面逐渐减小，尘粒向壁面的沉降距离也逐渐减小。同时，气流的旋转速度不断增加，尘粒受到的离心力增大，有利于尘粒的分离，但锥体长度增加会使阻力增加。因此高效除尘器采用的锥体长度为筒体直径的 2.8～2.85 倍，筒体和锥体的总高度不超过筒体直径的 5 倍。

d．排尘口直径　排尘口直径过小会影响粉尘沉降，同时易被粉尘堵塞。因此，排尘口直径一般为排气管直径 0.7～1.0 倍，且不能小于 70 mm。

e. 除尘器底部的严密性 无论旋风式除尘器在正压还是在负压下操作,其底部总是处于负压状态。如果除尘器的底部不严密,从外部漏入的空气就会把正落入灰斗的一部分粉尘重新卷入内旋涡并带出除尘器,使除尘效率显著下降。因此在不漏风的情况下进行正常排尘是保证旋风除尘器正常运行的重要条件。对间歇工作的除尘器,可在排尘口下设置固定灰斗,定期排放。对收尘量大并且连续工作的除尘器可设置双翻板式或回转式锁气室(图6-9),连续排灰。

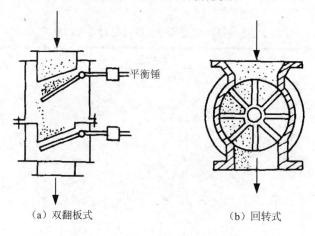

(a) 双翻板式   (b) 回转式

图6-9 锁气室

Ⅲ. 进口风速 提高旋风除尘器的进口风速,会使粉尘受到的离心力增大,分割粒径变小,除尘效率提高,烟气处理量增加。但若入口风速过大,不仅使除尘器阻力急剧加大,而且还会加剧粉尘的返混,导致除尘效率下降。从技术、经济两方面综合考虑,进口风速一般取 15~25 m/s,但不应低于 10 m/s,以防进气管积尘。

Ⅳ. 烟尘的物理性质 增大烟尘中尘粒的真密度和粒径,除尘效率显著提高;进口含尘浓度增大,除尘器阻力下降,对效率影响不大;气体黏度增大和温度的升高会使除尘器的效率下降。

2. 湿式除尘器

(1) 湿式除尘器的除尘机理。湿式除尘器的除尘方式主要有四种:① 液体介质与尘粒之间的惯性碰撞和拦截;② 微细尘粒与液滴之间的扩散接触;③ 加湿的尘粒相互凝并;④ 饱和态高温烟气降温时,以尘粒为凝结核凝结。

湿式除尘器的除尘过程是惯性碰撞、拦截、扩散、凝并等多种效应的共同结果。其中惯性碰撞和拦截作用是湿式除尘器的主要除尘机制。惯性碰撞主要取决于尘粒质量,拦截作用主要取于粒径大小。其他作用在一般情况下是次要的,只有在捕集很小的尘粒时,才受到布朗运动引起的扩散作用的影响。

(2) 湿式除尘器的分类。在工程上使用的湿式除尘器型式很多,根据能耗可分为低能耗和高能耗两大类。低能耗除尘器对于 10 μm 的尘粒净化效率可达 90%～95%，压力损失为 0.25～2.0 kPa，如喷雾塔和旋风洗涤器等，一般运行条件下的耗水量（水汽比）为 0.4～0.8 L/m³。常用于焚烧炉、化肥生产、石灰窑和化铁炉等烟气除尘。高能耗除尘器，如文丘里除尘器，其除尘效率可达 99.5% 以上，压力损失为 2.0～9.0 kPa，耗水量为 0.3～1.5 L/m³，常用于燃煤电站、冶金、造纸等行业的烟气除尘。

根据湿式除尘器除尘机理，可将其分为 7 类（图 6-10）：① 重力喷雾洗涤器（喷雾器）；② 旋风洗涤器；③ 自激喷雾洗涤器；④ 泡沫洗涤器（塔板式）；⑤ 填料床洗涤器（填料塔）；⑥ 文丘里洗涤器；⑦ 机械诱导洗涤器。

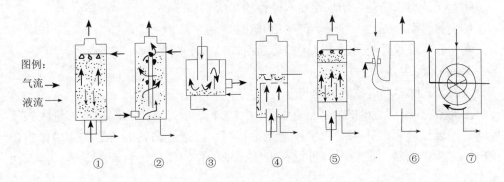

图例：
气流 →
液流 →

① ② ③ ④ ⑤ ⑥ ⑦

图 6-10　湿式除尘器

湿式除尘器的基本性能参数见表 6-3。

表 6-3　湿式除尘器的型式、性能和操作范围

序号	洗涤器型式	对 5 μm 尘粒的近似分级效率/%	压力损失/Pa	液气比/(L·m⁻³)
1	空心喷淋	80	125～500	0.67～2.68
2	离心或旋风水膜	87	250～4 000	0.27～2.0
3	自激喷雾	93	500～4 000	0.067～0.134
4	泡沫板式	97	250～2 000	0.4～0.67
5	填料塔	99	50～250	1.07～2.67
6	文丘里	>99	1 250～9 000	0.27～1.34
7	机械诱导式	>99	400～1 000	0.53～0.67

（3）湿式除尘器的特点

① 湿式除尘器与其他除尘器相比具有以下优点：

● 由于气体和液体接触过程中同时发生传质和传热的过程，因此这类除尘器既具有除尘作用，又具有烟气降温和吸收有害气体的作用，适用于处理高温、高湿、易燃、易爆的含尘气体；

● 在能耗相同的情况下，湿式除尘器的除尘效率比干式除尘器的除尘效率高；

● 高能湿式除尘器（如文丘里洗涤除尘器）能清除 0.1 μm 以下的粉尘粒子，除尘效率仍很高；

● 结构简单，造价低、占地面积小。

② 湿式除尘器的主要缺点是：

● 从湿式除尘器中排出的污泥要进行处理，否则会造成二次污染；

● 净化有腐蚀性的气体时，易造成设备和管道的腐蚀及堵塞问题；

● 不适用于净化含憎水性和水硬性粉尘的气体；

● 排气温度低，不利于烟气的抬升和扩散；

● 在寒冷地区使用湿式除尘器容易结冻，因此要采取防冻措施。

3. 袋式除尘器

（1）袋式除尘器的收尘机理与分类

① 收尘机理。简单的袋式除尘器如图 6-11 所示。含尘气流从下部进入圆筒形滤袋，通过滤料的孔隙时粉尘被捕集于滤料上，透过滤料的清洁气体由排出口排出。沉积在滤料上的粉尘，可以在机械振动的作用下从滤料表面脱落，落入灰斗中。

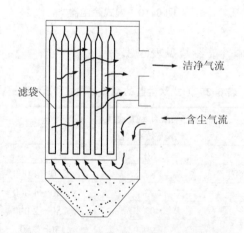

滤袋　　　洁净气流　　　含尘气流

图 6-11　机械振动袋式除尘器

粉尘因截留、惯性碰撞、静电和扩散等作用，逐渐在滤袋表面形成粉尘层，常称为粉层初层。初层形成后，它成为袋式除尘器的主要过滤层，提高了除尘效率。滤布不过起着形成粉尘初层和支撑它的骨架作用，但随着粉尘在滤布上积聚，滤袋两侧的压力差增大，会把有些已附在滤料上的细粉尘挤压过去，使除尘效率下降。另外，若除尘器阻力过高会使除尘系统的处理气体量显著下降，影响生产系统的排风效果。因此，除尘器阻力达到一定数值后，要及时清灰。清灰不能过分，即不应破坏粉尘初层，否则会引起除尘效果显著降低。

② 分类。按照清灰方法，袋式除尘器分为人工拍打袋式除尘器、机械振打袋式除尘器、气环反吹袋式除尘器和脉冲袋式除尘器。

按照含尘气体进气方式可分为内滤式和外滤式（图 6-12、图 6-13）。内滤式是指含尘气体由滤袋内向滤袋外流动，粉尘被分离在滤袋内。外滤式是指含尘气体由滤袋外向滤袋内流动，粉尘被分离在滤袋外，由于含尘气体由滤袋外向滤袋内流动，因此滤袋内必须设置骨架，以防滤袋被吹瘪。

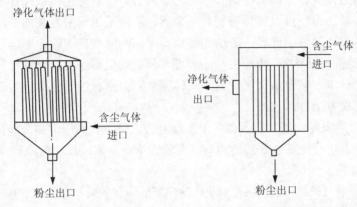

图 6-12 外滤逆流式袋式除尘器   图 6-13 内滤顺流式袋式除尘器

按照含尘气体与被分离的粉尘下落方向分为顺流式和逆流式。顺流式为含尘气体与被分离的粉尘下落方向一致。逆流式则相反（图 6-12、图 6-13）。

按照动力装置布置的位置分为正压式和负压式。动力装置布置在袋式除尘器前面采用鼓入含尘气体的是正压式袋式除尘器，其特点是结构简单，但由于含尘气体经过动力装置，因此，风机磨蚀严重，容易损坏。动力装置布置在袋式除尘器后面采用吸出已被净化气体的是负压式袋式除尘器，其特点是动力装置使用寿命长，但需密闭，不能漏气，结构较复杂。

按照滤袋的形状可分为圆袋和扁袋。一般采用圆袋，并往往把许多袋子组成若干袋组。扁袋的特点是可在较小的空间布置较大的过滤面积，排列紧凑。

（2）袋式除尘器选用中各种因素的考虑

① 处理风量。袋式除尘器的处理风量必须满足系统设计风量的要求，并考虑管道漏风系数。系统风量波动时，应按最高风量选用袋式除尘器。高温烟气中应按烟气温度折算到工况风量来选用袋式除尘器。

② 使用温度。袋式除尘器的使用温度受以下两个条件的制约。一是滤料材质所允许的长期使用温度和短期最高使用温度，一般应按长期使用温度选取；二是烟气

温度所允许的最低限度，一般应保持除尘器内的烟气温度高于露点 15～20℃。

对于高温尘源，必须将含尘气体冷却至滤料能承受的温度以下。在高温烟气中往往含有大量水分子和 SO_x，鉴于 SO_x 的酸露点较高，这时确定袋式除尘器的使用温度时，应予特别的注意。

在净化温度接近露点的高温气体时，应以间接加热或混入高温气体等方法降低气体的相对湿度，以防结露，影响袋式除尘器的使用。

③ 气体的组成。在考虑被处理气体中含有可燃性、腐蚀性以及有毒性气体时，必须掌握气体的化学成分。而一般情况下，则可按照处理空气的性质来选用袋式除尘器。对于可燃性气体，如 CO 等，当其与氧共存时，有可能构成爆炸性混合物。若不在爆炸界限之内，可直接使用袋式除尘器，但应采用气密性高的结构，并采取防爆措施及选用电阻低的滤料；若达到爆炸界限，则应在进入除尘器前设置辅助燃烧器，待气体完全燃烧并经冷却后，才能进入袋式除尘器。对于腐蚀性气体，如氧化硫、氯及氯化氢、氟及氟化氢、磷酸气体等，需根据腐蚀气体的种类选择滤料、壳体材质及防腐方法等。

④ 烟气含尘浓度。烟气的入口含尘浓度对袋式除尘器的压力损失和清灰周期、滤料和箱体的磨损及排灰装置的能力等均有较大影响，浓度过大时应设预除尘。

⑤ 粉尘特性。

a. 附着性和凝聚性　这一属性对袋式除尘器的清灰效果和除尘效果有较大影响。

b. 粒径分布　粉尘中的细微部分对于袋式除尘器的除尘效果和压力损失影响较突出，而在入口含尘浓度高和粉尘硬度大时，粗颗粒粉尘对滤料和壳体等的磨损影响较显著。

c. 粒子形状　通常在过滤特殊形状的粉尘时，才考虑此因素。例如纤维性粉尘，因容易凝聚成絮状物而难以被清离滤袋，因而袋式除尘器应采用外滤式，适当降低过滤风速，并采用特殊清灰措施。

d. 粒子的密度　粉尘假密度越小，清灰越困难，因而必须适当降低过滤风速。此外，假密度直接影响卸灰装置的能力。

e. 吸湿性和潮解性　具有较强吸湿性和潮解性的粉尘，极易在滤袋表面吸湿而固化或潮解成稠状物，致使袋式除尘器压力损失增大而不能工作。在过滤这些粉尘时，必须采取包括加热保温在内的措施。

f. 带电性　容易带电的粉尘常使清灰困难，因而选择过滤风速必须适当。若粉尘可能因静电发生的火花而引起爆炸，则应采取防静电措施。

g. 爆炸性、可燃性　爆炸性粉尘应采取防爆防火措施。

⑥ 设备阻力。每一类袋式除尘器都有其一定的阻力范围。但选用时可能需根据风机能力等因素做适当的变动，此时应对过滤风速、清灰周期做相应的调整。

⑦ 工作压力。一般情况下，要求袋式除尘器的耐压度为 3～5 kPa，当采用罗茨

鼓风机为动力时，要求耐压度为 15~50 kPa，在少数场合（例如高炉煤气净化），要求的耐压度超过 10^5 Pa。

⑧ 工作环境。室外安装袋式除尘器时，应考虑相应的电气系统及采取防雨措施。袋式除尘器设在有腐蚀性的气体或粉尘的环境中，则应仔细选择除尘器的结构、材质和防腐涂层。袋式除尘器用于寒冷地带，若以压缩空气清灰或采用气缸驱动的切换阀时，必须防止压缩空气中的水分冻结，以免运转失灵。

4. 电除尘器

（1）电除尘器的工作原理。电除尘器是利用静电力（库仑力）实现粒子（固体或液体粒子）与气流分离的一种除尘装置。图 6-14 所示为管式电除尘器的示意图。接地的金属圆管叫集尘极（或收尘极），与高压直流电源相连的细金属线叫放电极（或电晕极）。放电极置于圆管的中心，靠下端的重锤张紧。含尘气流从除尘器下部进气管引入，净化后的清洁气体从上部排气管排出。

电除尘器中的除尘过程如图 6-15 所示，大致可分为三个阶段。

① 粉尘荷电。在放电极与集尘极之间施加直流高电压，使放电极发生电晕放电，气体电离，生成大量的自由电子和正离子。在放电极附近的电晕区内正离子立即被电晕极（假定带负电）吸引过去而失去电荷。自由电子和随即形成的负离子则因受电场力的驱使向集尘极（正极）移动，并充满到两极间的绝大部分空间。含尘气流通过电场空间时，自由电子、负离子与粉尘碰撞并附着其上，便实现了粉尘的荷电。

② 粉尘沉降。荷电粉尘在电场中受库仑力的作用被驱往集尘极，经过一定时间后达到集尘极表面，放出所带电荷而沉集其上。

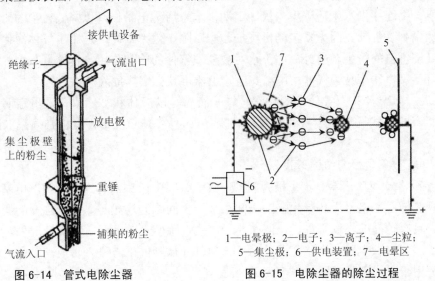

图 6-14　管式电除尘器　　　图 6-15　电除尘器的除尘过程

1—电晕极；2—电子；3—离子；4—尘粒；5—集尘极；6—供电装置；7—电晕区

③ 清灰。集尘极表面上的粉尘沉集到一定厚度后，用机械振打等方法将其清除

掉，使之落入下部灰斗中。放电极也会附着少量粉尘，隔一定时间也需进行清灰。

可见，为保证电除尘器在高效率下运行，必须使上述三个过程进行得十分有效。

（2）电除尘器的类型。电除尘器的种类繁多，有如下几种分类方法。

① 按气体流向分：

a. 立式电除尘器　气体在电除尘器内从下往上垂直流动。它占地面积小，但较高，检修不方便，气体分布不易均匀，对捕集粒度细的粉尘容易产生再飞扬。气体出口可设在顶部。通常规格较小，处理气量少，适宜在粉尘性质便于被捕集的情况下使用。

b. 卧式电除尘器　气体在电除尘器内沿水平方向流动，可按生产需要适当增加或减少电场的数目。其特点是分电场供电，避免各电场间互相干扰，以利于提高除尘效率；便于分别回收不同成分、不同粒度的粉尘，达到分类捕集的作用；容易保证气流沿电场断面均匀分布；由于粉尘下落的运动方向与气流运动方向垂直，粉尘二次飞扬比立式电除尘器要少；安装、维护方便；适于负压操作，对风机的寿命、劳动条件均有利。但占地面积较大，基建投资较高。

② 按清灰方式分：

a. 干式电除尘器　除下来的粉尘呈干燥状态，操作温度一般高于被处理气体露点 20～30℃，可达 350～450℃，甚至更高。可采用机械、电磁、压缩空气等振打装置清灰。常用于收集经济价值较高的粉尘。

b. 湿式电除尘器　除下来的粉尘为泥浆状，操作温度较低，一般含尘气体都需要进行降温处理，使温度降至 40～70℃ 再进入电除尘器，设备需采取防腐蚀措施。一般采用连续供水来清洗集尘极，定期供水来清洗电晕极，以降低粉尘的比电阻，使除尘容易进行。因无粉尘的再飞扬，所以除尘效率很高，适用于气体净化或收集无经济价值的粉尘。另外，由于水对被处理气体的冷却作用，使气量减少。若气体中有一氧化碳等易爆气体，用湿式电除尘器可减少爆炸危险。

c. 电除雾器　气体中的酸雾、焦油液滴等以液体状被除去，采用定期供水或以蒸汽的方式清洗集尘极和电晕极，操作温度在 50℃ 以下，电极必须采取防腐措施。

③ 按集尘极的结构型式分：

a. 管式电除尘器　集尘极为圆管、蜂窝管、多段喇叭管、扁管等。电晕极线装在管的中心，电晕极和集尘极的极间距（异极间距）均相等，电场强度的变化较均匀，具有较高的电场强度，但清灰比较困难。除硫黄、黄磷等特殊情况外，一般都用于湿式电除尘器或电除雾器。由于含尘气体从管的下方进入管内，往上运动，故仅适用于立式电除尘器。

b. 板式电除尘器　集尘极由平板组成。为了减少被捕集到粉尘的再飞扬和增强极板的刚度，一般做成网、棒、管、鱼鳞、槽形、波形等型式，清灰较方便，制作、安装比较容易。但电场强度变化不够均匀。

④ 按电极在电除尘器内的配置位置分：

a. 单区式　气体含尘尘粒的荷电和积尘是在同一个区域中进行，电晕极系统和集尘极系统都装在这个区域内。在工业生产中已被普遍采用。

b. 双区式　气体含尘尘粒的荷电和积尘是在结构不同的两个区域内进行，在前一个区域内装电晕极系统以产生离子，而在后一个区域中装集尘极系统以捕集粉尘。其供电电压较低，结构简单。但尘粒若在前区未能荷电，到后区就无法捕集而被逸出电除尘器。

第三节　作业场所有毒有害气体的净化技术

一、冷凝回收法

（一）冷凝原理及净化设备

冷凝回收法是净化有毒有害气体的一种重要方法，它是利用同一物质在不同温度下具有不同的饱和蒸气压或不同物质在同样温度下有不同的饱和蒸气压这一性质，采用降低系统温度或提高系统压力，使处于蒸气状态的某种污染物质低温冷凝成液体或在高压下使蒸气凝聚成液体，并从废气中分离出来。冷凝法常作为吸收、吸附、燃烧等净化方法的前处理，以减轻这些方法的负荷，并可在低成本下回收高纯度物质。如炼油厂、油毡厂的氧化沥青生产中的尾气就是先冷凝回收馏出油及大量水分，以大大减少气体量，有利于下一步的燃烧净化。

冷凝法净化设备按冷却介质与废气是否直接接触分为接触冷凝器和表面冷凝器两类。

1. 接触冷凝器

接触冷凝器是冷却介质（通常采用冷水）与废气直接接触进行换热的设备，几乎所有的吸收设备都能作为直接冷凝器，主要有喷淋塔、填料塔、文氏洗涤器、板式塔、喷射塔等。使用这类设备冷却效果好，但冷凝物质不易回收，且对排水要进行适当处理，否则易造成二次污染。常用的接触冷凝器如图 6-16 所示。

（1）喷射式接触冷凝器。喷射式接触冷凝器如图 6-16（a）所示。喷出的水流既冷凝蒸汽，又带出废气，不必另加抽气设备。喷射式接触冷凝器的用水量较大，可根据冷却水用量来选择设备。

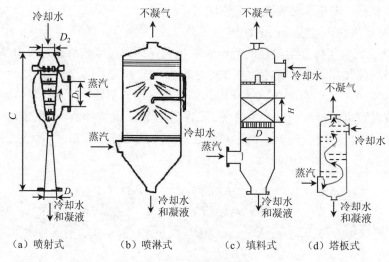

（a）喷射式　　　（b）喷淋式　　　（c）填料式　　（d）塔板式

图 6-16　接触冷凝器

（2）喷淋式接触冷凝器。喷淋式接触冷凝器的结构类似于喷洒吸收塔，如图 6-16（b）所示，利用塔内喷嘴把冷却水分散在废气中，在液体表面进行热交换。

（3）填料式接触冷凝器。填料式接触冷凝器的结构类似于填料吸收塔，如图 6-16（c）所示。利用填料表面进行热交换。填料的比表面积和空隙率大，有利于增加接触面积和减少阻力。

（4）塔板式接触冷凝器。塔板式接触冷凝器的结构类似于板式吸收塔，如图 6-16（d）所示。塔板筛孔直径为 $3\sim8$ mm，开孔率为 $10\%\sim15\%$。与填料塔相比，单位容积的传热量大，塔板式为 $41\,900\sim105\,000$ kJ/(m³·h)，填料塔为 $3\,350\sim4\,190$ kJ/(m³·h)，但这种冷凝器阻力较大。

2. 表面冷凝器

表面冷凝器是使用一间壁将冷却介质与废气隔开，使其不互相接触，通过间壁使废气冷却，使用这类设备可回收被冷凝组分，无二次污染，但冷却效果较差。表面冷凝器有翅管式、螺旋式、喷洒式、列管式等。

（1）翅管空冷冷凝器。翅管空冷冷凝器如图 6-17 所示，它利用空气作为冷却剂。优点是节约水，缺点是装置庞大，占空间大，动力消耗大，适用于缺水地区。

（2）螺旋式冷凝器。螺旋式冷凝器如图 6-18 所示，其结构紧凑，传热效率高，传热系数比管式高 $1\sim3$ 倍，不易堵塞。缺点是操作压力和温度不能太高。目前国内已有系列标准的螺旋板式换热器，采用的材质为碳钢和不锈钢两种。

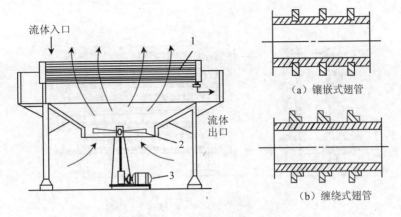

（a）镶嵌式翅管

（b）缠绕式翅管

1—翅管；2—鼓风机；3—电动机

图 6-17　翅管空冷冷凝器

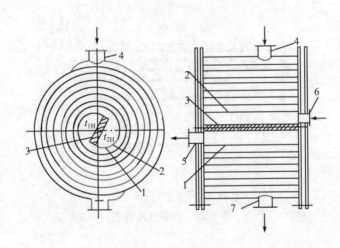

1、2—金属片；3—隔板；4、5—冷流体连接管；6、7—热流体连接管

图 6-18　螺旋式冷凝器

（3）喷洒式冷凝器。喷洒式冷凝器如图 6-19 所示，又称淋洒式冷凝器，其结构简单，便于检修和清洗。缺点是占地较大，水滴易溅洒到周围环境，且喷洒不易均匀。

（4）列管式冷凝器。列管式冷凝器如图 6-20 所示，其结构简单、坚固，处理能力大，适应性强，操作弹性较大。其中固定管板式结构最简单，适用于管、壳温度小于 60～70℃，壳程压力较小的情况；浮头式适应性强，但结构较复杂，造价较高；U 形管式特别适用于高温、高压情况，但管程不易清洗。浮头式和 U 形管式换热器，我国已有系列化标准，可根据需要经初步设计后选用。

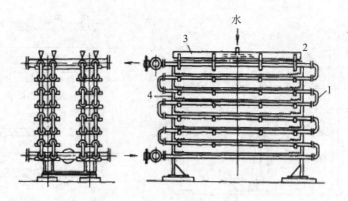

1—形管；2—直管；3—水槽；4—挡板

图 6-19　淋洒式冷凝器

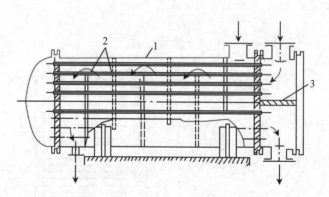

1—壳体；2—挡板；3—隔板

图 6-20　列管式冷凝器

（二）冷凝回收法的适用范围和特点

冷凝回收适用于处于蒸气状态的高浓度的有害物质，多用于回收空气中的有机溶剂蒸气。冷凝法通过降低温度或提高压力，从理论上可以获得很高的净化程度，但高压或低温操作往往使费用增加，操作复杂，因此，只有空气中所含蒸气浓度比较高时，冷凝回收才能比较有效。而对于一般冷却水能达到的低温度来说，冷凝的净化程度也是有一定限度的。

冷凝回收还适用于处理含有大量水蒸气的高温废气，在这种情况下，由于大量水蒸气的凝结，废气中有害组分可以部分溶解在冷凝液中，这样不但可以减少气体流量，对下一步的燃烧、吸附、袋滤或高烟囱排放等净化措施也是十分有利的。例如，有的人造纤维厂对于纺丝工序散放的含有大量水蒸气及 CS_2、H_2S 的废气，就用大量冷却水冷却，有害组分冷凝稀释于冷却水中，尾气再经高烟囱排放。

冷凝回收法的优点是所需设备和操作条件比较简单，回收得到的物质比较纯净，其缺点是净化程度受温度影响很大。常温常压下，净化程度受到很大限制。冷凝回收仅适用于蒸气浓度较高的情况下，因此，冷凝回收往往用做吸附、燃烧等净化设施的前处理，以减轻这些复杂、昂贵的主要措施的负荷，或预先回收可以利用的物质，这也是冷凝回收一般仅用做前处理的原因。

在冷凝操作过程中，用来吸收被冷凝物质热量的工作介质称为冷却剂。常用的冷却剂为冷水和空气，它们均是稳定且易得到的物质。作为冷却剂的水比空气应用更广，它的优点是比热容和给热系数大，并且能冷却到更低的温度，通常的冷却水（自来水、河水或井水等）的初温度依地区条件和季节而变化，一般为 4～25℃，为避免溶解在水中的盐类析出而在换热器传热面上形成垢，因此，要求冷却水的终温一般不得超过 40～50℃。如果要求将物料冷却到 5～10℃，或更低的温度，就必须采用低温冷却剂。如冰、冷冻盐水和各种低温蒸发的液态冷冻剂等。

（三）冷凝操作流程

用于冷凝回收的冷却方法有直接冷凝和间接冷凝两种。直接冷凝是冷却剂与被冷凝物质在换热器内直接接触进行冷凝的过程。这种冷凝传热迅速，但只能用在冷却剂混入被冷凝物质后，并不影响被冷凝物质质量的情况下，如用水将空气或乙炔冷却。

间接冷凝是流体与冷却剂间的热量传递是通过间壁（传热面）进行的，这种方法是工业上应用最广泛的一种。图 6-21 是用间接冷凝法处理含有高温臭味废气的流程，废气中含有 60%～99% 的水蒸气，温度近 100℃，经表面冷凝器的间接冷却，水蒸气凝结，不凝气则抽至燃烧炉进行最后处理，这样，经过冷凝器，可使废气体积减小 95% 以上，同时废气中所含的有害物质被冷凝。

图 6-22 则用的是接触冷凝器，冷凝液和夹带的气体一起排入一个密闭的热水池中，不凝气体通向燃烧炉。由于冷凝液被大量冷却水所稀释，所以用直接冷却方法比间接冷却方法除去的空气污染物要多，一般多用于有害物不加回收或含有污染物的冷却水不需另行处理的场合。

二、燃烧净化法

用燃烧的方法销毁有害气体、蒸气或烟尘，使之成为无害的物质的净化方法称为燃烧净化法。与冷凝、吸收、吸附等净化方法相比，燃烧净化法对有害物质的处理最为彻底，不存在二次污染。但是，燃烧净化法不能回收废气中的有害物质。

燃烧净化的方法广泛地应用于有机溶剂蒸气、碳氢化合物、恶臭气体的治理工艺中。大多数的有机废气在燃烧后变成二氧化碳和水。

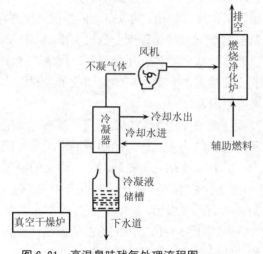

图 6-21 高温臭味残气处理流程图

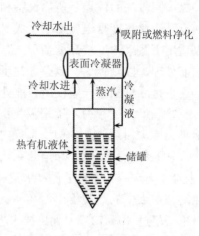

图 6-22 热有机液体储罐上的冷凝回收

　　根据废气可燃组分的浓度、废气量、化学组成等方面的条件，确定燃烧净化的方法。目前广泛应用的方法主要有：直接燃烧法、热力燃烧法、催化燃烧法等。直接燃烧法就是将高浓度的有机废气直接当做燃料烧掉。热力燃烧法是把低浓度的有害气体提高到反应温度，使之达到氧化分解，销毁其中的可燃组分。催化燃烧的方法则是利用催化剂使废气中的有害组分能在较低的温度下迅速氧化分解。因此，可以看出，直接燃烧的温度最高，通常要在 1 100℃以上；对于绝大多数的有机物热力燃烧的温度在 760～820℃即可；催化燃烧的温度最低，一般在 200～400℃就可以使大部分的有机物销毁。在工业企业的劳动生产环境中，有害物质的浓度都较低，不足以作为燃料直接燃烧，因此，直接燃烧在作业场所废气处理中很少使用。

（一）燃烧理论

1. 燃烧原理——火焰传播理论

　　燃烧反应是一种放热反应，当可燃物质在某一点被点燃后，会迅速向四周传播引起周围气体的燃烧。目前火焰传播有两种理论：热传播理论（又称热损失理论）认为，火焰是燃烧放出的热量，传播到火焰周围的混合气体，使之达到着火温度而燃烧并继续传播；自由基反应理论认为，在火焰中存在着大量的活性很强的自由基（H—、OH—、CH_3—等），它们极易与别的分子或自由基发生化学反应，在火焰中引起连锁反应，向四周传播。

　　以上两种理论都有一定的适用范围。如对于含有少量水蒸气的 CO 火焰，自由基的作用要比温度（热量传播的推动力）重要得多，又如热力燃烧就是利用火焰中存在的过量自由基来加速废气中可燃组分的氧化销毁，而丙烷燃烧却与热传播理论相符，与自由基连锁反应理论不符。在实用上，可认为火焰传播是热量与自由基同时向外传播，只是不同的反应主次地位不同。

2. 燃烧的必要条件

燃烧反应速度是燃烧过程的关键，燃烧反应速度通常表示为：

$$\gamma = k_0 e^{-\frac{E}{RT}} C^n [O_2]^m$$

式中：γ——单位时间内单位容积中反应物的减少量；

C——可燃气体浓度；

$[O_2]$——氧的浓度，当氧足够时，氧浓度可近似看做常数；

E——可燃物质氧化反应的总活化能；

k_0——频率因子；

T——燃烧温度；

n，m——可燃物质和氧气的反应级数。

由此可知，燃烧的必要条件是：一定的可燃物浓度、一定的温度、一定的氧浓度及活化能 E。

3. 爆炸极限浓度范围

一定浓度范围内的氧和可燃组分混合物，在某一点着火后，产生的热量，可以继续引燃周围的可燃混合气体，在有控制的条件下就形成火焰，维持燃烧；若在一个有限的空间内，无控制地迅速发展，则形成气体爆炸。可以看出，可燃组分与空气混合物的燃烧（或爆炸）是在符合某些条件下发生的，这些条件包括混合物中可燃组分与氧气的相对浓度，混合物的浓度极限，点火源的存在以及混合物的流速等。燃烧与爆炸有若干重要区别，但从混合气体组分的相对浓度来讲，可燃的混合气体就是爆炸性的混合气体，燃烧极限浓度范围也就是爆炸极限浓度范围，二者是相同的。对空气而言，氧含量是一定的，只要确定可燃组分浓度就可以了。

燃烧极限浓度范围是一个变值，它因可燃气与空气混合的温度、压力及进行试验的管子与设备尺寸、混合气的流动速度等试验条件而变。爆炸浓度范围可从有关手册查得。

在燃烧净化中，常把废气中可燃组分的浓度用爆炸下限浓度的百分数来表示，简写为"% LEL"。从实验中发现，某些可燃物质，虽然它们的爆炸浓度下限不同，但它们在爆炸浓度下限时的燃烧热值和燃烧时的升温都相差不多。这样就可以将爆炸浓度与过程效应联合起来。一般来说，每 1% LEL 浓度的碳氢化合物的燃烧值，大约可使废气本身提高 15.3 K。同时，为安全起见，可将废气中可燃物质的浓度控制在 20%~25% LEL，以防止爆炸。

（二）燃烧过程与燃烧设备

1. 热力燃烧

热力燃烧适用于净化浓度相对较低的可燃废气。燃烧时，所产生的热量不足以维持燃烧的进行，因而需要辅助燃料，此过程一般在 600~800℃进行。由于需要辅助燃料，所以成本较高。热力燃烧流程见图 6-23。

在国内，热力燃烧主要是利用加热炉等设备，这些设施所提供的燃烧条件大都能满足热力燃烧的要求，燃烧实际温度超过 1 000℃，燃烧驻留时间为 0.3~3 s。用燃烧室处理这些废气能充分利用废气的热能，节约燃料，并使燃烧净化彻底，减少了热量回收利用装置的设计。

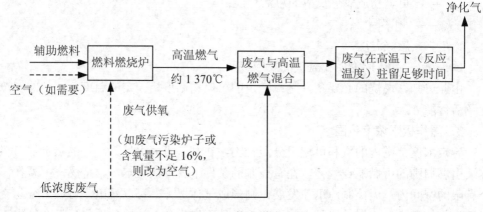

图 6-23 热力燃烧流程

2. 催化燃烧

催化燃烧是借助催化剂在低温下（200~400℃）实现对有机物的完全氧化，因此，能耗少、操作简便、安全、净化效率高。在有机废气特别是回收价值不大的有机废气净化方面，比如化工、喷漆、绝缘材料、漆包线、涂料生产等行业应用较广。

（1）催化原理：

① 催化剂定义。催化剂是一种能提高化学反应速率，控制反应方向，在反应前后本身的化学性质不发生改变的物质。

② 催化作用机理。催化反应机理如下：

在无催化剂的条件下，物质 A 和物质 B 按如下反应式进行：

$$A+B \longrightarrow AB$$

加入催化剂之后，反应过程发生了变化，即：

$$A+K \longrightarrow AK$$

$$AK+B \longrightarrow AB+K$$

在这里，催化剂诱发的可能不止一个中间反应，也许有许多中间反应，使化学反应沿着新途径进行，但最终产物仍为 AB，而且 K 恢复到初始的化学状态，在某种情况下，反应速度增加是由于中间产物的"活化"或者说"催化"作用，这种反应称为自动催化反应。

③ 催化作用的特征。催化作用有两个显著的特征：一是催化剂只能改变化学反应速度，对于可逆反应而言，其对正逆反应速度的影响是相同的，因而只能改变达到平衡的时间，而不能使平衡移动，也不能使热力学上不可能发生的反应发生，同时，也不能改变反应热的大小；二是催化作用有特殊的选择性，同一种催化剂在不同的化学反应中表现出明显不同的活性，对于相同的反应物，选择不同的催化剂可得到不同的产物。

（2）催化燃烧的工艺组成。不同的排放场合和不同的废气，有不同的工艺流程。但不论采取哪种工艺流程，都由如下工艺单元组成。

① 废气预处理。为了避免催化剂床层的堵塞和催化剂中毒，废气在进入床层之前必须进行预处理，以除去废气中的粉尘、液滴及催化剂的毒物。

② 预热装置。预热装置包括废气预热装置和催化剂燃烧器预热装置。因为催化剂都有一个催化活性温度，对催化燃烧来说称催化剂起燃温度，必须使废气和床层的温度达到起燃温度才能进行催化燃烧，因此，必须设置预热装置。但对于排出的废气本身温度就较高的场合，如漆包线、绝缘材料、烤漆等烘干排气，温度可达 300 ℃以上，则不必设置预热装置。

预热装置加热后的热气可采用换热器和床层内布管的方式。预热器的热源可采用烟道气或电加热，目前采用电加热较多。当催化反应开始后，可尽量以回收的反应热来预热废气。在反应热较大的场合，还应设置废热回收装置，以节约能源。预热废气的热源温度一般都超过催化剂的活性温度。为保护催化剂，加热装置应与催化燃烧装置保持一定距离，这样还能使废气温度分布均匀。从需要预热这一点出发，催化燃烧法最适用于连续排气的净化，若间歇排气，不仅每次预热需要耗能，反应热也无法回收利用，会造成很大的能源浪费，在设计和选择时应注意这一点。

③ 催化燃烧装置。一般采用固定床催化反应器。反应器的设计按规范进行，应便于操作、维修和装卸催化剂。

在进行催化燃烧的工艺设计时，应根据具体情况。对于处理气量较大的场合，设计成分建式流程，即预热器、反应器独立装设，其间用管道连接。对于处理气量小的场合，可采用催化焚烧炉（图 6-24），把预热与反应组合在一起，但要注意预热段与反应段间的距离。在有机物废气的催化燃烧中，所要处理的有机物废气在高温下与空气混合易引起爆炸，安全问题十分重要。因而，一方面，必须控制有机物与空气的混合比，使之在爆炸下限；另一方面，催化燃烧系统应设监测报警装置和防爆措施。

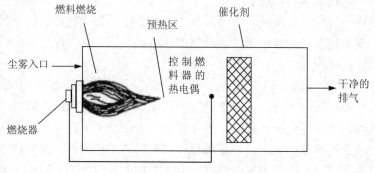

图 6-24　催化焚烧炉的构造

三、吸收净化法

（一）吸收净化机理与吸收液的选用

1. 吸收过程的气液平衡

（1）气液相平衡。当混合气体可吸收组分（溶质）与吸收剂接触时，则部分溶质向吸收剂进行质量传递（吸收过程），同时也发生液相组分向气相的质量传递过程（解吸过程）。在一定温度和压力下，吸收过程的传质速率等于解吸过程的传质速率时，气液两相就达到了动态平衡，简称相平衡。

① 气体在液体中的溶解度。气体的溶解度与气体和溶剂的性质有关，并受温度和压力的影响。降温或加压有利于吸收，而升温或减压有利于解吸。

② 亨利定律。物理吸收时，常用亨利定律来描述气液相间的相平衡关系。当总压不高（一般约小于 5×10^5 Pa）时，在一定温度下，稀溶液中溶质的溶解度与气相中溶质的平衡分压成正比，即：$P^* = E \cdot x$，$P^* = c/H$ 或 $y = m \cdot x$。其中 E、H、m 称为亨利系数，但单位有所不同。x 为摩尔分数，无量纲；E 的单位取用 Pa；c 为平衡浓度，单位为 mol/m³，则 H 单位为 mol/（m³·Pa）；m 为相平衡常数（无量纲）。

在计算时，常需要将一种单位形式表示的亨利系数和浓度换算成另一种单位所表示的亨利系数和浓度。$H = C/（x \cdot E）\cdot m = E/P_i$，对于稀溶液，近似有：$H = \rho_0/M_0$，其中 M_0 为溶剂的摩尔质量，kg/kmol；ρ_0 为溶剂密度，kg/m³。

③ 传质吸收过程的判断。相平衡是传质过程质量传递的动态平衡。若气相中溶质的组分浓度 y 高于气液相平衡时气相组分的平衡浓度 y_i^*，即 $y > y_i^*$，则传质过程

為吸收過程。相反，$y < y_i^*$時，則為脫吸過程。若液相中溶質的濃度x低於液相中溶質的平衡濃度x_i^*，即$x < x_i^*$時，則傳質過程為吸收過程。反之，$x > x_i^*$時傳質過程為脫吸過程。

（2）化學吸收的氣液平衡。氣體溶於液體中，若發生化學反應，則被吸收組分的氣液平衡關係既應服從相平衡關係，又應服從化學平衡關係，亨利定律此時不適用。

2. 伴有化學反應的吸收動力學

氣液兩相間物質傳遞過程的理論較成熟的是"雙膜理論"，它適用於物理吸收及氣液相反應。圖6-25為雙膜理論的示意圖，氣液兩相接觸時，存在一個相界面，在相界面兩側分別存在著呈層流流動的穩定膜層，溶質必須以分子擴散的方式連續通過這兩個膜層，膜層的厚度主要隨流速而變，流速愈大，厚度愈小，在相界面上氣液兩相互成平衡，主體中沒有濃度梯度存在，濃度梯度全部集中在兩個膜層內。這樣，整個吸收過程的傳質阻力就簡化為僅由兩層薄膜組成的擴散阻力。因此，氣液兩相間的傳質速率取決於通過氣膜和液膜的分子擴散速度。氣膜阻力和液膜阻力的大小取決於溶質的溶解度係數H。對於易溶氣體，H很大，總阻力近似等於氣膜阻力，這種情況稱為氣膜控制；對於難溶氣體，H很小，總阻力近似等於液膜阻力，這種情況稱為液膜控制；對於中等溶解度的氣體，氣膜阻力和液膜阻力處於同一數量級，兩者皆不能忽略。

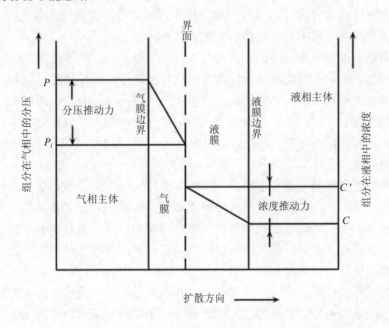

图 6-25　双膜理论

3. 吸收液的选用

吸收操作的成功与否在很大程度上决定于溶剂的性能，特别是溶剂与气体混合物之间的相平衡关系。评价溶剂优劣的主要依据应包括：溶剂应对混合气体中的溶质有较大的溶解度；应具有较高的选择性；溶质在溶剂中的溶解度应对温度的变化比较敏感；溶剂的蒸气压要低（即挥发度要小），以减少吸收和再生过程中溶剂的挥发损失。除此之外，溶剂还应满足经济和安全条件。实际上很难找到一个理想的溶剂能满足所有这些条件，因此，应对可供选用的溶剂作全面的评价以作出经济合理的选择。

（二）吸收设备的基本要求与型式

为了强化吸收过程，降低设备的投资和运行费用，吸收设备必须满足以下基本要求。

（1）气液之间有较大的接触面积和一定的接触时间。

（2）气液之间扰动强烈，吸收阻力小、吸收效率高。

（3）操作稳定，并有合适的操作弹性。

（4）气流通过时的压降小。

（5）吸收设备结构简单，制作维修方便，造价低廉，具有抗腐蚀能力。

目前，使用的气体吸收设备大致可分为塔器类和其他设备。塔器类主要包括喷淋塔（俗称空塔）、填料塔、板式塔、湍球塔、鼓泡塔等，其他设备也很多，如列管式湿壁吸收器、文丘里喷射吸收器、喷洒式吸收器等。

喷淋塔结构简单（图 6-26），塔内只设若干喷嘴，气体由下部进入，液体由上部喷入，塔的上部设有除雾器。目前在有害气体治理中，对空塔的研究非常活跃，出现了许多新的结构型式。填料塔内装有各种形式的固体填充物，即填料。液相由塔顶喷淋装置分布于填料层上，靠重力作用沿填料表面流下，气相则在压强差推动下穿过填料的间隙，由塔的一端流向另一端。气、液在填料的润湿表面上进行接触，其组成沿塔高连续变化。

板式塔内沿塔高装有若干层塔板（或称塔盘）（图 6-27），液体靠重力作用由顶部逐板流向塔底，并在多块板上形成流动的液层；气体则靠压强差推动，由塔底向上依次穿过各塔板上的液层而流向塔顶。气、液两相在塔内进行逐级接触，两相的组成沿塔高呈阶梯式变化。板式塔又根据板的型式不同分成各种类型，如泡沫塔、泡罩塔、喷射板塔、浮阀塔等。

湍球塔又称流化填料塔（图 6-28），它和填料塔在设计上没有根本的区别，其填料是空心或实心小球，在高的气速的推动下，小球高速流流动而成流化状态。液体由塔顶喷下润湿小球表面而与气相密切接触且高强度更新，增强了两相的接触传质，提高了吸收效率。

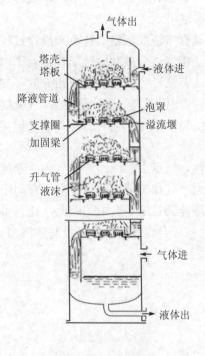

图 6-26 喷淋塔结构

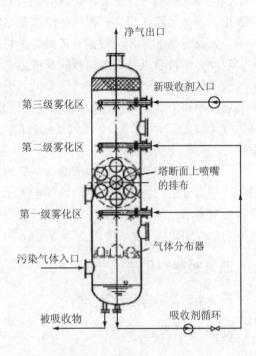

图 6-27 板式塔结构

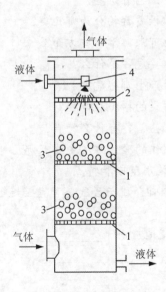

1—支撑栅板；2—限位栅板；3—球形填料；4—喷淋器

图 6-28 湍球塔结构

鼓泡塔又称鼓泡反应器，塔内装满吸收液，气体以各种方式鼓入塔内，气体成分散相，液体是连续相。有害气体治理多用喷射鼓泡塔。

吸收反应器的选择应根据气液组分的性质，结合气液反应器的特点和吸收过程的宏观动力学特点进行。所谓吸收反应器的特点是指气液分散和接触形式。为了增加气液接触面积，要求气体和液体分散。分散形式有三种：气相连续液相分散（如喷淋塔、填料塔、湍球塔等），液相连续气相分散（如板式塔、鼓泡塔等），气液同时分散（如文丘里吸收器）。就气液接触形式来讲，除板式塔为阶梯接触外，其他类型的塔器均为连续接触。

在有害气体治理中，处理的是一些低浓度气体，气量大，因而选用气相为连续相、液相为分散相的形式较多，这种形式界面大，气相湍流流动程度高，有利于吸收。喷淋塔、填料塔、湍球塔、文丘里吸收器等能满足这些要求。因此，在有害气体的治理中，填料塔、喷淋塔等应用较广，在有些场合也应用板式塔及其他塔型。

四、吸附净化法

详见第四章第二节内容。

复习与思考题

1. 何谓粉尘？作业场所中粉尘有哪些来源？
2. 产生粉尘的主要生产工艺有哪些？
3. 何谓毒物？根据化学性质毒物分为哪几类？
4. 作业场所中化学毒物可来源于哪些方面？
5. 粉尘对人体健康的主要危害是什么？
6. 化学毒物对人体健康产生哪些危害？
7. 防治作业场所粉尘污染的措施有哪些？
8. 主要的除尘技术有哪些？各有什么特点？
9. 作业场所有毒有害气体的净化方法主要有哪几种？
10. 简述冷凝回收法的适用范围和特点。
11. 冷凝法净化设备按冷却介质与废气是否直接接触可分为_____和_____两类。
12. 燃烧净化的方法广泛地应用于_____、_____和恶臭气体的治理工艺中。

参考文献

[1]　路盛风，崔政斌. 防尘防毒技术. 北京：化学工业出版社，2004.

[2]　李博涛，张敏，缪剑影. 化学品职业危害分类控制技术. 北京：化学工业出版社，2006.

[3]　郑铭. 环保设备——原理、设计、应用. 北京：化学工业出版社，2001.

[4]　熊振湖，费学宁，池勇志. 大气污染防治技术及工程应用. 北京：机械工业出版社，2003.

[5]　朱天乐. 室内空气污染控制. 北京：化学工业出版社，2003.

[6]　吴忠标，赵伟荣. 室内空气污染及净化技术. 北京：化学工业出版社，2005.

[7]　姚运先. 室内环境监测. 北京：化学工业出版社，2005.

[8]　宋广生. 装饰装修材料污染检测控制. 北京：化学工业出版社，2006.

[9]　朱立，周银芬，陈寿生. 放射性元素氡与室内环境. 北京：化学工业出版社，2004.

[10]　中国室内装饰协会室内环境监测工作委员会. 室内环境污染治理技术与应用. 北京：机械工业出版社，2005.

[11]　宋广生. 中国室内环境污染控制理论与实务. 北京：化学工业出版社，2006.

[12]　徐玉党. 室内污染控制与洁净技术. 重庆：重庆大学出版社，2006.

附录一

室内空气质量标准

（GB/T 18883—2002）

1. 范围

本标准规定了室内空气质量参数及检验方法。

本标准适用于住宅和办公建筑物。

2. 规范性引用文件

下列文件中的条款通过本标准的引用而成为本标准的条款。凡是注日期的引用文件，其随后所有的修改（不包括勘误内容）或修订版均不适用于本标准，然而，鼓励根据本标准达成的各方研究是否可使用这些文件的最新版本。凡是不注日期的引用文件，其最新版本适用于本标准。

GB 9801—88	空气质量一氧化碳的测定非分散红外法
GB 11737—89	居住区大气中苯、甲苯和二甲苯卫生检验标准方法　气相色谱法
GB 12372—90	居住区大气中二氧化氮检验标准方法改进的 Saltzman 法
GB/T 14679—93	空气质量　氨的测定　次氯酸钠—水杨酸分光光度法
GB/T 14669—93	空气质量　氨的测定　离子选择电极法
GB/T 14582—93	环境空气中氡的标准测量方法
GB 14677—93	空气质量　甲苯、二甲苯、苯乙烯的测定　气相色谱法
GB/T 15262—94	环境空气　二氧化硫的测定　甲醛吸收—副玫瑰苯胺分光光度法
GB/T 15435—1995	环境空气　二氧化氮的测定　Saltzman 法
GB/T 15438—1995	环境空气　臭氧的测定　紫外光度法
GB/T 15439—1995	环境空气　苯并[a]芘测定　高效液相色谱法
GB/T 15516—1995	空气质量　甲醛的测定　乙酰丙酮分光光度法
GB/T 16128—1995	居住区大气中二氧化硫卫生检验标准方法　甲醛溶液吸收—盐酸副玫瑰苯胺分光光度法
GB/T 16129—1995	居住区大气中甲醛卫生检验标准方法　分光光度法
GB/T 16146—1995	住房内氡浓度控制标准
GB/T 16147—1995	空气中氡浓度的闪烁瓶测量方法
GB/T 17095—1997	室内空气中可吸入颗粒物卫生标准
GB/T 18204.18—2000	公共场所室内新风量测定方法　示踪气体法
GB/T 18204.23—2000	公共场所空气中一氧化碳检验方法
GB/T 18204.24—2000	公共场所空气中二氧化碳检验方法
GB/T 18204.25—2000	公共场所空气中氨检验方法
GB/T 18204.26—2000	公共场所空气中甲醛测定方法
GB/T 18204.27—2000	公共场所空气中臭氧检验方法

3．术语和定义

（1）室内空气质量参数（indoor air quality parameter）

指室内空气中与人体健康有关的物理、化学、生物和放射性参数。

（2）可吸入颗粒物（particulates with diameter 10 μm or less，PM_{10}）

指悬浮在空气中，空气动力学当量直径小于等于 10 μm 的颗粒物。

（3）总挥发性有机物（total volatile organic compound，TVOCs）

利用 Tenax GC 或 Tenax TA 采样，非极性色谱柱（极性指数小于 10）进行分析，保留时间在正己烷和正十六烷之间的挥发性有机化合物。

（4）标准状态（normal state）

指温度为 273 K，压力为 101.325 kPa 时的干物质状态。

4．室内空气质量标准

（1）室内空气应无毒、无害、无臭味。

（2）室内空气质量标准见表 1。

表 1 室内空气质量标准

序号	参数类别	参 数	单位	标准值	备注
1	物理性	温度	℃	22～28	夏季适用
				16～24	冬季适用
2		相对湿度	%	40～80	夏季适用
				30～60	冬季适用
3		空气流速	m/s	＜0.3	夏季适用
				＜0.2	冬季适用
4		新风量	$m^3/(h\cdot 人)$	30	
5	化学性	二氧化硫（SO_2）	mg/m^3	0.15	1 小时均值
6		二氧化氮（NO_2）	mg/m^3	0.24	1 小时均值
7		一氧化碳（CO）	mg/m^3	10	1 小时均值
8		二氧化碳（CO_2）	mg/m^3	室外空气以上 1 260	8 小时均值
9		氨（NH_3）	mg/m^3	0.20	1 小时均值
10		臭氧（O_3）	mg/m^3	0.16	1 小时均值
11		甲醛（HCHO）	mg/m^3	0.1	1 小时均值
12		苯（C_6H_6）	mg/m^3	0.11	1 小时均值
13		甲苯（C_7H_8）	mg/m^3	0.2	1 小时均值
14		二甲苯（C_8H_{10}）	mg/m^3	0.2	1 小时均值
15		苯并[a]芘（B[a]P）	ng/m^3	1	日平均值
16		可吸入颗粒（PM_{10}）	mg/m^3	0.15	日平均值
17		总挥发性有机物（TVOCs）	mg/m^3	0.6	日平均值
18	生物性	细菌总数	cfu/m^3	2 500	依据仪器定
19	放射性	氡（Rn）	Bq/m^3	400	年平均值

5．室内空气质量检验

（1）室内空气中各种化学污染物采样和检验方法见附录 A（略）和附录 B（略）。

（2）室内空气中苯浓度的测定方法见附录 C（略）。

（3）室内空气中总挥发性有机物（TVOCs）的检验方法见附录 D（略）。

（4）室内空气中细菌总数检验方法见附录 E（略）。

（5）室内热环境参数的检验方法见附录 F（略）。

附录二

室内装饰装修材料有害物质限量国家标准

室内装饰装修材料有害物质限量国家标准包括人造板及其制品、内墙涂料、溶剂型木器涂料、胶黏剂、地毯及地毯用胶黏剂、壁纸、木家具、聚氯乙烯卷材地板、混凝土外加剂、建筑材料放射性核素共 10 项。

一、《室内装饰装修材料　人造板及其制品中甲醛释放限量》
　　（GB 18580—2001）

1. 范围
本标准规定了室内装饰装修用人造板及其制品（包括地板、墙板等）中甲醛释放量的指标值、试验方法和检验规则。

本标准适用于释放甲醛的室内装饰装修用各类人造板及其制品。

2. 要求

人造板及其制品中甲醛释放量试验方法及限量值

产品名称	试验方法	限量值	使用范围	限量标志
中密度纤维板、高密度纤维板、刨花板、定向刨花板等	穿孔萃取法	≤9 mg/100 g	可直接用于室内	E1
		≤30 mg/100 g	必须饰面处理后允许用于室内	E2
胶合板、装饰单板贴面胶合板、细木工板等	干燥器法	≤1.5 mg/L	可直接用于室内	E1
		≤5.0 mg/L	必须饰面处理后允许用于室内	E2
饰面人造板（包括浸渍纸层压木质地板、实木复合地板、竹地板、浸渍胶膜纸饰面人造板等）	气候箱法	≤0.12 mg/m³	可直接用于室内	E1
	干燥器法	≤1.5 mg/L		

a. 仲裁时采用气候箱法。
b. E1 为可直接用于室内的人造板，E2 为必须饰面处理后允许用于室内的人造板。

二、《室内装饰装修材料　溶剂型木器涂料中有害物质限量》
　　（GB 18581—2001）

1. 范围
本标准适用于室内装饰装修用溶剂型木器涂料，其他树脂类型和其他用途的室内装饰装修用溶剂型涂料可参照使用。

本标准不适于水性木器涂料。

2．要求

溶剂型木器涂料中有害物质限量

项　目	限　量　值		
	硝基漆类	聚氨酯漆类	醇酸漆类
挥发性有机化合物（VOCs）[a]/（g/L）	≤750	光泽（60。）≥80，600	≤550
		光泽（60。）＜80，700	
苯 [b]/%	≤0.5		
甲苯和二甲苯总和 [b]/%	≤45	≤40	≤10
游离甲苯二异氰酸酯（TDI）[c]/%	—	≤0.7	—
重金属（限色漆）/(mg/kg)	可溶性铅	≤90	
	可溶性镉	≤75	
	可溶性铬	≤60	
	可溶性汞	≤60	

a．按产品规定的配比和稀释比例混合后测定。如稀释剂的使用量为某一范围时，应按照推荐的最大稀释量稀释后进行测定。

b．如产品规定了稀释比例或产品由双组分或多组分组成时，应分别测定稀释剂和各组分中的含量，再按产品规定的配比计算混合后涂料中的总量。如稀释剂的使用量为某一范围时，应按照推荐的最大稀释量进行计算。

c．如聚氨酯漆类规定了稀释比例或由双组分或多组分组成时，应先测定固化剂（含甲苯二异氰酸酯预聚物）中的含量，再按产品规定的配比计算混合后涂料中的含量。如稀释剂的使用量为某一范围时，应按照推荐的最小稀释量进行计算。

三、《室内装饰装修材料　内墙涂料中有害物质限量》
（GB 18582—2001）

1．范围

本标准规定了室内装饰装修用墙面涂料中对人体有害物质容许限值的技术要求、试验方法、检验规则、包装标志、安全漆装及防护等内容。

本标准适用于室内装饰装修用水性墙面涂料。

本标准不适用于以有机物作为溶剂的内墙涂料。

2．要求

有害物质限量要求

项　目		限量值
挥发性有机化合物（VOCs）/（g/L）		≤200
游离甲醛/（g/kg）		≤0.1
重金属/（mg/kg）	可溶性铅	≤90
	可溶性镉	≤75
	可溶性铬	≤60
	可溶性汞	≤60

四、《室内装饰装修材料　胶黏剂中有害物质限量》（GB 18583—2001）

1．范围

本标准规定了室内建筑装饰装修用胶黏剂中有害物质限量及其试验方法。

本标准适用于室内建筑装饰装修用胶黏剂。

2．要求

2.1 溶剂型胶黏剂中有害物质限量值

项　目	指　标		
	橡胶胶黏剂	聚氨酯类胶黏剂	其他胶黏剂
游离甲醛/（g/kg）	≤0.5	—	—
苯/（g/kg）		≤5	
甲苯＋二甲苯/（g/kg）		≤200	
甲苯二异氰酸酯/（g/kg）	—	≤10	—
总挥发性有机物/（g/L）		≤750	

注：苯不能作为溶剂使用，作为杂质其最高含量不得大于表中的规定。

2.2 水基型胶黏剂中有害物质限量值

项　目	指　标				
	缩甲醛类胶黏剂	聚乙酸乙烯酯胶黏剂	橡胶类胶黏剂	聚氨酯类胶黏剂	其他胶黏剂
游离甲醛/（g/kg）	≤1	≤1	≤1	—	≤1
苯/（g/kg）			≤0.2		
甲苯＋二甲苯/（g/kg）			≤10		
总挥发性有机物/（g/L）			≤50		

五、《室内装饰装修材料　木家具中有害物质限量》（GB 18584—2001）

1．范围

本标准规定了室内使用的木家具产品中有害物质的限量要求、试验方法和检验规则。

本标准适用于室内使用的各类木家具产品。

2．有害物质限量要求

项　　目		限量值
甲醛释放量/（mg/L）		≤1.5
重金属含量（限色漆）/（mg/kg）	可溶性铅	≤90
	可溶性镉	≤75
	可溶性铬	≤60
	可溶性汞	≤60

六、《室内装饰装修材料　壁纸中有害物质限量》　（GB 18585—2001）

1．范围

本标准规定了壁纸中的重金属（或其他）元素、氯乙烯单体及甲醛三类有害物质的限量、试验方法和检验规则。

本标准主要适用于以纸为基材的壁纸。

2．要求

壁纸中的有害物质限量值　　　　单位：mg/kg

有害物质名称		限量值
重金属（或其他）元素	钡	≤1 000
	镉	≤25
	铬	≤60
	铅	≤90
	砷	≤8
	汞	≤20
	硒	≤165
	锑	≤20
氯乙烯单体		≤1.0
甲醛		≤120

七、《室内装饰装修材料　聚氯乙烯卷材地板中有害物质限量》

（GB 18586—2001）

1．范围

本标准规定了聚氯乙烯卷材地板（又称聚氯乙烯地板革）中氯乙烯单体、可溶性铅、可溶性镉和其他挥发物的限量。

本标准适用于以聚氯乙烯树脂为主要原料并加入适当助剂，用涂敷、压延、复合工艺生产的发泡或不发泡的、有基材或无基材的聚氯乙烯卷材地板（以下简称卷材地板），也适用于聚氯乙烯复合铺炕革、聚氯乙烯车用地板。

2．要求

2.1　氯乙烯单体限量

卷材地板聚氯乙烯层中氯乙烯单体含量不大于 5 mg/kg。

2.2　可溶性重金属限量

卷材地板中不得使用铅盐助剂；作为杂质，卷材地板中可溶性铅含量应不大于 20 mg/m^2。

2.3　挥发物的限量（单位：g/m^2）

发泡类卷材地板中挥发物的限量		非发泡类卷材地板中挥发物的限量	
玻璃纤维基材	其他基材	玻璃纤维基材	其他基材
≤75	≤35	≤40	≤10

八、《室内装饰装修材料　地毯、地毯衬垫及地毯胶黏剂中有害物质释放限量》（GB 18587—2001）

1．范围

本标准规定了地毯、地毯衬垫及地毯胶黏剂有害物质释放限量、测试方法及检验规则。

本标准适用于生产或销售的地毯、地毯衬垫及地毯胶黏剂。

2．要求

A 级为环保型产品，B 级为有害物质释放限量合格产品。

2.1　地毯有害物质释放限量[单位：mg/(m^2·h)]

序号	有害物质测试项目	限　　量	
		A 级	B 级
1	总挥发性有机化合物/（TVOCs）	≤0.500	≤0.600
2	甲醛	≤0.050	≤0.050
3	苯乙烯	≤0.400	≤0.500
4	4-苯基环己烯	≤0.050	≤0.050

2.2 地毯衬垫有害物质释放限量[单位：mg/(m² · h)]

序号	有害物质测试项目	限量	
		A 级	B 级
1	总挥发性有机化合物（TVOCs）	≤1.000	≤1.200
2	甲醛	≤0.050	≤0.050
3	丁基羟基甲苯	≤0.030	≤0.030
4	4-苯基环己烯	≤0.050	≤0.050

2.3 地毯胶黏剂有害物质释放限量[单位：mg/(m² · h)]

序号	有害物质测试项目	限量	
		A 级	B 级
1	总挥发性有机化合物（TVOCs）	≤10.000	≤12.000
2	甲醛	≤0.050	≤0.050
3	2-乙基己醇	≤3.000	≤3.500

九、《室内装饰装修材料　混凝土外加剂释放氨的限量》
（GB 18588—2001）

1．范围
本标准规定了混凝土外加剂中释放氨的限量。

本标准适用于各类具有室内使用功能的建筑用、能释放氨的混凝土外加剂，不适用于桥梁、公路及其他室外工程用混凝土外加剂。

2．要求
混凝土外加剂中释放氨的量≤0.10%（质量分数）。

十、《室内装饰装修材料　建筑材料放射性核素限量》
（GB 18589—2001）

1．范围
本标准规定了建筑材料中天然放射性核素镭-226、钍-232、钾-40 放射性比活度的限量和试验方法。

本标准适用于建造各类建筑物所使用的无机非金属类建筑材料，包括掺工业废渣的建筑材料。

2．要求
2.1 建筑主体材料

当建筑主体材料中天然放射性核素镭-226、钍-232、钾-40 的放射性比活度同时满足 $I_{Ra}≤1.0$ 和 $I_r≤1.0$ 时，其产销与使用范围不受限制。

对于空心率大于 25% 的建筑主体材料，其天然放射性核素镭-266、钍-232、钾-40的放射性比活度同时满足 IRa≤1.0 和 Ir≤1.3 时，其产销与使用范围不受限制。

2.2 装修材料

本标准根据装修材料放射性水平大小划分为以下三类：

2.2.1 A 类装修材料

装修材料中天然放射性核素镭-226、钍-232、钾-40 的放射性比活度同时满足 IRa≤1.0 和 Ir≤1.3 要求的为 A 类装修材料。A 类装修材料产销与使用范围不受限制。

2.2.2 B 类装修材料

不满足 A 类装修材料要求但同时满足 IRa≤1.3 和 Ir≤1.9 要求的为 B 类装修材料。B 类装修材料不可用于 I 类民用建筑的内饰面，但可用于 I 类民用建筑的外饰面及其他一切建筑物的内、外饰面。

2.2.3 C 类装修材料

不满足 A、B 类装修材料要求但满足 Ir≤2.8 要求的为 C 类装修材料。C 类装修材料只可用于建筑物的外饰面及室外其他用途。

2.2.4 Ir≤2.8 的花岗石只可用于碑石、海堤、桥墩等人很少涉及的地方。

附录三

民用建筑工程室内环境污染控制规范

（GB 50325—2001）

1. 总则

1.0.1 为了预防和控制民用建筑工程室内环境污染，保障公众健康，维护公共利益，做到技术先进，经济合理，确保安全适用，特制定本规范。

1.0.2 本规范适用于新建、扩建和改建的民用建筑工程及其室内装修工程的环境污染控制。本规范不适用于构筑物和有特殊净化卫生要求的民用建筑工程。

1.0.3 本规范中实施污染控制的污染物

放射性污染物氡（Rn-222），化学污染物甲醛、氨、苯及总挥发性有机物（TVOCs）。

1.0.4 民用建筑工程按不同的室内环境要求分为以下两类

1. Ⅰ类民用建筑工程：住宅、办公楼、医院病房、老年建筑、幼儿园、学校教室等建筑工程；

2. Ⅱ类民用建筑工程：旅店、文化娱乐场所、书店、图书馆、展览馆、体育馆、商场（店）、公共交通工具等候室、医院候诊室、饭馆、理发店等公共建筑。

1.0.5 民用建筑工程室内环境污染控制应遵守国家安全卫生和环境保护的有关规定，工程设计、施工应选用低毒性、低污染的建筑材料和装修材料。

1.0.6 民用建筑工程室内环境污染控制除应符合本规范外，还应符合国家现行的有关强制性标准的规定。

2. 术语

2.0.1 民用建筑（civil building）：指非生产性的居住建筑和公共建筑，如住宅、办公楼、幼儿园、学校、食堂、影剧院、商店、体育馆、旅馆、医院、展览馆等。

2.0.2 民用建筑工程（civil building engineering）：本规范所指民用建筑工程是新建、扩建、改建的民用建筑结构工程和装修工程的统称。

2.0.3 室内环境污染（indoor environmental pollution）：室内空气中混入危害人体健康的氡、甲醛、苯、氨、挥发性有机物等气体的现象。

2.0.4 室内空气环境指标（standard for indoor air environmental）：室内空气中有害污染物含量的限值。

2.0.5 建筑材料环境指标（standard for building materials）：建筑材料中有害成分的含量的限值。

2.0.6 环境测试舱（environment test chamber）：一种模拟室内环境对建筑材料有害物释放量进行测试的设备。

2.0.7 质量厚度（mass thickness）：物质的厚度与其密度的乘积，即单位面积上的质量。

2.0.8 放射性比活度（specific activity）：某种材料单位质量的某种放射性核素的活度。

2.0.9 放射性等效比活度（equalizing specific activity）：某种材料中镭（^{224}Ra）的比活度（A_{Ra}）、钍（^{232}Th）的比活度（A_{Th}）、钾（^{40}K）的比活度（A_K），按照下列公式计算值：$A_{Ra}^e = A_{Ra} + 1.4A_{Th} + 0.09A_K$；式中，$A_{Ra}^e$ 为放射性等效比活度，单位为 $Bq \cdot kg^{-1}$。

2.0.10 人造木板（wood-based panels）：以木质及植物纤维为原料经机械加工分离成各种形状的单元材料，再经组合并加入胶黏剂压制而成的胶合板、纤维板或刨花板等板材。

2.0.11 饰面人造木板（decorated wood-based panels）：以人造木板为基材，经涂饰或复合各种装饰材料面层的板材。

2.0.12 水性涂料（water based coatings）：以水为稀释剂的涂料。

2.0.13 水性胶黏剂（water based adhesives）：以水为稀释剂的胶黏剂。

2.0.14 水性处理剂（water based treatment agents）：以水作为稀释剂，能浸入建筑材料和装修材料内部，提高其阻燃、防水、防腐等性能的液体。

2.0.15 溶剂型涂料（solvent-thinned coatings）：以有机溶剂作为稀释剂的涂料。

2.0.16 溶剂型胶黏剂（solvent-thinned adhesives）：以有机溶剂作为稀释剂的胶黏剂。

2.0.17 游离甲醛释放量（content of released formaldehyde）：在环境测试舱法或干燥器法的测试条件下，木制板板材料中释放游离甲醛的量。

2.0.18 游离甲醛含量（content of free formaldehyde）：在穿孔法的测试条件下，材料单位质量中含有游离甲醛的量。

2.0.19 挥发性有机物（volatile organic compounds content）：在常压下，沸点（或初馏点）不大于 250℃ 的有机化合物。

3. 材料

3.1 无机非金属建筑材料和装修材料

3.1.1 民用建筑工程所使用的无机非金属建筑材料，包括砂、石、砖、水泥、商品混凝土、预制构件和新型墙体材料等，其放射性指标限量应符合表 3.1.1 的规定。

表 3.1.1　无机非金属建筑材料放射性指标限量

测定项目	限量
内照射指数（IRa）	≤1.0
外照射指数（Ir）	≤1.0

3.1.2　民用建筑工程所使用的无机非金属装修材料，包括石材、建筑卫生陶瓷、石膏板、吊顶材料等，进行分类时，其放射性指标限量应符合表 3.1.2 的规定。

表 3.1.2　无机非金属建筑装修材料放射性指标限量

测定项目	限量	
	A	B
内照射指数（IRa）	≤1.0	≤1.3
外照射指数（Ir）	≤1.3	≤1.9

3.1.3　空心率大于 25%的建筑材料，其天然放射性核素镭 Ra-226、钍 Th-232、钾 K-40 的放射性比活度应同时满足内照射指数（IRa）不大于 1.0、外照射指数（Ir）不大于 1.3。

3.1.4　建筑材料和装修材料放射性指标的测试方法应符合现行国家标准《建筑材料放射性核素限量》的规定。

3.2　人造木板及饰面人造木板

3.2.1　民用建筑工程室内用人造木板及饰面人造木板，必须测定游离甲醛的含量或游离甲醛的释放量。

3.2.2　人造木板及饰面人造木板，应根据游离甲醛含量或游离甲醛释放量限量划分为 E1 类和 E2 类。

3.2.3　当采用环境测试舱法测定游离甲醛释放量，并依此对人造木板进行分类时，其限量应符合表 3.2.3 的规定。

表 3.2.3　环境指标等级及甲醛平衡浓度表

类别	限量/（mg/m³）
E1	≤0.12

3.2.4　当采用穿孔法测定游离甲醛含量，并依此对人造木板进行分类时，其限量应符合表 3.2.4 的规定。

表 3.2.4　环境指标等级及甲醛含量表

类别	限量/（mg/100 g，干材料）
E1	≤9.0
E2	≥9.0，≤30.0

3.2.5 当采用干燥器法测定游离甲醛释放量，并依此对人造木板进行分类时，其限量应符合表 3.2.5 的规定。

表 3.2.5　干燥器法测定游离甲醛释放量分类限量

类别	限量/（mg/100 g，干材料）
E1	≤1.5
E2	≥1.5，≤5.0

3.2.6 饰面人造木板可采用环境测试舱法或干燥器法测定游离甲醛释放量，当发生争议时应以环境测试舱法的测定结果为准；胶合板、细木工板宜采用干燥器法测定游离甲醛释放量；刨花板、中密度纤维板等宜采用穿孔法测定游离甲醛含量。

3.2.7 环境测试舱法，宜按本规范附录 A 进行。

3.2.8 穿孔法及干燥器法，应符合国家标准《人造板及饰面人造板理化性能实验方法》（GB/T 17657—1999）的规定。

3.3 涂料

3.3.1 民用建筑工程室内用水性涂料，应测定总挥发性有机化合物（TVOCs）和游离甲醛的含量，其限量应符合表 3.3.1 的规定。

表 3.3.1　室内用水性涂料中总挥发性有机化合物（TVOCs）和游离甲醛限量

测定项目	限量
TVOCs/（g/L）	≤200
游离甲醛/（g/kg）	≤0.1

3.3.2 民用建筑工程室内用溶剂型涂料，应按其规定的最大稀释比例混合后，测定总挥发性有机化合物（TVOCs）和苯的含量，其限量应符合表 3.3.2 的规定。

表 3.3.2　室内用溶剂型涂料中总挥发性有机化合物（TVOCs）和苯限量

涂料名称	TVOCs/（g/L）	苯/（g/L）
醇酸漆	≤550	≤5
硝基清漆	≤750	≤5
聚氨酯漆	≤700	≤5
酚醛清漆	≤500	≤5
酚醛磁漆	≤380	≤5
酚醛防锈漆	≤270	≤5
其他溶剂型涂料	≤600	≤5

3.3.3 测定聚氨酯漆固化剂中游离甲苯二异氰酸酯（TDI）的含量后，应按其规定的最小稀释比例计算出的聚氨酯漆中游离甲苯二异氰酸酯（TDI）含量，且不应大于 7 g/kg。测定方法应符合国家标准《气相色谱测定氨基甲酸酯预聚物和涂料溶液

中未反应的甲苯二异氰酸酯（TDI）单体》（GB/T 18446—2001）的规定。

3.3.4 水性涂料中总挥发性有机化合物（TVOCs）、游离甲醛含量的测定方法，宜按本规范附录 B 进行。

3.3.5 溶剂型涂料中总挥发性有机化合物（TVOCs）、苯含量的测定方法，宜按本规范附录 C 进行。

3.4 胶黏剂

3.4.1 民用建筑工程室内用水性胶黏剂，应测定其总挥发性有机化合物（TVOCs）和游离甲醛的含量，其限量应符合表 3.4.1 的规定。

表 3.4.1 室内用水性胶黏剂中总挥发性有机化合物（TVOCs）和游离甲醛限量

测定项目	限量
TVOCs/（g/L）	≤50
游离甲醛/（g/kg）	≤1

3.4.2 民用建筑工程室内用溶剂型胶黏剂，应测定其挥发性有机化合物（TVOCs）和苯的含量，其限量应符合表 3.4.2 的规定。

表 3.4.2 室内用溶剂型胶黏剂中总挥发性有机化合物（TVOCs）和苯限量

测定项目	限量
TVOCs/（g/L）	≤750
游离甲醛/（g/kg）	≤5

3.4.3 聚氨酯游离甲苯胶黏剂应测定游离甲苯二异氰酸酯（TDI）的含量，并不应大于 10 g/kg，测定方法可按国家标准《气相色谱测定氨基甲酸酯预聚物和涂料溶液中未反应的甲苯二异氰酸酯（TDI）单体》（GB/T 18446—2001）进行。

3.4.4 水性胶黏剂中总挥发性有机化合物（TVOCs）、苯含量测定方法，应符合本规范附录 B 的规定。

3.4.5 溶剂型胶黏剂中总挥发性有机化合物（TVOCs）、苯含量测定方法，应符合本规范附录 C 的规定。

3.5 水性处理剂

3.5.1 民用建筑工程室内用水性阻燃剂、防水剂、防腐剂等水性处理剂，应测定总挥发性有机化合物（TVOCs）和游离甲醛的含量，其限量应符合表 3.5.1 的规定。

表 3.5.1 室内用水性处理剂中总挥发性有机化合物（TVOCs）和游离甲醛限量

测定项目	限量
TVOCs/（g/L）	≤200
游离甲醛/（g/kg）	≤0.5

3.5.2 水性处理剂中总挥发性有机化合物（TVOCs）、游离甲醛含量的测定方法，应符合本规范附录 B 的规定。

4. 工程勘察设计

4.1 一般规定

4.1.1 对新建、扩建的民用建筑工程设计前，必须进行建筑场地土壤中氡浓度的测定，并提供相应的检测报告。

4.1.2 民用建筑工程设计必须根据建筑物的类型和用途，选用符合本规范规定的建筑材料和装修材料。

4.1.3 民用建筑工程的室内通风设计，应符合国家现行标准《采暖通风与空气调节设计规范》和《民用建筑设计通则》的有关规定。

4.2 工程地点土壤中氡浓度调查及防氡

4.2.1 新建、扩建的民用建筑的工程地质勘察报告，应包括工程地点的地质构造、断裂及区域放射性背景资料。

4.2.2 当民用建筑工程处于地质构造断裂带时，应根据土壤中氡浓度的测定结果，确定防氡工程措施；当民用建筑工程处于非地质构造断裂带时，可不采取防氡工程措施。

4.2.3 土壤中氡浓度的测定方法，应符合本规范附录 D 的规定。

4.2.4 民用建筑工程地点土壤中氡浓度，高于周围非地质构造断裂带区域 3 倍及以上、5 倍以下时，工程设计中除采取建筑物内地面抗开裂措施外，还必须按国家现行标准《地下工程防水技术规范》中的一级防水要求，对基础进行处理。

4.2.5 民用建筑工程地点土壤中氡浓度，高于周围非地质构造断裂带区域 5 倍及以上时，工程设计中除按本节第 4.2.4 条规定进行防氡处理外，还应按国家现行标准《新建低层住宅建筑设计与施工中氡控制导则》（GB/T 17785—1999）的有关规定，采取综合建筑构造措施。

4.2.6 Ⅰ类民用建筑工程地点土壤中氡浓度，高于周围非地质构造断裂区域 5 倍及以上时，应尽心工程地点土壤中的镭-226、钍-232、钾-40 的比活度测定。当内照射指数（IRa）大于 1.0 或外照射指数（Ir）大于 1.3 时，工程地点土壤不得作为工程回填土使用。

4.2.7 民用建筑工程地点地质构造断裂区域以外的土壤氡浓度检测点，应根据工程地点的地质构造分布图，以地质构造断裂带的走向为轴线，在其两侧非地质构造断裂区域随机布点，其布点数量每侧不得少于 5 个。

4.2.8 民用建筑工程地点地质构造断裂区域以外的土壤氡浓度，应取各检测点检测结果的算术平均值。

4.3 材料选择

4.3.1 Ⅰ类民用建筑工程必须采用 A 类无机非金属建筑材料和装修材料。

4.3.2 Ⅱ类民用建筑工程宜采用 A 类无机非金属建筑材料和装修材料；当 A 类和 B 类无机非金属装修材料混合使用时，应按下式计算，确定每种材料的使用量：

$$\sum f_i \cdot I_{Rai} \leqslant 1 \tag{4.3.2-1}$$

$$\sum f_i \cdot I_{ri} \leqslant 1.3 \tag{4.3.2-2}$$

式中：f_i —— 第 i 种材料在材料总用量中所占的份额，%；

I_{Rai} —— 第 i 种材料的内照射指数；

I_{ri} —— 第 i 种材料的外照射指数。

4.3.3 Ⅰ类民用建筑工程的室内装修，必须采用 E1 类人造木板及饰面人造木板。

4.3.4 Ⅱ类民用建筑工程的室内装修，宜采用 E1 类人造木板及饰面人造木板；当采用 E2 类人造木板时，直接暴露于空气的部位应进行表面涂敷密封处理。

4.3.5 民用建筑工程的室内装修，所采用的涂料、胶黏剂、水性处理剂，其苯、游离甲醛、游离甲苯二异氰酸酯（TDI）、总挥发性有机化合物（TVOCs）的含量，应符合本规范的规定。

4.3.6 民用建筑工程的室内装修，不应采用聚乙烯醇水玻璃内墙涂料、聚乙烯醇缩甲醛内墙涂料和以硝化纤维素为主、溶剂以二甲苯为主的（O/W）多彩内墙涂料。

4.3.7 民用建筑工程的室内装修时，不应采用聚乙烯醇缩甲醛胶黏剂。

4.3.8 民用建筑工程中使用的黏合木结构材料，游离甲醛释放量不应大于 0.12 mg/m^3，其测定方法应符合本规范附录 A 的规定。

4.3.9 民用建筑工程的室内装修时，所使用的壁布、帷幕等游离甲醛释放量不应大于 0.12 mg/m^3，其测定方法应符合本规范附录 A 的规定。

4.3.10 民用建筑工程的室内装修中使用的木地板及其他木质材料，严禁采用沥青类防腐、防潮处理剂。

4.3.11 民用建筑工程中所使用的阻燃剂、混凝土外加剂的释放量不应大于 0.10%，测定方法应符合现行国家标准《混凝土外加剂中释放氨的限量》的规定。

4.3.12 Ⅰ类民用建筑工程中室内装修粘贴塑料地板时，不应采用溶剂型胶黏剂。

4.3.13 Ⅱ类民用建筑工程中地下室及不与室外直接自然通风的房间贴塑料地板时，不宜采用溶剂型胶黏剂。

4.3.14 民用建筑工程中，不应在室内采用脲醛泡沫塑料作为保温、隔热、吸声材料。

4.3.15 民用建筑工程室内装修时，所使用的地毯、地毯衬垫、壁纸、聚氯乙烯卷材地板，其挥发性有机化合物及甲醛释放量均应符合相应材料的有害物质限量的国家标准规定。

5. 工程施工

5.1 一般规定

5.1.1 施工单位应按设计要求及本规范的有关规定，对所用建筑材料或装修材料进行现场检验。

5.1.2 当建筑材料或装修材料进行现场检验，发现不符合设计要求及本规范的有关规定时，严禁使用。

5.1.3 施工单位应按设计要求及本规范的有关规定进行施工，不得擅自更改设计文件的要求。当需要修改设计时，应经原设计单位同意。

5.1.4 民用建筑工程室内装修，当多次重复使用同一设计时，宜先做样板间，并对其室内环境污染物浓度进行测试。

5.1.5 样板间室内环境污染物浓度测试方法，应符合本规范六的有关规定。当测试结果不符合本规范的规定时，应查找原因并采取相应措施进行处理。

5.2 材料进场检验

5.2.1 民用建筑工程中所采用的无机非金属材料和装修材料必须有放射性指标检测报告，并应符合设计要求和本规范的规定。

5.2.2 民用建筑工程室内饰面采用的天然花岗石石材作为饰面材料时，当总面积大于 200 m^2 时，应对不同产品分别进行放射性指标的复检。

5.2.3 民用建筑工程室内装修中所采用的人造木板及饰面人造木板，必须有游离甲醛含量或游离甲醛释放量检测报告，并应符合设计要求和本规范的规定。

5.2.4 民用建筑工程室内装修中采用的某一种人造木板及饰面人造木板面积大于 500 m^2 时，应对不同产品进行游离甲醛含量或游离甲醛释放量的复检。

5.2.5 民用建筑工程室内装修中所采用的水性涂料、水性胶黏剂、水性处理剂必须有总挥发有机化合物（TVOCs）和游离甲醛含量检测报告以及游离甲苯二异氰酸酯（TDI）（聚氨酯类）含量检测报告，并应符合设计要求和本规范的规定。

5.2.6 建筑材料或装修材料的检验项目不全或对检测结果有疑问时，必须将材料送有资格的检测机构进行检验，检验合格后方可使用。

5.3 施工要求

5.3.1 采取防氡措施的民用建筑工程，其地下工程的变形缝、施工缝、穿墙管（盒）、埋设件、预留孔洞等特殊部位的施工工艺，应符合现行国家标准《地下工程防水技术规范》的有关规定。

5.3.2 Ⅰ类民用建筑工程当采用异地土作为回填土时，该回填土应进行镭-226、钍-232、钾-40 的比活度测定。当内照射指数（IRa）不大于 1.0 和外照射指数（Ir）不大于 1.3 时，方可使用。

5.3.3 民用建筑工程室内装修所采用的稀释剂和溶剂，严禁使用苯、工业苯、石油苯、重质苯及混苯。

5.3.4 民用建筑工程室内装修施工时，不应使用苯、甲苯、二甲苯和汽油进行除油和清除旧油漆作业。

5.3.5 涂料、胶黏剂、水性处理剂、稀释剂和溶剂等使用后，应及时封闭存放，废料应及时清出室内。

5.3.6 严禁在民用建筑工程室内用有机溶剂清洗施工用具。

5.3.7 采暖地区的民用建筑工程，室内装修工程施工不宜在采暖期内进行。

5.3.8 民用建筑室内装修中，进行饰面人造木板拼接施工时，除芯板为 A 级外，应对其断面及无饰面部位进行密封处理。

6. 竣工验收

6.1 民用建筑工程及其室内装修工程的室内环境质量验收，应在工程完工至少 7 d 以后、工程交付使用前进行。

6.2 民用建筑工程及其室内装修工程验收时，应检查下列资料：

1. 工程地质勘察报告、工程地点土壤中氡浓度的检测报告、工程地点土壤天然放射性核素 Ra-226、Th-232、钾-40 含量检测报告；

2. 涉及室内环境污染控制的施工图设计文件及工程设计变更文件；

3. 建筑材料及装修材料的污染物含量检测报告，材料进场检验记录，复检报告；

4. 与室内环境污染控制有关的隐蔽工程验收记录、施工记录；

5. 样板间室内环境污染物浓度检测记录（不做样板间的除外）。

6.3 民用建筑工程所用建筑材料及装修材料的类别、数量和施工工艺等，应符合设计要求和本规范的有关规定。

6.4 民用建筑工程验收时，必须进行室内环境污染物浓度检测。检测结果应符合表 6.0.4 的规定。

表 6.0.4 民用建筑工程室内环境污染物浓度限量

污染物	I 类民用建筑工程	II 类民用建筑工程
氡/（Bq/m³）	≤200	≤400
游离甲醛/（mg/m³）	≤0.08	≤0.12
苯/（mg/m³）	≤0.09	≤0.09
氨/（mg/m³）	≤0.2	≤0.5
TVOCs/（mg/m³）	≤0.5	≤0.6

注：表中污染物浓度限量，除氡外均应以同步测定的室外空气相应值为空白值。

6.5 民用建筑工程室内空气中的氡的检测，所选用方法的测量结果不确定度不应大于 25%（置信度 95%），方法的探测下限不应大于 10 Bq/m³。

6.6 民用建筑工程室内空气中甲醛的检测方法，应符合国家标准《公共场所空气中甲醛测定方法》（GB/T 18204.26—2000）的规定。

6.7 民用建筑工程室内空气中甲醛检测，也可采用现场检测方法，所使用的仪器在 0～0.60 mg/m³ 测定范围内的不确定度应小于 5%。

6.8 民用建筑工程室内空气中苯的检测方法，应符合国家标准《居住区大气中苯、甲苯和二甲苯卫生检验标准方法——气相色谱法》（GB/T 11737—89）的规定。

6.9 民用建筑工程室内空气中氨的检测，可采用国家标准《公共场所空气中氨测定方法》（GB/T 18204.25—2000）或国家标准《空气质量氨的测定离子选择电极法》（GB/T 14669—93）进行测定。当发生争议时应以国家标准《公共场所空气中氨测定方法——靛酚蓝分光光度法》（GB/T 18204.25—2000）的测定结果为准。

6.10 民用建筑工程室内空气中总挥发性有机化合物（TVOCs）的检测方法，应符合本规范附录 E 的规定。

6.11 民用建筑工程验收时，应抽检有代表性的房间室内环境污染物浓度，检测数量不得少于 5%，并不得少于 3 间。房间总数少于 3 间时，应全数检测。

6.12 民用建筑工程验收时，凡进行了样板间室内环境污染物浓度测试结果合格的，抽检数量减半，但不得少于 3 间。

6.13 民用建筑工程验收时，室内环境污染物浓度检测点应按房间面积设置：

1. 房间面积＜50 m² 时，设 1 个检测点；

2. 房间面积 50～100 m² 时，设 2 个检测点；

3. 房间面积＞100 m² 时，设 3～5 个检测点。

6.14 当房间内有 2 个及以上检测点时，应取各点检测结果的平均值作为该房间的检测值。

6.15 民用建筑工程验收时，环境污染物浓度现场检测点应距内墙面不小于 0.5 m、距楼地面高度 0.8～1.5 m。检测点应均匀分布，避开通风道和通风口。

6.16 民用建筑工程室内环境中游离甲醛、苯、氨、总挥发性有机化合物（TVOCs）浓度检测时，对采用集中空调的民用建筑工程，应在空调正常运转的条件下进行；对采用自然通风的民用建筑工程，检测应在对外门窗关闭 1 h 后进行。

6.17 民用建筑工程室内环境中氡浓度检测时，对采用集中空调的民用建筑工程，应在空调正常运转的条件下进行；对采用自然通风的民用建筑工程，检测应在对外门窗关 24 h 后进行。

6.18 当室内环境污染物浓度的全部检测结果符合本规范的规定时，可判定该工程室内环境质量合格。

6.19 当室内环境污染物浓度的全部检测结果不符合本规范的规定时，应查找原因并采取措施进行处理，并可进行再次检测。再次检测时，抽检数量应增加 1 倍。室内环境污染物浓度再次检测结果全部符合本规范的规定时，可判定为室内环境质量合格。

6.20 室内环境质量验收不合格的民用建筑工程，严禁投入使用。